U0254971

亚伯拉罕·弗莱克斯纳撰写的医学教育研究报告（下简称"弗莱克斯纳报告"）首次发表于1910年。该报告在美国教育委员会（General Education Board）等机构嗣后的慷慨捐助支持下，催生了美国医学教育界的革命性变革。

　　这一报告不仅构成了医学教育的里程碑，也被视为教育界的经典文献。卡内基教学促进基金会（Carnegie Foundation for the Advancement of Teaching）迄今依然不断收到人们对该报告的索求。

Flexner Report

弗莱克斯纳报告

美国和加拿大的医学教育

［美］亚伯拉罕·弗莱克斯纳　著
Abraham Flexner

王　辰　孙集宽　　　主译

中国协和医科大学出版社
北　京

图书在版编目（CIP）数据

弗莱克斯纳报告：美国和加拿大的医学教育／（美）亚伯拉罕·弗莱克斯纳（Abraham Flexner）著；王辰，孙集宽译.—北京：中国协和医科大学出版社，2021.9

ISBN 978 - 7 - 5679 - 1813 - 9

Ⅰ.①弗⋯ Ⅱ.①亚⋯ ②王⋯ ③孙⋯ Ⅲ.①医学教育 - 研究报告 - 美国②医学教育 - 研究报告 - 加拿大 Ⅳ.①R - 4

中国版本图书馆 CIP 数据核字（2021）第 188874 号

弗莱克斯纳报告

著　　者：［美］亚伯拉罕·弗莱克斯纳（Abraham Flexner）
主　　译：王　辰　孙集宽
责任编辑：雷　南　戴申倩
封面设计：许晓晨
责任校对：张　麓
责任印制：卢运霞

出版发行：**中国协和医科大学出版社**
　　　　　（北京市东城区东单三条9号　邮编100730　电话010 - 65260431）
网　　址：www.pumcp.com
经　　销：新华书店总店北京发行所
印　　刷：北京联兴盛业印刷股份有限公司

开　　本：710mm×1000mm　　1/16
印　　张：26.25
字　　数：350 千字
版　　次：2021 年 9 月第 1 版
印　　次：2022 年 3 月第 2 次印刷
定　　价：90.00 元

ISBN 978 - 7 - 5679 - 1813 - 9

敬　献

北京协和医学院落成启用一百周年

翻译团队

主　　译：王　辰　孙集宽

译　　者：（按姓氏拼音排序）

曹　剑　陈芳菲　黄永发

金　迪　康　爽　雷　奇

马　超　南　磊　孙会艳

孙集宽　王　辰　张妙颜

赵　一　朱成斌

译 序

近现代医学教育改革的历史发端和现实意义

　　1910 年，在卡内基基金会资助下，弗莱克斯纳（Abraham Flexner）完成了对美国和加拿大共 155 所医学院校的调查，发表了题为《美国和加拿大的医学教育》调查报告，后称《弗莱克斯纳报告》。原著近 400 页，总计约 14 万字，分为上、下篇。上篇分列 14 章，从北美医学教育的历史、基础、课程、资金、重建、流派、认证、毕业后教育、妇女和黑人教育等各方面阐明了现代医学教育的原则和理念，并提出了一系列有针对性的医学教育改革建议；下篇对调研所及的美国 39 个州（包括哥伦比亚特区）和加拿大共计 155 个医学院的情况分别进行了描述。这份报告以翔实的数据、尖锐的批评和大胆的建议开启了北美地区医学教育改革的序幕。此报告所提出：提高医学院入学标准、4 年标准化学制、关闭不合格医学院、重视临床教学和研究、质量重于数量等精英化医学教育理念并以"约翰·霍普金斯模式"作为模范进行推广，对北美乃至全球的医学教育产生了广泛而深远的影响，一直绵延至今。

　　一百多年之后，完整重读这份报告，掩卷沉思，仿佛看到 20 世纪初那个幅员辽阔、人口众多、社会经济和科技发展蒸蒸日上的新兴大国，不甘于自身医学教育水准的落后，以去腐清创的勇气推进改革。在其后十多年中，一大批办学质量不合格的医学院被淘汰，而以约翰·霍普金斯大学医学院为代表的"教学－科研－临床"紧密结合的高水平医学院校则获得大量资金支持，树立起

"科学医学"（scientific medicine）的旗帜，从大学本科（一般为 4年）毕业生中遴选优秀人才成为医学生，经过 4 年严格的同质化培养，成绩合格者授予医学博士（Medical Doctor, M.D.）学位——此即"4 + 4"医学教育模式的伊始。这些措施使美国医学教育从落后和混乱的状况逐渐发展成为今天世界一流的医学教育，成为现代美国乃至世界医学教育发展的里程碑。可以说，从上个世纪初开始，美国之所以在医学领域逐步取得了领导地位并成为当今世界上医学科技最发达的国家之一，和百年前发生的这场教育变革并全面实行"4 + 4"医学教育体制是密不可分的。

这场医学教育变革也影响到了万里之外的中国，1917 年美国洛克菲勒基金会（简称洛氏基金会）建立的北京协和医学院，以当时可能达到的欧美最高医学教育标准建立，开启了中国基于"科学医学"的当代医学教育。几乎与约翰·霍普金斯大学医学院同期、同模式建立的协和医学院，原本希望完全开展北美"4 + 4"模式，然而当时的中国尚无可以提供高质量本科课程、满足入协和医学院之前本科教育标准的大学体系。因此，投资建立北京协和医学院的洛氏基金会专门在当时中国本科教育水平最高的燕京大学设立了医预科，直接从优秀高中生中招生，采用从医预科到医学院一体化八年学制的培养模式，开中国八年制医学教育之先河并沿袭至今。百年间，北京协和医学院秉承"高进、优教、严出"的办学理念，培养了一批享誉国内外的临床医学家、医学科学家、医学教育家和卫生管理家，成为中国医学界的主导性力量。

与一百多年前《弗莱克斯纳报告》发布的时候相比，当今世界无论是社会经济还是科学技术的发展又迎来了一个激烈变革的关键节点。在当前和未来可能对医学发展有重大影响的各个学科中，不论人工智能、生物工程还是生命伦理等，都需要广博的自然科学、社会科学和人文素养基础，以及在某一领域（如数学、物理、化学、工程、社会学等）较为深入的学习和研究——而达到这一要求的最佳途径莫过于在高水平大学接受完整的本科教育。在此基础上培养出的医学生，经过各种途径的不断训练和深造，在不远的未来将有可能具备带领多学科团队挑战和冲击医学科技制高点的能力。美国在过去一个多世纪以来在医学领域逐步取得的领导地位以及不断涌现的顶尖医学人才，已经充分证实了此种教育模式的优越性，而这种优越性在未来随着各学科的不断交叉融合将会更加凸显。

和一百多年前相比，中国已经发生了天翻地覆的变化，部分大学本科的办学质量已接近世界水准。同时，经过 40 多年的改革开放，中国与世界各国大学的联系日益增多。因此，当前在中国实行"4 + 4"的本科教育条件已经具备。为此，在其第二个百年的始年，即 2018 年，北京协和医学院率先在中国开始"4 + 4"学制的医学教育改革。在此之前，包括上海交通大学医学院和浙江大学医学院在内的国内医学院校也进行了"4 + 4"学制的办学尝试，但和北美的"4 + 4"模式有所区别，招生对象仅限于本校或国内部分大学的理工类专业本科生。在国家教育部和卫生健康委的支持下，北京协和医学院从全球排名前 50 名的各国高校本科毕业生中招收医学生。经过近 3 年的招生，已经录取了 80 余名来自国内外多所高水平大学的多学科背景本科毕业生，并开始在"协和"的学习。北京协和医学院的"4 + 4"医学教育实践，在条件具备时可以推广至更多的中国医学院校，甚至有可能成为未来中国医学教育中主流的模式。

医学关乎健康和生命这一人类的终极利益。医学科学的发展是拉动 21 世纪最大产业发展——健康产业的主要动力。中国作为全世界人口最多的国家，提出"健康中国"的发展战略具有划时代的重大意义。医学人才的培养不仅关乎民众健康、医疗科技和产业兴衰，而且会直接影响社会的总体发展和国家安全。以美国为代表的西方发达国家在很长一段时间内都牢牢占据着医药科技和产业的制高点，而我国要在这一领域后来居上，获得核心竞争力，必须培养出一批具备多学科背景、能够立于医学前沿、具有更突出的创新思维和国际视野的领军人才。中国医学教育改革任重道远，亟待有一批深谙医学教育原理、兼具历史使命感和现实执行力的同仁携手呼吁和努力。

以史为鉴，可以明古今。由于《弗莱克斯纳报告》在医学教育史上里程碑式的重要地位和现实指导意义，经过北京协和医学院多位老师和同学的共同努力，完整翻译了此书，由中国协和医科大学出版社出版。谨以此书献给"北京协和医学院启用典礼和北京协和医院落成百年华诞"。在回顾校史、纪念先贤的同时，期待与国内各位有识之士共同研读此部经典文献，为中国医学教育改革探索未来之方向。由于时间仓促、学识有限，译文难免有不合"信、达、雅"之处，望不吝指出。

王辰　马超
北京协和医学院
2021 年 8 月

前　言

　　此刻呈现的这份医学教育报告是卡内基基金会（Carnegie Foundation）对专业型院校（professional schools）系列调查的开篇之作。这一系列报告实为基金会理事们深入研究具体情况后的水到渠成之果。

　　五年前，本基金会收到了一笔捐款，专用于改善美国、加拿大和纽芬兰（加拿大东部岛）的学院及大学的师资队伍。调查工作由此启动。开始时，捐款人仅仅是希望做一个粗放式调查，以了解位于北美英语区的千余所院校是否具备统一的教学目标或标准。但我们的调查发现，美国所有这些名为学院或大学的教学机构，绝大多数只能提供中等教育。

　　基于上述结果，理事们认为有必要进行一次批判性考察，了解广袤北美各地的学院及大学的运作方式，并且推荐这些机构采纳相关标准，助其理顺自身在中等教育和高等教育之间的定位。尽管本基金会一直竭力避免以标准化机构的角色出现，但其影响力确实推动了中学、学院和大学两两之间的定位区分。毋庸讳言，这么多机构中——包括若干实力雄厚的学院及大学在内——仅有一家致力于将更加公平公正的统一标准引入美国教育界，并以建立这样一个体系为最终目标：院校彼此之间珠联璧合，并且符合民主国家的理念需求。

　　调研伊始目标聚焦于美国教育体系中的各个学院，即此项捐助的直接受益方。然而，对学院的调研自然而然地引发了人们对于学院、大学与专业型院校之间关系的思考。专业型院校往往麇集于学院及大学周边或是位于其中。其间关系的混乱与学院及中学之间有得一拼。学院及大学与法学、医学和神学等专业型院校之间的关系可谓五花八门：有时彼此关系仅是一纸空文，私立医学院或法学院可借学院的授权书获得冠名，却有名无实；有的医学院虽然被学院或大学纳入麾下，但办学绝对自主，学院对其教学标准不承担任何责任也不提供任何支持；还有一种情况是，学院及大学为专业型院校提供有限支持，但对其办学标准不闻不问；仅有为数极少的法学院或医学院直接隶属于大学，遵守后者的办学标准并享受到充分的条件支持。虽然近二十年来，大学和独立医学院之间趋向于建立某种联系，但彼此之间的关系依然十分松散。

与此同时，社会对于医学教育的需求已今非昔比，医学所倚赖的基础科学也取得了重大进步。例如，实验室已经能为内外科医生们提供诊治疾病的新技术和新方法。上述环境条件的改变，对医学生的预科和专科培训提出了崭新的要求。

面对环境的改变和顶级医学院不断提高的标准，明确界定医学专业教育与普通教育体系之间的关系已成为当务之急。为此目的，首要步骤是厘清当下医学教育和医学院自身的具体状况。有鉴于此，基金会理事会根据主席和执行委员会的建议，在1908年11月的理事会会议上通过决议，拨出专项经费对美国医学院和法学院进行调研并撰写报告。此项决议的第一个成果即是由亚伯拉罕·弗莱克斯纳（Abraham Flexner）先生在基金会指导下撰写的这份医学教育调查报告。

调查人员不遗余力地搜集了有关医学院设施、资源和教学方法的翔实资料。他们不仅逐一拜访各所院校，还将所有细节陈述与美国医学会档案中的数据（采集方法类似）以及美国医学院协会（限于会员）的资料进行仔细比对。所有详细资料均得到至少两名（通常更多）独立观察员见证。

这项研究涵盖所有医学流派的各类医学院。举凡行医者，无论自称所属流派是异位疗法、顺势疗法、折衷疗法或是整骨疗法，公众关注的是该医生是否经过合法的培养；同理，无论以什么流派名义行医，其医疗行为均须以医学所倚赖的基础科学为准。

走访150所医学院必然耗费大量人力物力，所涉细节千头万绪，无法百分之百地确定每一条相关数据均经过查明核实。因此，尽管本基金会并不奢望能在如此重大庞杂的项目中做到无懈可击、尽善尽美，但业已尽力而为。我们还委托独立相关机构对资料进行彻底核查，确保报告中提供关于医学教育和相关机构的基本事实来自可靠信源。

有鉴于此，不妨赘言一句。教育机构，特别是那些与学院或大学有关联者，对外界的批评意见都极其敏感，尤其关注那些将其自身举止行径或设备情况与其他院校对比后提出的贬损评价。一般来说，教育机构发布的资料是公众的唯一信息来源，而这些资料即便在最理想的情况下，也会因本地人心中希冀、野望和观念而经历美化粉饰。诸多学院及大学对此问题所持立场颇有偏离，他们认为自身属于私立机构，公众对其运作情况的了解应当仅限于其选择发布的内容；不少医学院更是对信息公开唯恐避之不及，据说还有医学院为此声称自身隶属于某大型行业信托管辖；个别医学院甚至质疑外部机构收集和发布相关资料的权利。我们需要回答如下问题：像本基金会这样致力于改善美国教育的机构，是否应该公开美国和加拿大医学院的相关资料？

本基金会对此所持态度是：所有学院及大学——无论是由公共税款或私人捐款资助建立——实际上均为公益机构；公众应对其管理和发展享有知情权，无论内容是否涉及其财务或教育。因此，我们认为履行基金会职责的最佳方式就是正确公正地介绍美国医学院的运作和设施情况。此外，公开相关资料有助于促进教育和大学本身的整改提升。合理的公开是医学教育进步的希望之所在。

我谨此补充，尽管少数单位对提供信息颇为勉强，但学院及大学所属医学院还有各个私立和独立的医学院校，大多认同上述观点并大力支持本基金会的工作，向调查人员提供各项便利条件，协助其了解情况和资源。鉴于本项调查实质上是对上述受邀合作机构提出尖锐批评的，我谨在此代表基金会理事会向这些合作机构表示谢意。

本调查报告分为上下两部分。上篇介绍了美国医学教育的历史和现状，讲述了美国特色的商业性医学院逐渐发展的过程，即医学教育转向基于大学环境的现代化运动，全面介绍了美国医学教育的现状并预测了未来可能的进展。下篇则详细介绍了美国各州和加拿大各省现有医学院校的概况。基金会旨在尽快对英国、德国和法国的医学教育也进行此类调查研究，以资美国医学教育的改革者们借鉴他国经验并从中受益。

报告中披露出的事实备受瞩目且意义重大，所产生的影响不仅仅涉及众多医生，还包括美国和加拿大的所有民众。这份报告拨开了迷雾，让人们看到这个国家的医学教育架构不仅赋予了教育工作本身唯利是图的性质，而且还蒙蔽了公众，使其无法区分医生是具有真才实学还是不学无术。美国人在求医时，一般甚少探询该医生之前所接受的教育培训经历。未来亟待解决的一大问题就是如何让公众接受两个严酷的现实：一个是，在目前情况下，患者们鲜有机会享受到现代医学本应惠及民众的高水平医疗；另一个则是，大批医生在入学前并未接受过从医必备的基础科学教育。塑造正确的公众观念将是未来医学教育的重大课题之一。

本研究揭示的重要事实如下：

（1）25年来，毕业的医生严重供过于求，其学养和所受培训均相当低劣。这种做法完全无视公共福祉，缺乏对公众利益的足够重视。就美国整体而言，医生人数是德国等欧洲国家医生人口比例的 4~5 倍。

（2）学养和所受培训"双低"的医生充斥于市的主要原因在于铺天盖地的商业性医学院。这些医学院生存的唯一手段就是广告惑众，引诱那些原本从事流水线工作的人们盲目进入医学院就读。

（3）即便在不久之前，开办医学院依然是门有利可图的生意，其教学方法以课堂授课为主。随着对实验室的需求日益强烈，一所运营高效的医学院所需经费业已大大增加。其中诸多医学院的弱项仅从以下一事即可见一斑：美国所有医学院中近一半的营收不到 1 万美元，而其收入水平决定了能够提供的教学质量。

25 年来，学院及大学往往漠视了医学教育的巨大进步以及现代医学教学成本的增加。许多大学出于实现"大而全"教育方式的目的而收编了医学院，却并未承担起提高专业标准或提供资金支持的相应责任。

（4）有一种论点辩称，教学质量低劣的医学院旨在照顾贫穷学生的权益。这仅是为保留诸多毫无必要、条件欠缺的医学院所寻借口。显而易见的是，家境不好的学生应该慎选任何需要长期艰苦培训才能获得回报的专业。但是，本报告所列举的事实彻底揭穿了这一论点的虚伪性，证明了所谓照顾贫穷学生权益的论点，其实是维护此类医学院利益的幌子。

（5）教学医院在教学方面应与化学或病理学实验室一样，完全受控于医学院。在医院进行高水平教学能完善医院的日常工作并带来了有益影响。因此，公立或私立医院的理事会均应尽其职权所能，将病床开放给教学用途，但前提是大学方面拨付足够资金，聘请志在临床科学的医生担任教师。

鉴于上述事实，未来我们应该大大减少医学院数量并提高其设备和管理水平；公众利益同样要求我们减少每年毕业的医生人数，同时加强这些医生的教育和培训水平。若此理念得以深入人心，则势必会出现以下情况：管理得当的医学院不仅将理顺其与大学的关系，还可明晰其在整个教育体系中的定位。至于采用何种衔接方式，则可随着时间推移和各地特色因地制宜。在美国东部和中部各州，医学院与大学二年级衔接已是大势所趋，也在实际上得到了广泛认可。从南部各州目前的情况看，医学教育的合理起点是与四年制高中衔接。南方各州中等教育的进步和学院的逐渐壮大，有可能促使南方的医学院以完成两年大学学业为招生标准。依据我们合理的预测，在充分考虑公众利益和医生需求后，医学院与大学之间的衔接在不久的将来在全美范围内普及。将来凡将医学院纳入旗下的学院或大学，必须保证医学院达到大学的教学质量，并为医学教育提供足够的支持。过去大学只要能够将一间低水平专业型学院纳入麾下即可实现其"大而全"的目标，赢得业界声誉且无须过多考虑其教学责任。这种日子已经一去不复返了。

如果这些基本原则可以得到美国和加拿大人民以及那些学院及大学管理者们的认可，那么我们可以有充分理由认为，未来十年间美国的医学院数量大大减少，但医学教育效率极大提高；而且医学教育将同时与全美的普通教育系统建立起有序衔接。

值得说明的是，本报告是基于医学未来发展而提出的建议，并非异想天开或不切实际之言。我们并不期冀在公众对教育的支持程度不高的城市里，像约翰·霍普金斯大学医学院这种水平的学校能在短时间内拔地而起；但我们也必须强调指出，如果机构自身尚不具备最基础的设备和教学标准，就根本不应涉足医学教育。而迄今为止，这一基本观念尚未获得私立医学院、大学及学院的充分共识。他们一直在放纵那些素质低劣的医生取得行医执照，无视其没有接受过充分医学教育培训的事实，后果殃及无助的社区居民。今天，我们可以依据现代医学方法确定，缺乏足够经费和必备基本设施就不能开设医学院。那些条件不足却仍企图开办医学院的机构，明显是在损害而不是推动文明进步。本报告探讨了何为合理的基本教学条件，但所提建议并未好高骛远——这些只不过是在美国当前社会进步的情况下，医学教学必须坚持的底线，也是所有社区都有权对当地医学院提出的要求。

就医学院以及大学或学院之间关系而言，也有必要提及经费资助与效率诚信之间的关系。在遭到诸如教学方法或设施欠缺之类的批评时，其千篇一律的答复为："我校水平不应仅凭经费资助的多少来评判，而应取决于教师和拥趸者们的热情和奉献——这些东西是金钱无法衡量的。"

此等答复中充斥的沛然情感和冠冕堂皇的道理，往往能够抵御最为逆耳的忠言。诚然，员工的忠诚和奉献是每所大学所不可或缺的，但这一貌似崇高的说法却掩盖了美国各医学院乃至大学弄虚作假和自我标榜的言行。此类回复通常来自所谓的大学——虽然其营收不足以维持一个像样的院系，却处心积虑地要涉足大学教育的各个领域；同样的答复也来自类似的医学院——尽管其设施破败不堪，却不断将一批批无辜民众培养成需要回炉重造的医生。在这些人员素质低下、设备条件简陋的医学院中，的确拥有不少颇具奉献精神的员工，但这并不能改变这样一个事实：奉献者的行为纯属明珠暗投、一叶障目，他们竭力维系的这些医学院根本没有继续存在的理由或权利，反而有违教育和普罗大众的利益。

然而，不少差校依然强词夺理道，其人员素质低下、设备条件简陋的指责无法服众；且逐个审核医学院所用时间不足以对其做出公正评价。此等异议大多来自两种类型的医学院，其一为位于大城市的运营欠佳者，其二则是附属于学院、但地处临床资料缺乏的小城镇。我认为，此等异议毫无说服力。一个训练有素、经验丰富的观察者可以透过现象直接揭露问题本质，快速查清一间专业型或技术型院校的员工精神状态、办学理念和设施环境。报告中涉及的每一案例均经过反复核查，作者的结论均证据充分。

报告中对医学教育发展所提出的建议主要取决于三个因素：首先是能否创建舆论环境，来区分学养欠缺和培养得当的医生，并推动立法规定所有医生——无论其所属学派——均须具备医学科学的基础；其次是相关大学与学院对医学标准和对医学教育的支持水平；最后是医学界对其自身行医工作所持标准的态度以及对其专业所持的荣誉感。后两个因素与其说是关乎教育，不如说是关乎道德操守。其关注点在于试图唤醒相关院校的教育良知和医生们的医学良知。

此处教育良知的内涵为：一所大学的使命必须高于能否招收更多学生以及能否建立"大而全"的教学体系。换言之，即严格遵守普遍诚信、学术诚信以及科学准确性的标准。一间具有教育良知的大学，不会在不具备遵守标准的条件下贸然涉足医学教育；或者在一度被蒙蔽而签约一间医学院后，能够具有壮士断臂的决断，勇敢地直面错误。这样的大学如果不能约束下属医学院践行同一理念并为此给予足够的支持，就必须悬崖勒马，转而办好其能力所及的专业。

上述的医生专业良知，是指具备专业荣誉感以及对效能的责任感，后者可以促使医生们借此超脱于对个人或职业利益的考虑。正如培根的箴言："每个人都必须对自己从事的专业承担起一份责任。"而且遍数各大重要专业，也许没有哪个比医生承担的责任更明确、行业内不同代言人之间的理念差异更大。举凡社会中人，无人可比内外科医生更具真正的自我牺牲精神。而在此精英群体中，最应嘉许的就是承担了医学教育重担的那些人。但是另一方面，医生行业混入了大批滥竽充数者，这些人出身差校，且心中缺乏对于教育和医疗的专业荣誉感。要将美国的医学教育快速提升到一个高效诚信的高度，抱持医疗行业崇高理念的人们就必须挺身而出，捍卫医学教育，以促进全体人民福祉和提升医学自身理想信念为己任。

对此问题的讨论引出了一个影响广泛但社会上鲜少关注的经济问题：社会和法律可以提供何等保障措施以确保法律或医学等专业的准入门槛？如何吸引足够的精英从业而淘汰掉那些滥竽充数之辈？

在美国这样的现代社会中，我们清楚发现，从事某一专业的人数达到且不超过适当比例方能符合全社会的最大利益。以法律和医学为例，如果学识浅薄、败絮其中的所谓专业人士充斥社会，人们从小村庄的情况即可见端倪。一个美国各州常见的 2000 人口的小镇上，往往会有平均 5~8 名医生执业，其实当地只要 2 名称职的医生即足以高效完成工作且获得体面的生活水平。如果这样一个仅可维持 2 名医生的小镇涌入 6~8 名医生的话，就会引发相互间的利益纠葛，从而大大降低医生行业的操守水准。而且所有医生的注意力集中在看病上，公共健康和卫生设施无人过问，最终使得医生行业理想信念和行医标准趋向土崩瓦解。

如果一个社区中涌入大批不学无术的律师也会出现类似情况。在 1~2 名优秀律师即可办妥各类法律事务的社区，如果突然出现 6~8 名律师抢饭碗，必然严重败坏社区风气。这些人不仅会无故拖延法律事务的周期，还会设法唆使居民打官司牟利。不少美国人缺乏对法律的尊重，其重要原因之一就在于供过于求的大批无良律师。其实，随着各国文明程度的提高，此类专业的准入门槛将自然而然地提高，将从业人数限定在合理需求范围内。体系的准入门槛并不一定能够完全剔除滥竽充数者，也不能保证所有从业者均胜任工作，但合理执行标准至少能够帮助美国消除因供过于求而产生的严重后果。此外，还可保证广大民众在涉及其切身的政治和医疗需求的领域，获得足以胜任工作的专业人士服务。

基金会从事此类研究项目的目的在于发挥建设性作用而非为

了批判而批判。本报告所提供的资料若能从宏观上起到建设性的作用，方才符合本研究的初衷。诸多现存医学院被荡涤一空，这本身就是重建过程的组成部分。撰写报告期间，改革已取得了不错的效果，这一点非常符合建设性批评的宗旨。多所学院在发现自己不能办好一所正规医学院后，坦然面对现实并撤销了其医学系，从而真正惠及医学教育；在某些地方，曾经相互争夺生源和医院设施的多家医学院合并为一；还有些地方筹集了大笔资金，给医学教育提供了雄厚坚实的基础。

基金会在撰写本报告时始终关注两个群体的利益，两个在医学院野蛮生长的年代被人遗忘的群体——即希望学医和未来成为医生的年轻人们，以及生老病死皆由医生掌握的普罗大众。

调查者除非对美国年轻人满怀同情之心，否则无法对当前局面了若指掌。这些年轻人往往被商业广告蛊惑而贸然投身学医，却完全无法辨识运营有道和无可救药的医学院之间的天差地别。一个乡村杂货铺月薪 50 美元的小伙计可能会收到一本写得天花乱坠的宣传册，介绍如何轻轻松松当医生、发大财。此刻的他根本无法理解医学作为一门专业和作为一门生意之间的区别，而且身边无人可以提醒他：成为现代医生的前提是获得良好的通识教育。这样的年轻人自然成为商业性医学院的最佳猎物，无论此医学院是冠以大学或学院的名号还是自行办学。

在此领域，公众的利益被置之不顾，甚至大多数人也忽视了保护自身权益。然而，教育领域没有任何问题比本国医学院提供的医学教育质量更与公众的个人利益息息相关。医学院教学质量所承载的责任，不仅仅是每个公民的个人福祉，更涵盖全美各州和各城市的卫生。公众的利益要求培养出足够数量的学养深厚的医生以满足社会的需要，不过医生的来源问题可谓无关紧要。

有鉴于此，缺乏良好临床教学条件的地方就不应该保留医学院，类似的主张直接有违公共利益。如果此等论点是正确的，那就等于说患者由一个不称职的本地医生医治，会比一个来自外地培训充分的医生效果更好。此等谬论不应再继续一叶障目，蒙蔽知识分子们对实际情况的认识。美国的任一州或加拿大的任一省即便没有医学院，也比拥有一所纯商业性且效率低下的医学院要好。举凡能够留住良医的州或其中任何部门，都不会因为遵循这一政策而受损。华盛顿州内并无医学院，但无疑也拥有一批能力强、训练有素的医生，丝毫不逊于拥有 11 所医学院的密苏里州和拥有 14 所医学院的伊利诺伊州。

以医学生的利益资质与以公众利益为准的观点，与从事医学教育的机构所持观点可谓大相径庭。这些机构琢磨的主要问题是：我们诸多的学系是能否再增设一所医学院？如果可以，生源何在？而按我们的观点则会提出：是否需要一间医学院？那些合格考生能否在现有的医学院就学？如果不能，现有的医学教学手段和设施是否合理？

尽管本基金会的目标始终属于建设性的，但对当前面对的困难和问题也持同情态度。这篇报告揭露的现象不仅并非正面积极，而且往往是司空见惯的问题，甚至在某些情况下比较糟糕，在个别地方甚为恶劣。然而也应该指出，以牟利形式存在的医学教育，不应归咎于某一批人或一所医学院。我们希望本报告能明白无误地宣告，商业性医学院的时代已成历史。人们将会发现，除了旨在说明历史沿革的简介外，不会赘述任何机构的过往行为。如实说明当前情况的目的，旨在表明既往不咎，一个全新的秩序正在快速生根发芽。没有必要对过往之事过分追究，也没有必要为一个已沉舟侧畔的体制而辩护道歉。让我们坚定地致力于重建美国的医学院，使其符合最崇高的现代效率的理念并提供最好的公共服务。

希望后世在提及本报告时，可以铭记本基金会在文中陈述的目的及所持观点；希望本文可以作为起点，鼓舞全美有智识的公民们和医生们加强医疗行业服务，将医学教育与普通教育体系正确地接轨。

　　本基金会所撰写的报告获得了美国内外科医生界的诸多领袖级人物的支持和建议，为此深感责任重大。美国各医学会和美国医学院协会的负责人们提供了宝贵的资料，并给予了诚挚的协助。我们特别感谢约翰·霍普金斯大学的威廉·韦尔奇（William H. Welch）博士、洛克菲勒研究所的西蒙·弗莱克斯纳（Simon Flexner）博士和美国医学会教育委员会主席亚瑟·贝文（Arthur D. Bevan）博士持续而慷慨的帮助。此外，我们还要致谢美国医学教育学会的科威尔（N. P. Colwell）博士和美国医学院联盟的查普飞（F. C. Zapffe）博士以及各医学院的诸位著名专家，感谢他们细心审核了本报告的数据，我们也从他们的评论和批评中受益。

亨利·普利切特
卡内基基金会主席
1910 年 4 月 14 日

目　录

上　篇　美国和加拿大的医学教育

下 篇 美国及加拿大的医学院简介

美 国

加拿大

上 篇

·

美国和加拿大的医学教育

第一章

历史沿革

　　美国医学院已进入创立以来的第二个百年[1]。其肇始嗣后的许多年间，医学院不过是对 17 世纪、18 世纪的主流教学方法——学徒制（preceptorship）——的补充。当时有志从医的年轻人，小小年纪就得签约到大医生门下做学徒，常年从事一些药物和医疗方面琐碎卑微的事务。例如给医生跑腿办事、刷瓶子、调制药物、涂膏药等；在契约到期之前，导师才同意其参与常规性医疗工作，例如给患者放血、拔牙和夜间出急诊。学徒所受培训的质量主要取决于导师的能力和良知。因此，那些志向远大者往往会转而选择那些更靠谱、更能启发灵感的专业。从 18 世纪初开始，不满足于国内医学教育氛围的求学者开始涌向荷兰莱顿、法国巴黎、英国伦敦和爱丁堡的医院讲堂。海外求学门槛甚高，精英由此脱颖而出。这些远渡重洋求学的学子们归国后表现出色，与无此福分或胆量的同侪侃侃而谈，分享其追随卡伦（Cullen）、门罗（Munro）和亨特兄弟（the Hunters）等大师的足迹，"遍访老欧洲医院"期间获得的丰富见闻。那些传说中的大师们的音容笑貌，再次回响在美国新开拓的西部边疆。崇高的科学和专业理想激励

1　此提法仅适用于美国和加拿大。其实墨西哥大学早在 16 世纪末就设立了一个内科学系主任职位（chair of medicine），随后创建了一所完整的医学院，沃尔什（James J. Walsh）称其为"美洲第一所医学院"。见 1908 年 10 月 10 日的《纽约医学杂志》。（信息来源：Historia de la medicine en Mexico des ds la spoca ds los Indios, hasta la pressnte. For Francisco Flores，墨西哥，1886 年）。

着这些热血青年，将熊熊燃烧的精神火炬远隔重洋带回美国。

这些对老欧洲医学教育只言片语的介绍，推动了美国医学院的发展。早在 1750 年就出现了以解剖学为主的非正式课程和演示的记载。1762 年，小威廉·希本（William Shippen, the younger）在海外旅居五年后回到美国，当年就在当时最大的医学研究中心费城开办了助产士课程。次年秋天，他宣布举办一系列解剖学讲座，"面向目前在本省和邻近省份从事医学研究的年轻人，因其所处环境和社会关系无法出国到欧洲的解剖学院校深造；也面向任何希望了解人体解剖结构的人士"。从零散开班授课走向组建医学院，希本背后的支持者约翰·摩根（John Morgan）功不可没。摩根是希本的朋友，也是海外求学的同窗。他在 1765 年向费城学院（College of Philadelphia）董事会提议设立一个医学理论与实践的教授职位，并在随后举行的毕业典礼上，发表了一篇理念崇高、富有预见性且恰逢其时的演说，倡议在美国建立医学院。董事们被这一倡议打动了，同意创办医学院并且任命摩根本人为首任院长。不久之后，希本获聘为解剖学和外科学教授。在林奈（Linnaeus）的学生亚当·库恩（Adam Kuhn）被任命为药物学教授，和 24 岁即开启了辉煌职业生涯的本杰明·拉什（Benjamin Rush）作为化学教授加盟后，这所医学院的师资力量得以进一步加强。

早在十三年前，托马斯·邦德（Thomas Bond）和本杰明·富兰克林（Benjamin Franklin）携手创办了他构想已久的宾夕法尼亚医院。邦德意识到，医学生"必须能够理论联系案例，方可完全胜任诊治患者的工作。因为语言和书籍本身不足以帮助他辨识疾病并找到最佳疗法"。他还为医学生进行床旁教学大声疾呼，"这种方法可让临床教授帮助学生们进行推理，并用事实来验证理论"。邦德当时所持观点在 150 年后的今天依然历久弥新。"他与学生们约好时间在医院会面。如有符合教学目的的病例，他会就该疾病和病患器官所涉及知识向学生们全面发问。如遇到其医术无法治愈疾病、患者不幸离世的情况，他会检测自己掌握的知识，冒着自身声誉受损的风险，将病患器官公之于众，以确定患者死因。如果发现意外情况，证明其诊断有误，邦德会像所有善良而伟大的人物一样，当面承认错误；而且为了避免此后患者遭遇同样错误诊治，他会指出可能导致更好效果的其他治疗方法"[1]。这些睿智文字的作者有幸成为我们的第一位临床医学教授[2]，有条件随时诊治当时的 130 名住院患者。

这样，我们的第一所医学院就彻底成为一所大学的有机组成部分，并与一家大型公立医院建立了紧密联系。正如上述，其教学工作目的并非取代学徒制，而是对其予以充实。学生们掌握了扎实的拉丁文、数学、自然和实验哲学知识并跟随某个名医完成了学徒生涯后，再在为期一年的学习期间完成规定的讲座课程，同时在宾夕法尼亚医院进行临床实习，就能获得学士学位。这门课程经过精心设计，可以圆满结束年轻医生的培养工作，他们在此期间可回顾和系统化其理论学习成果，同时大大丰富其临床实践经验。

美国内战爆发之前，这所年轻的医学院已走上发展的快车道。内战自然也对其发展造成了干扰和混乱，但更大的麻烦来自本地竞争对手，也是首例同行业竞争的反面案例——宾夕法尼亚大学新成立的医学系。好在睿智的顾问们阻止了这场灾难的发生。1791年，两者合二为一，仍保留宾夕法尼亚大学冠名。这一合并是一系列漫长且尚未结束的医学院合并潮中最早的一次。20 世纪收官之前，又有三家风格类似的"医学院"（medical institutes）开业：一家在纽约，于 1768 年以国王学院医学系（Medical Department of King's College）的名义问世，后因英国占领而短期停办，1814 年时通过与内外科医学院（College of Physicians and Surgeons，1807年由纽约州立大学理事会创办）合并而间接复校；另一家在美国剑桥，是 1783 年成立的哈佛大学医学系（Medical Department of

---

1　《论临床讲座的效用》（*The utility of Clinical Lectures*），托马斯·邦德著，1766 年。
2　无邦德博士的任命档案记录。但在医院董事会的会议纪要中，他"被董事会和教授们要求继续在医院提供临床讲座，这也构成其医学教育的一部分"。摘自帕卡德（Packard）《美国医学史》（*History of Medicine in the United States*），第 201 页。

Harvard College），于 27 年后迁往波士顿以加强与当地多家医院的联系[1]；最后一家是达特茅斯学院医学系（Medical Department of Dartmouth College），由哈佛毕业生内森·史密斯博士（Dr. Nathan Smith）于 1798 年创建，他本人几乎是这家学院 12 年间的唯一教员，当然是个非常能干的人物。

早期这些学校的良好开端没能维持多久，其学术理念很快就被消解而后遗忘。当然，各大学术中心也在不断创建新的医学院系，例如 1810 年耶鲁大学（Yale University）及 1817 年特兰西瓦尼亚大学（Transylvania University）的尝试等。但 19 世纪初期，巴尔的摩成立了一所私立医学院——一个所谓的马里兰大学[2]下所谓的医学系——开启了一个贻害无穷的先例[3]。在此之前，医学院只是大学躯干上派生出的分支。两者之间这种有机联系可以让医学院维持较好的标准和理念，尽管水平并不算高，但经验证明这已足以保证医学教育的存在和发展。即便不切断与大学之间的关系，费城学院的严格标准也无法长期维持。美国的快速扩张以及学徒制的江河日下都在宏观上降低了招生入学标准。但这种现象只是暂时的：随着美国不断地增加教育资源，医学教育的标准也会逐步提高。医学教育将融入教育体系而非自成一派。医学院的数量

1　本次搬迁发生在 1810 年。但临床教学的具体安排长期以来始终含糊不清。卡伯特博士（Dr. R. C. Cabot）引用哈佛大学 1833 年招生广告如下："医学院学生的讲座在波士顿举行……讲座期间，学生们可以在市内找到各种实践教学的机会"。1835年首次提及一家医院："据说学生可以在马萨诸塞州总医院见习门诊工"。《临床医学系发展纲要》，载于《哈佛医学院校友季刊》，1904 年 1 月第 666 页。

2　该学院近年来一直在设法隶属于圣约翰学院（St. John's College，位于马里兰州安纳波利斯），以弥补其冠名大学子虚乌有之憾，而且此举可以让其挂上马里兰大学艺术系的幌子。这种做法当然只是权宜之计。一间大学创办时必须具有艺术与理科学院，而无论是否与一间异地的艺术学院存在更为松散的联系，其组织框架中都不应包括关系松散的牙科学院、药学院甚至法学院。类似鱼目混珠的还有布法罗大学（University of Buffalo）、托莱多大学（Toledo University）和孟菲斯大学（University of Memphis）的所谓医学系，后者在本文撰写期间尚未从学术上隶属于大学。大学冠名无法掩盖其本质上是独立医学院的事实，仅拥有大学章程也不等于隶属于大学。

3　此举为模仿英国伦敦的做法，还有爱丁堡大学（University of Edinburgh）和莱顿大学（Leiden University）的例子，紧随其后的是前面四所早期成立的医学院。但伦敦各家医学院从未授予行医或执业的学位权利，因为授予学位的职能属于大学，而授予执业行医资质的权利属于各州。美国医学院因在这两个方面背离常规而招致恶果，而英国则从未遭受此类困境。

也将与大学的数量相匹配，特别将取决于可以共享的捐款、实验室和图书馆的数量。美国的医学教育将会觉醒，摆脱时下的混乱局面。

个别独立医学院的历史成就或当前优势尚可称道。除此之外，创办此类医学院将对医学教育和医学实践造成无法预见的大量危害。从其问世那一刻起，医学院的数量开始无限制地成倍增长，有的是通过分拆，有的则是同步迭代。1810 年至 1840 年间，26 所医学院问世；1840 年至 1876 年间，又新建了 47 家[1]；而到 1876 年时，实际留存数量已比当初翻了一倍有余。最重要的是，美国和加拿大在不到 100 年的时间里建立了 457 所医学院，其中许多命不长久，还有 50 所也许尚未来得及问世[2]，但至今仍有 155 所医学院校保留下来[3]。其中，盛产医学院的伊利诺伊州拥有 39 所，至今仍在芝加哥内拥有 14 所医学院；密苏里州的田野上曾经创办了 42 所医学院，其中 12 所至今仍在运营；纽约州曾有 43 所，其中 11 所幸存至今[4]；印第安纳州曾有 27 所，仅存两所；宾夕法尼亚州曾有 20 所，仅存 8 所；田纳西州曾有 18 所，仅存 9 所；俄亥俄州的辛辛那提曾经建立了大约 20 所，而肯塔基州的路易斯维尔建立了 11 所。这些企业——或仅是出于客套而称其为学院或学校——经常是无视需求或可行性而随心所欲地创办：所在地点可"大（城市）"可"小（乡镇）"，有时甚至地处荒郊野外；无论设置何等限制条件，均形同虚设；除了聘请教授之外，别无其他硬性标准，只要花名册上拥有 6 名以上低级医学从业人员（untitled practitioners），即可创办一所医学院。

推动医学院配备实验室的运动方兴未艾，而托马斯·邦德关

1　内森·戴维斯（N. S. Davis）.《医学教育史的贡献》(*Contribution to History of Medicine Education*)，华盛顿，1877 年，第 41 页。
2　这些做法通常属于诈骗行为，会招致警察或邮政部门打击。这些数字不包括医学生毕业后进修学院和骨病学院。
3　其中包括 8 所骨病学院，但不包括 13 所研究生院，后者中的 1 所在堪萨斯城，目前没有学生。最后提到的医学院未改变其组织架构的目的，在于争取堪萨斯市立医院员工的认可。
4　不包括 4 所研究生院。

于临床教学的真知灼见早已被抛诸脑后。因此，创办医学院几乎无须投资——低价租用间讲课厅，再买几张粗制滥造的长椅即可；无人理睬清扫服务，甚至迄今少人问津，偶尔为之的解剖课上仅有一具或完整或残缺的骨骼，还有一盒莫名其妙的骨头，别的设备几乎一无所有；除了一点解剖课外，其他教学统统限于课堂授课方式。这些医学院本质上属于私人企业，从里到外冒着铜臭。一所10月份开学的医学院可以在来年春天就让学生毕业；学制是2年还是3年并不重要；转学生一下子就能招够一个高年级班[1]。所得收入均由讲师瓜分，从而获利丰厚。此外，这些人还可以收到以往学生孝敬的"咨询费"。"系主任"（Chairs）因此成为医学院的宝贵财产，其价位随着所谓"对应"价值而变。在路易斯维尔一间最近才倒闭的医学院，一名教授曾同意支付3000美元获得生理学系和妇科学系的联合主任，后对仅让其担任生理学系主任大为光火，显然他认为"欠考虑"这个理由不足以抹平其"对应"权利的损失[2]。凡是能够支付费用或签发支票的申请者均可担任教职。州教育委员会当时尚未设立。医学院文凭本身就是开业的许可证。所谓考试完全形同虚设，形式简短，口试亦可，过程也无人见证。即使在哈佛大学，一名被9位教授投票"反对"的学生也可通过考试[3]。只要学费付讫，保证学位到手，是否按时上课这种事情完全无关紧要。因此，医学院生意兴隆。各家所谓的医学中心之间的恶性竞争十分狗血，在瓜分或试图独占地盘时，时而突发暴力冲突，严重影响教师工作。但这种矛盾分歧的后果往往并

1　这就是过去和现在都在发生的历史，如下：

医学院	成立时间	首批毕业生
塔夫茨大学医学院（Tufts College Medical School）	1895年	1894年
伊利诺伊医学院（Illinois Medical College）	1894年	1895年
伯明翰医学院（Birmingham Medical College）	1894年	1895年
内外科医学院（小石城）	1905年	1907年
内外科医学院（孟菲斯）	1906年	1907年

2　（当时）教授教职待价而沽仍然是公开的秘密。在夏洛特的北卡罗来纳医学院中，教授们拥有股权，出售股票就得卖掉教职。
3　哈佛大学一度只有7位教授在任，只要其中多数在场，即可举办一次考试。

不严重：不过是促使一间新医学院问世。有时候，过于优秀的管理者也会被其他眼红者群起攻之。丹尼尔·德雷克（Daniel Drake）是俄亥俄州河谷地区（Ohio Valley）医学教育界坚定的领军人物，也因此遭到同事和同行们的恩将仇报。作为辛辛那提市一间医学院的掌门人，他惨遭围攻，不得不自请离职，并宣布对手们占有控股权。而这个阴谋团伙一年前还为颁发的头衔和带来的利润而对其感恩戴德。值得庆幸的是，这名顽强斗士并未举旗认输。他继续奔走于列克星敦、费城、路易斯维尔、牛津市等多地创办医学院并担任教授职位，最终在曾遭败绩的辛辛那提市东山再起。在他繁忙而高效的职业生涯中，曾经担任过 11 个医学院的"系主任"职位，亲手创办其中 6 所。他的足迹遍布北美，从加拿大到五大湖区直到墨西哥湾，西至艾奥瓦州。他在漫漫行程中为其巨著积累了素材，从而写出《北美内陆山谷疾病谱》（*The Diseases of the Interior Valley of North America*）这本美国医学史上的经典著作。

在商业化大潮汹涌席卷之下，医学界以及医学教育无法独善其身，原有的大学院系也沦为无根浮萍。哈佛大学、耶鲁大学、宾夕法尼亚大学的医学院，也纷纷随着自身扩张而在实际上脱离了曾经隶属的大学体系，在这个时代里显露了令人不齿的原形[1]。多年来，他们自行其是，自行协商分配教授职位，按照私立院校的方式划分和分配收入。总的来说，这种黑白颠倒和不负责任的状况持续恶化，直到 19 世纪 80 年代。时至今日，建立医学院依然和建立商学院一样容易[2]，尽管运营医学院的利润和前景已大不如前。与此同时，整个局势也已发生了根本性变化。学徒制已名

---

[1] 从实质上剥夺医学院独立地位的第一步，是由大学负责收取学费，并进而通过年度预算管理医学系的财务。哈佛大学于 1871 年首先开展行动，耶鲁大学在 1880 年紧随其后，宾夕法尼亚大学在 1896 年也跟随而上。此后，医学院的师资规模逐渐缩小。1814 年，哥伦比亚大学将其医学系让渡给了内外科医学院。在 1860 年与该学院仅保存名义上的关系，在 1891 年，将这种关系转为有机联系。

[2] 然而，在纽约注册成立教育机构的权力属于纽约州立大学理事会（Board of regents of the University of State of New York）。尽管其拥有很大权力，但他们最近还是向布鲁克林研究生院（Brooklyn Postgraduate School）发放了一份有限特许证书。后者实际上一无所有，只能依靠向医院和学生收取费用（后一项目前数额甚少）来维持运营。

存实亡，学生们在指导医生办公室注册后，从此形同路人。既不阅读导师指定的书籍，也不会和他一起骑马下乡分享重要的临床经验。年轻医生们在行医之前必备的一切训练，现在都必须在医学院内完成。医学院不再是选项之一，而是唯一选择。与此同时，医疗实践本身也有沧海桑田之变：化学、生物和物理科学的进步给医生的诊断和治疗提供了更多资源。迄今依然由经验主义主导的医学，业已开始引入科学理论和科学方法作为发展准绳。形势的发展给医学院赋予了不同的使命：真理历时 50 多年才被人们认识。正如卡伯特医生指出，已经应用了 30 多年的听诊器在 1868–1869 年才首次刊载于哈佛医学院招生简章 [1]，显微镜于次年首次被提及。但是医学院却完全忽视了学徒制业已气息奄奄、朝不保夕。尽管传统教学方法早就因为学生人数迅速增长、教育水平和智识水平却普遍下降而不堪重负，但他们依然重蹈旧辙。授课式讲座依然设在光线昏暗的大圆形阶梯教室里，而课堂教学几乎构成了全部内容。师生之间、学生和患者之间缺乏互动。人们并未持之以恒地努力使医学教育适应环境的改变。许多医学院没有任何临床设施，而且缺乏足够的临床教学设施迄今并未构成禁入条件。尽管医学院学期增加到两个，但每个学期仅为 16 个到 20 个星期。此外，学生不分年级，而且教学内容也并未分班教授。学生只要交两套课程的学费，就可以把同一门课程学两遍。这个交易中牵涉了全美诸多优秀医生，但他们对其中危害的严重性几乎毫无意识！哈佛大学外科学教授亨利·毕格罗（Henry J. Bigelow）在1871 年说："可以肯定，没有哪家成功的医学院敢于冒流失现有的大批学生和大笔营收的风险，对现有教育体制进行改革。[2]"有一小批有志之士虽然无力摧毁这个邪恶体制，但设法找到了一个好办法。他们努力接触和鼓动杰出的医生听众，使得这一体制所培养出的这些出类拔萃之辈将体制本身视为仇雠。这样，美国的这些

1　卡伯特，出处同前，第 673 页。
2　《美国医学教育》（*Medical Education in America*），亨利·毕格罗著，剑桥大学出版社，1871 年版，第 79 页。

能力超强且心怀大爱的医生们，逐步深入认识到体制的弊端，发现了一个令人不寒而栗的事实：对于那些粗制滥造出来的医生来说，其行医初期诊治的患者为实际培养工作承担了本不应有的巨大代价。每年大批涌向欧洲的留学生也对矫正这一弊病发挥了重大作用——如果在美国可以寻找到好的求学机会，他们本不用远涉重洋。

由约翰·贝尔（John Bell）、阿伯内西（Abernethy）和阿斯特利·库珀爵士（Sir Astley Cooper）等人传承下来的爱丁堡和伦敦传统，一直延续到本世纪。在 30 年代，巴黎成为医学生们趋之若鹜的圣地。作为医学科学分水岭的疾病统计学和分析研究，正是从那里被路易斯（Louis）[1]的学生们，即"英年早逝"的小杰克逊（younger Jackson）、格哈德（Gerhard）及其后继者们引入美国。在美国内战后的一代人中，杰出学子前赴后继，奔赴德国学医。这批人后来成长为费城、纽约、波士顿、查尔斯顿等大学医学院的中坚力量；带给优秀学子们颇多教益。其中一名学生近年来为美国重建医学教育体制发挥了最重大的影响，并对自己所在的纽约内外科医学院做出了如下评论："人们大可抱怨时下体制的诸多弊端——例如招生标准过低、课程过短、大课以教学为主、演示实操教具简陋等。但良好的教学效果却不为体制弊端所限。教师们品格高尚、尽职尽责，他们以热情和对学业工作的热忱激励我们，用医学界的优良传统影响我们，避免我们在毕业后对医学一无所知，无法胜任医生的工作，这一点与人们所想象的场景大相径庭。时下其培训条件和实践机会大大改善，本科生已有条件获得临床示范教学，但缺乏实验室培训条件[2]。"对于其他 6 家医学院，我们能说的或许仅限于此。因此，本世纪并非没有培养出解剖学、内科学和外科学领域的杰出人才，但他们之所以名不见经传，是因为在如此恶劣的条件下必须具备超乎常人的才华和坚韧

---

1 《奥斯勒：路易斯对现代医学的影响》（Osler：Influence of Louis on Modern Medicine），《约翰·霍普金斯医院公报》第三卷，第 77，78 页。
2 韦尔奇：《美国医学的发展》（Development of American Medicine），《哥伦比亚大学季报增刊》（Columbia University Quarterly Supplement），1907 年 12 月。

精神方可脱颖而出。恶劣条件阻碍了教学的统一性和完整性；而且体制不允许严格淘汰滥竽充数之辈。

当然，人们也会不时听到对体制的异议，但那不过是经年历久的曲突徙薪之语。1827 年，医学院和学会代表在马萨诸塞州北安普顿召开会议，就延长医学学制和将拉丁文与自然哲学作为基础课程的部分建议达成了共识。耶鲁大学医学院甚至为此努力推动立法。但当其发现自己孤军深入盟友未至时，随即鸣金退兵草草收场[1]。早在 1835 年，佐治亚医学院（Medical College of Georgia）就曾徒劳建议过，协调一致改善教学条件。但局面始终未获突破，直到 11 年后在内森·史密斯·戴维斯（Nathan Smith Davis）的大力推动下成立了美国医学会（American Medical Association）。后者提出两大倡议，即美国的"年轻医学生们入学前必须接受过充分的基础教育"，并且"美国所有医学院都必须统一提高授予医学博士学位的标准"。时光从 1846 年转瞬流逝。尽管这两个倡议均未完全实现，但不可否认的是在过去 15 年里已取得了重大进展。

首先，医学课程大多均已实现年级划分[2]，并将学制延长到四年。但是学期的长度依然长短不齐，从六个月[3]到九个月不等。大

---

1 韦尔奇：《耶鲁与医学的关系》（The Relation of Yale to Medicine）[《耶鲁医学杂志》（Yale Medical Journal），1901 年 11 月转载]，第 20、28、30、31 页。

2 有些医学院还存在不分年级教学的情况，尤其是在美国南部和西部地区。例如，在查塔努加医学院（Chattanooga Medical College）一年级结束时无须考试，而前两个学年的学业测验都放在二年级期末考试，因此其实际效果明显有问题。更常见的情况是，临床讲座是三、四年级学生混班进行，一个圆形阶梯教室会塞得水泄不通。路易斯维尔大学（University of Louisville）的情况就是如此。有些医学院只对部分课业打分，例如孟菲斯医院医学院（Memphis Hospital Medical College）、田纳西州医学院（Tennessee Medical College）、阿肯色大学（University of Arkansas）、伯明翰医学院（Birmingham Medical College）、恩斯沃斯医学院（Ensworth Medical College，位于密苏里州圣约瑟夫）、哈内曼大学（Hahnemann，旧金山大学（San Francisco）、堪萨斯医学院（Kansas Medical College，位于托皮卡）、妇女医学院（Woman's Medical College，位于巴尔的摩）、马里兰医学院（Maryland Medical College）、密西西比医学院（Mississippi Medical College）、美洲医学院（American Medical College，位于密苏里州圣约瑟夫）、内外科医学院（位于圣路易斯）、巴恩斯医学院（Barnes Medical College）、西部折衷医学院（Western Eclectic，位于堪萨斯城）、折衷医学院（Eclectic Medical，位于纽约）和折衷医学研究所（Eclectic Institute，位于辛辛那提）。

3 美国南部低水平医学院设有一个所谓的 7 个月课程；但由于学生们可以在开学几周后入学而不受惩罚，而且圣诞假期时间较长，所以这门课实际上只要不到六个月的时间。

课式教学已大大减少，各校几乎都能开设一些临床教学课；其中不少学院临床教学课时相当多，尽管大多并未达到其最佳效果。少数医学院的教学设备相当充足。自 1878 年[1] 弗朗西斯·迪拉菲尔德博士（Francis Delafield）博士在纽约为内外科医学院校友协会创建实验室[2] 以来，各医学院在实验室方面取得了更快和更大的进展；同年秋天，威廉·韦尔奇博士在贝尔维尤医院医学院（Bellevue Hospital Medical College）开设了病理实验室。6 年后，他受邀到巴尔的摩组建约翰·霍普金斯大学医学院。最终所有各方达成共识：未来的医学生们必须证明其具备从医的资质方可入学。尽管不少医学院此前的录取标准较好，但也有些医学院在承认高标准招生合理性的同时，又徒劳地试图保留其目前的低标准。最终是州教育委员会的建立，大大提高了教学的严谨程度。当然也有不少院校的严谨程度，主要取决于教学负责人的责任心。

以上简述的各种变化促使医学院的数目最近开始下降。虽然不到一年的时间里就有十几家医学院关张大吉，但不少还在苟延残喘。独立院校（independent schools）无一例外地都在四处寻求大学招牌的庇护。事实上，医学院已无法在勉强达到法定标准（遑论科学标准）的同时依然有利可图。凡是向教授派发红利或用学费支付房租的医学院，势必大大降低其宣传手册上吹嘘的教学水平。不再有利可图是对唯利是图缺乏诚信的医学院的最好警告。从年年入不敷出到最后被迫承认整个骗局，真相只有一步之遥。

然而，推动改革首先需要的是真正的专业精神和科学信念。那些勇于迈出真正改革步伐的医学院值得载入史册。其中开风气之先者即芝加哥医学院（Chicago School，现美国西北大学医学系的前身）。该院在 1859 年启动三年制学制。早在 70 年代，哈佛学

1　迄今，迪拉菲尔德（Drs. Francis Delafield）和詹韦（Edward Gamaliel Janeway）等教授都曾在贝尔维尤医院和其他地方讲授组织学、病理学等课程。参见福利伯恩（George C. Freeborn）：《纽约内科和外科医师学院校友会历史》（*History of the Association of the Alumni of the College of Physicians and Surgeons, New York*），第 10 页等。哈佛大学医学院的病理解剖学教学始于 1870 年，当时任命菲茨博士（Dr. Reginald Heber Fitz）担任该学科的教师。
2　这个实验室的人员最初不属于内外科医学院的师资队伍。

院新任院长就推出了让其医学院教师们目瞪口呆的改革措施，第一步就是将现有课程改为年级制，并在 1901 年最终实现了将招生标准提高到拥有大学学位者。在此过程中，哈佛大学对医学院实现了与其他院系相同的控制权[1]。尽管艾略特校长（President Eliot）为实现这一目标竭尽全力，但是却在 1893 年被约翰·霍普金斯大学医学院超越，后者届时实现了全部招收拥有学士学位者[2]。这一改革的重大贡献堪称史无前例，从此该校再未招收一例不符此标准者。这是美国第一所真正意义上的大学医学院，拥有相当充裕的资金，由现代医学教师运营的设备齐全的实验室及全身心投入医学研究和教学工作的教师们。该院还拥有自己的附属医院，在此医生培训和患者诊治水乳交融，让两者均受益匪浅。

这所医学院改革所打下基础的影响之深远，无论怎么强调都不为过。这家医学院最终澄清了标准和理念的问题，其毕业生们分赴各地创建新医学院或改革现有医学院。在其后 16 年里，又有 14 所以上大学将招生标准提高到完成两年或两年以上大学学业者；随后不久，其他大学纷纷承诺将如法炮制。此外，还有十几所效率相差无几的医学院，将招生标准模棱两可地设在高中毕业上下。就组织框架而言，目前 30 多所教学质量出众的医学院并非全部由大学管理。尽管其无疑正在向大学靠拢，但时下顶尖和部分垫底[3]医学院都同样冠以大学名号。不少所谓的大学医学院不过徒有其名，而实际上是自立门户的企业，从一些好说话的大学借得一面幌子。芝加哥内外科医学院是伊利诺伊大学的医学系，但两者关系不过一纸契约，因为该大学并未对其提供任何支持。得克萨斯州的西南大学在达拉斯拥有一个医学院，但该大学受到法律保护，

1　毕格罗在一篇关于美国医学教育的演讲中，明显表达出其忧虑情绪："大多数的美国医学院校实际上都是封闭性的企业……教授负责管理和收取学生的学费，院校成败取决于教授们的圆滑老练和能力。"尽管大学对其所有院系都拥有法律管辖权，但其实施效率如何依然存疑"，第 59 页。

2　参见第三章。

3　如：阿肯色大学、威拉米特大学、科特纳大学（Cotner University，位于内布拉斯加州林肯市）、西安大略大学（位于安大略省伦敦市）、艾普沃斯大学、沃斯堡大学（Fort Worth）等。

不对其负债承担任何责任[1]。这些医学院冀望借此子虚乌有的联系再苟延残喘一二十年，这不利于以减少医学院数量为主的医学教育改革。我们的大学必须明白，医学教育是一项风险较高、代价高昂的事业。除非他们愿意为医学院的风险买单并保证其教学达到大学标准，否则就应该拒绝或终止与医学院的所有联系。加拿大的情况并不像美国那样糟糕，因其并未完全遗弃英式临床教学的优点。该国医学院浸淫于商业化的程度相对较轻，且正在重拾原有传统。

历史遗留下来的复杂局面，证明整体公共利益从未获得应有的尊重，那么就更不应期冀这种局面会应公众需求而自然而然地调整。势力强大、唯利是图的既得利益集团另怀鬼胎，顽强抵制公众对其的抨击。显而易见的是，要让患者充分享受到医学进步带来的最新好处，我们需要一种更为均质化、难度更高、花费也更高的医学教育。但也有些人矫言欺众，指责改革成果弊大于利，认为这种改革会提高医学教育的门槛和所需费用，消耗医学界的资源，由此剥夺大众的医疗条件，只让极少数幸运儿得到最好的服务。对于此等谬论，我们有必要先发制人加以遏止，否则它会随时随地横生枝节，竭力为现有体制辩护，破坏建设性建议的落实。因此，此刻有必要援引美国医学教育的统计数据，因其与体制改进和教学改革问题直接相关。

这个问题当然属于实操层面而非学术性质。在全美医学教育实现标准化之前，不平等现象在所难免。人类并未阴差阳错地成为"喜欢服药"[2]的动物。他们生病时十分渴望得到医生的关怀，觉得有医生总比没有强，而这一需求应该得到满足。那么问题就不仅在于医生培训的理想模式了。这个过渡阶段需要的是能够兼顾

1　其他具有这一名义特征的大学院系包括：阿肯色大学（小岩城）医学系；洛杉矶内外科医学院，该院挂名为南加州大学医学系；丹佛格罗斯医学院，挂名为丹佛大学医学系；佐治亚大学医学院；奥尔巴尼（纽约）医学院，挂名为美国联合大学（Union University）医学系以及西安大略大学医学系（安大略省伦敦市）等。鉴于此类隶属关系徒有虚名，有关大学与其断绝关系可谓师出有名。

2　奥斯勒:《淡定》（*Aequanimitas*），第 131 页。

经济和社会因素的解决方案，将现有的好医生尽可能地实现广覆盖。毫无疑问，上述乱局要部分归咎于常规手段无法解决的恶劣条件。但是在美国走出蛮荒时代后的今天，拥有了四通八达的铁路网和电车服务、更好的道路条件和更多的汽车以及农村电话网络的改善。我们已在相当程度上具备了同质化的条件。因此，老欧洲国家的经验即便无法完全照搬，但也颇具启发性。

鲍尔生（Paulsen）教授在他撰写的《德国的大学》一书中，描述了日益增长的医生人数，他惊诧地报道："医生人数增长之快，已使得每 2000 个德国人就有 1 位医生；而大城市则是每 1000 人就有 1 位医生[1]。"如果这位尚为此比例大惊小怪的哲学家知道了美国这个比例为 1∶568 人、而大城市往往超过 1∶400 人[2]、在某些小城镇甚至达到 200 名居民拥有 2～3 名[3] 医生的话，不知会作何评价？

这些数据即为医生人数供过于求的明证。即便有些地方仍然没有医生，但这恰恰说明，就算培养出再多的低素质医生，其分布也不会尽如人意。在那些居民健康状况和医生水平达到德国普鲁士水平的城镇里，如果社区里每 2000 名居民能够拥有 1 名医生，就没有理由担心无人应对急诊或延误诊疗。也就是说，在那些现今需要 4 名或以上医生的城镇里，无所事事者往往是庸医。这种情况

1　蒂利（Thilly）的译文，第 400 页。

2　纽约的比例为 1∶400；芝加哥 1∶580；华盛顿 1∶270；旧金山 1∶370。以上比例基于《波尔克医学记录》（Polk's Medical Register），［即《美国医学指南》（American Medical Directory）］计算而得，估值则由美国人口普查局编制。劝诫大批医生另谋生计也无法削弱如此众多医生已形成的势力。这一可能性被《美国医学指南》编纂者们小心翼翼地排除在外。本报告所用数字均取自上述来源。

3　全美各地此类例子举不胜举，足以证明医生供过于求普遍存在，而不仅仅是局部或例外情况，例如：

州	地区	人口数	医生数	州	地区	人口数	医生数
俄亥俄州	吉尔布鲁克	307	3	得克萨斯州	威灵顿	87	5
内布拉斯加州	优斯汀	232	2		威特	378	4
	克罗夫	46	2		休斯敦	227	5
俄勒冈州	佛希尔	370	2	马萨诸塞州	惠特尼	766	6
	加斯顿	132	2		科勒恩	80	2
					哈丁	100	2

摘自《美国医学指南》（American Medical Directory），1909。

比人才浪费更严重，因为到处充斥的庸医会挤占良医的生存空间。正如格雷沙姆定律（Gresham's law）一针见血指出的，教育界和金融界一样存在劣币驱逐良币现象。如果我们从每个城市中每2000人拥有1名医生，增加到每500或更少的人拥有1名医生时，医生人数会是现在的四倍，就会有更多的庸医们游手好闲。所以现在并不需要通过降低招生标准和培养水平来为城镇培养医生。

美国情况则属于以下两者之一：在交通便利的地区每1000人可供养一名称职的医生；如果某地人口远不及此，就又会出现以下情况——在发展前景很好的乡村地区，比如加拿大或美国中西部地区，只要未来前景光明，年轻的医学毕业生们会毫不犹豫地在人烟稀少的社区安营扎寨，高难度的教育和高昂的学费都不会动摇其决心。更严格的加拿大法律对此也未禁止。麦吉尔大学和多伦多大学的毕业生都接受了高水平的科学教育和临床医学培养，但他们中每年都有人走向该国新开辟的西北地区。这一做法其实是有历史渊源的。麦克道尔（McDowell）走出肯塔基州的蛮荒之地，在爱丁堡师从贝尔两年，学成之后主动返乡，在当地首创了卵巢肿瘤手术，并遍历肯塔基州、俄亥俄州和田纳西州的乡野地区，为当地居民进行各类手术。本杰明·达德利（Benjamin Dudley）身为一名贫穷的浸信会牧师之子，在先后因其学徒生涯和费城求学一无所获而失望透顶后，毅然筹资弃医从商。他置办了一平底船杂货，在新奥尔良出手获利后又买了一批面粉，卖给了西班牙半岛上威灵顿将军麾下饥肠辘辘的士兵们。他利用所得获利在巴黎多家医院里学习了四年后回到了列克星敦。在其后几十年时间里，他成为了阿勒格尼山脉荒野中一名伟大的外科医生和外科教师，即便今天也作为医学先驱被人敬仰。安娜堡和多伦多医学院的自费学生们也可以证明这一点。只要一个地区希望尚存，就没有必要为其提供不合格的医生，更不用说庸医已供过于求。

然而，对于那些所处环境前途无望的人们来说，境遇则完全不同。百年来培养出来的大批廉价医生，导致整体而言医生供过于求，但并未让他们陷入绝望的境地，只不过将其麇集在挣扎求存的边缘。例如，尽管新英格兰的某些乡村社区内可能没有医生，但其实往往并非无处就医。无论培养出多少低素质医生，看上去似乎足以为波士顿、伯灵顿或布伦斯威克等小地方提供够多的医生。但是这些地图上都难以找到的乡村地区完全引不起他们的兴趣，反而更喜欢挤在在一些本已人满为患的地方相互抢生意。例如，佛蒙特大学医学系所在的伯灵顿人口不到 21 000，却拥有 60 名医生，平均一人服务 333 名居民[1]。即便该地是州内最大城市，也无法解释为何当地的人口医生比如此之大。在该州众多不到 1000 人口的小城镇中，常有多名医生相互抢生意。例如在该州中部的波斯特米尔斯仅有 105 个居民，却拥有 2 名医生；杰弗逊维尔每 400 人有 2 个医生；普兰菲尔德每 341 人拥有 3 名医生。新英格兰地区其他州也大同小异。因此，大批量低素质的培养模式，似乎并未有效解决医生合理布局这一社会或经济问题。若要解决这些地区目前面临困境，必须改弦更张、另辟蹊径。一个大地区足供一名良医谋生，而其下属的一个个小村镇却连一名低素质医生都养活不了。一名医生的辐射范围，无论是具体水平还是名气，都会因其诊疗实力而有所放大。一名高水平医生可以在地区中心设立一家小型医院，让整个地区的重病患者都病有所医。这样的医生给当地提供的医疗服务，远胜于那些每 25 人就有一名庸医的地区。供养庸医的地区自会为此付出"代价"，而那些有足够资源的小地方，最终会选择聘请一名良医，将其服务范围扩大到人口更为稀少的周边乡村。不得已时，多个州可以联手设立地区医生制度，为人烟稀少或地处偏远的乡村地区提供医疗服务。此法远胜于徒劳地试图引进低素质医生而影响当地医疗行业信誉[2]。我们确认，正是时下的医学教育制度造成了低素质医生人满为患，而且无论这一制度是否有可取之处，当前美国城乡面临的同样问题，只能通过减少培养数量并提高医生培养水平来解决，而不是继续大批培养庸医。

---

1 《美国医学指南》(*American Medical Directory*)：波尔克（1908）的说法是 75 名在职医生，比例为 1 : 280。
2 这些官员将把县卫生官员的职责与目前在大城市中由城市医生承担的职责合并履行。

因此，不应以可能导致医学院倒闭和毕业生减少为借口而抵制医学教育改革：改革正是当务之急。美国各地的案例可进一步证明上述论点。例如，宾夕法尼亚州每 636 人有一名医生，马里兰州每 658 人有一名医生，内布拉斯加州每 602 人，科罗拉多州每 328 人，俄勒冈州每 646 人有一名医生。经常有人争辩说，时下可能适合于美国各地的医学教育改革，唯独不适合南方，因为商业性办学模式依然符合当地实际情况。让我们对此予以简要回应。美国南方每 760 人已有一名医生。1908 年，美国南方 12 个州[1]的人口增加了 358 837 人。如果每增加 2000 个城市人口就增加 1 名医生，每增加 1000 个非城市人口就增加 1 名医生，这一比例已具备足够余量。那么，相当于总体上每增加 1500 个人就增加 1 名医生。我们所争辩的重点并非为 1∶1500 的比例是否合理，也没有必要对此予以证明。我们的论点在于，鉴于目前人满为患的现状，如果现在开始按每增加 1500 人口多培养 1 名医生计算，至少南方的下一代人都不会面临医生短缺之虞。美国南方在 1908 年至少需要增加 240 名医生以服务新增人口，而且当年因医生离世而造成约 500 个职位空缺[2]。如果每缺必补，则情况永远不会得到改善。希望我们通过一种更合理的调整方式来达到目的：即每 2 个此类空缺，聘用 1 名新医生。即便如此，医生人数依然十分宽松。这一补缺方式将充分证明其合理性：到 1909 年年底前，仅需新增 250 名医生。总体而言，新增 490 名医生足以应对人口增长和医生辞世造成的空缺。事实上，南方各医学院当年培养出了 1144 名医生，此外还有 78 名南方医生从位于巴尔的摩和费城的各医学院系毕业，从而新增医生总数增加到 1300 人。这 1300 名新增医生将在供过于求三倍的市场上艰难求存。显而易见，美国南方完全没有理由担心提高培养质量、减少医生数量会产生什么恶劣后果。当地对新增医生的需求量并不高，没必要为此降低人才培训的标

1　其中包括肯塔基州、弗吉尼亚州、田纳西州、北卡罗来纳州、南卡罗来纳州、佐治亚州、佛罗里达州、亚拉巴马州、密西西比州、路易斯安那州、得克萨斯州和阿肯色州。

2　根据美国医学协会收集的数据。

准。美国其他地区也应该以此角度尽快进行评估。

南方各州之外的新增人口总数为 97.5 万,按照每新增 1500 人就需要增加 1 名医生计算,需要 650 名医生。而医生辞世当年在同一地区造成了 1730 个职位空缺。新增 1 名医生填补 2 个空缺,将需要 865 名医生。如果未来十年参照此法来填补此类空缺,其实更加符合大多数地区的公众利益。按照最宽松的统计,需要 1500 名新增医生,其实 1000 名更好。实际上,当年在美国南方以外地区培养出了 3497 名医生[1]。也就是说,美国的医学毕业生两到三倍供过于求,而且这种情况年复一年。

显而易见,美国需要的是人数更少但水平更高的医生,而出路就是减少毕业生人数。提高时下全部或大部分医学院系的教学水平,即便可行也纯属浪费,因为缺乏必备的师资人才。在今天所关闭的一所苟延残喘的医学院的废墟上,我们的后人在必要时自然会予以重建。但是,这种虚无缥缈的偶然性不足以维系其生存。

上述统计数字从未被医学教育界所关注或研究。他们盲目地坚持"美国需要更多医生",而依据只是"医学院院长档案中的申请医生函",或对附近几个州情况的模糊认知。就此申请函而言,我首先选择了一个人口稀少的地区进行研究。我从明尼苏达大学医学系主任那里获得了一份最近发来申请医生函的地区名单。这

1　因为肯塔基州是全美低水平医生盛产地之一,对该州进行观察十分重要。下表由一位非常熟悉亨德森情况的人士专门为我进行深入研究的结果。全县总人口为 35 000,医生人数为 56 人,医生与人口比例为 1:624。全县每五英里范围内即可找到医生。

地名	人口	医生人数	比例	地名	人口	医生人数	比例
亨德森市	17500	27	1:624	锡安	250	3	1:84
安塔斯顿	24	1	1:24	罗伯茨	500	3	1:167
巴斯克	200	2	1:100	尼亚加拉	100	3	1:34
开罗	200	1	1:200	麦克唐纳蓝丁	25	–	–
克瑞顿	1000	4	1:250	阿尔兹	25	1	1:25
迪克斯	300	1	1:300	史密斯米尔	200	3	1:67
日内瓦	100	2	1:50	斯波茨维尔	700	3	1:234
赫巴斯维尔	400	2	1:200				

些地区主要分属五个州：明尼苏达州[1]有 59 个城镇各申请获得一名医生；但调查显示这 59 个城镇已拥有 149 名医生！北达科他州[2]有 41 个地方申请获得医生；但他们已拥有 121 名医生。南达科他州申请获得 21 名医生，但是当地城镇已拥有 49 名医生；威斯康星州申请获得 7 人，但是提出申请的地方届时已拥有 21 名医生；艾奥瓦州申请获得 6 名医生，但是其城镇已拥有 17 名医生。很明显，院长们的档案无法推翻根据相关数据研究的结论。他们更愿意相信这些信函造成的假象：这些申请函与其说显示"无医可用"还不如说是庸医充斥[3]。

医生供过于求只会令这一顽疾继续恶化，改变也只是"换汤不换药"，对解决问题无济于事。宏观而言，尚未发现任何医学教育工作者坚称其当地或相邻州需要更多的医生：他们说的始终是"远处某地"的情况。基于此等认知，哥伦比亚特区每 262 个人就有一名医生，且勉力维持着两所低水平的医学院。在询问院长"你们当地还需要新增医生吗？"这一问题时，其答复总是，"噢不，我们正在为马里兰州、弗吉尼亚州和宾夕法尼亚州培养医生。"为马里兰州培养医生？该州自己就有 7 所医学院，每 658 人就拥有一名医生。为弗吉尼亚州培养医生？该州自己拥有 3 所医学院，每 918 人有一名医生。为宾夕法尼亚州培养？该州拥有 8 所医学院，每 636 人拥有 1 名医生。

医学院系培养数量供过于求的现象与医学教育商业化存在紧密的因果关系。降低招生标准给医学院提供了大量客户，供其通过商业营销手段进行盘剥。教养不足的男孩们或无心向学的小伙计们贸然入学，其实对学医的意义茫然无知，对未来面临的环境

---

1 这些州的医生总体分布情况表明，新老各州普遍存在医生供过于求的情况：明尼苏达州为 1∶981；南达科他州为 1∶821；艾奥瓦州为 1∶605；北达科他州为 1∶971；威斯康星州为 1∶936。

2 59 个城镇中有 10 个没有注册医生；但这 10 个城镇中，有 2 个地图上找不到，还有 2 个没有邮政编码；至于其他 6 个城镇，附近不远就有医生；其中 2 个总人口为 150 人，求医距离较远。

3 有时这些申请函给人留下当地缺医少药的印象，其实申请者为拥有一间要出租办公室的药剂师，或是有一家诊所要出售的医生。

也毫无准备。他更有可能是在空虚无助之际，被蛊惑性的广告或告示所打动。这些广告或告示通常夸大其词，而非完全编造。的确，那些经营有道的医学院所采用的营销手段令人叹服[1]。他们打广告的成本经常超过建造实验室的费用，医学院的招生手册中充斥着夸大其词、虚张声势和真假参半的陈述[2]。这些院长们对现代营销术的掌握，往往高于其对现代医学教学的认识。虽然他们可能不了解临床实验室与临床教学之间的关系，但他们能够精确地计算出何等"媒体"能够带来最大的"投资回报"。虽然其门诊档案可能混乱不堪，但是他们用来跟踪潜在生源的档案系统倒是别出心裁。那些招收标准不及高中毕业生水平的医学院滥用医学教育牟利的行为，与医疗行业的社会公益性质令人诧异地背道而驰。

　　预防医学、环境卫生和公共卫生的绝对重要性，说明医疗行业是现代社会赋予崇高使命的有机组成部分，并非一门可以让人们随心所欲地谋财图利的生意。如果医疗也沦为商业性质，就不会有智识超群的医生前辈们奋力攻克肺结核、疟疾和白喉等疾病。如果商业性质为医疗界所不容，则医学教育同样不应有其存身之地。这一点也因由政府监管的理论所证明。授予学位的权利，由政府担保，政府还通过设立保护委员会（protective boards）为民众提供更好的保障。因此，公共利益至高无上。当公共利益、专业理念和健全的教育体制就推行这一政策达成共识之际，毫不犹豫地采取行动的时机业已成熟。

1　有一所医学院为所有三年都来上课的毕业生提供一次欧洲游。见第八章，特别重要。

2　这方面的案例俯拾即是。

　　布法罗大学医学系："我们的诊所运作出类拔萃……每个医生都受过极其充分地采集和记录病史训练"（第25页）。实际上其门诊病历完全徒有虚名。

　　哈利法克斯医学院："提供一流的实验室条件供组织学、细菌学和实用病理学教学"（第9页）。实际上仅有一间破败不堪的房间供所有3个学生使用。

　　伊利诺伊大学医学系："大学附属医院……拥有100张床位，学生们可以享受专用的临床资源"（第56页）。实际上其中一半以上是私人专用病床，可用床位甚少。

　　西安大略大学：临床教学在"维多利亚医院……现有250张床位，是伦敦市的公立医院"等，（第56页）。实际上平均下来只有不到30张床可供教学使用。

　　查塔努加大学医学系：以"最有趣和启发性的方式"讲授"最新进展"；教授们是"依据其胜任力"选聘；"思辨研究"属于生理学系；病理学系"拥有巨资收集的标本和大量高水平显微镜"（实际上只有一台）；"医院有条件承担大量的分娩产妇"！

第二章

医学教育的正确标准

  上一章中，我们简要地介绍了美国医学教育发展的三个阶段，即学徒制阶段、学校授课式阶段与科学学科式教育阶段。我们已经了解到学徒制的经验性培训是如何被授课模式所取代的——前者效果参差不齐，水平取决于导师的参与程度；而后者简单粗暴地讲授整套理论，其价值也值得商榷。我们也了解到，当代学校授课模式是如何被一套程序所打败——这套程序追求让医学实践摆脱经验主义的桎梏，将其而筑基于具有相同规则和说服力的可验证事实之上，正如其他纯理论和实用科学领域一样。在学徒制阶段，学徒们可以看到（患者身上的）疾病；在授课或教学阶段，学生们可以听说和阅读到疾病的知识；而今天的医学生们重新回到曾经远离的患者身边。但归来的他们不再完全仰赖自己的天赋感官，而是借助于过去50多年的进步所赐予的流程和装备，这使得他们的感官更加敏锐、准确和实用。

  这就是医学教育进步的意义所在：学徒时代的导师们，至多不过借助其天生的触觉、视觉、嗅觉和听觉等感官进行诊断；他们仅凭天生感官就能具有强大能力，这种成就不应被轻易抹杀。然而，在减轻、区分和解读某一症状或关键性临床问题的方面，天赋能力再出色也会被大大局限。今天的我们可以轻而易举地具备远超前人的能力。体温计、听诊器和显微镜具备自动记录功能，将所观察到的症状与化学分析和生物实验结果进行关联，这极大地提高了医生们的能力。医生们能更快、更准确地把握其具体面对的病情；更深入地了解其手边诊疗方案的优点或局限性。尽管我们所掌握的知识和确定性与疾病和损伤的复杂程度相比尚相距甚远，但已能够对提供迅速、准确和有效的医疗服务大有裨益。当然，做到这一点的前提是医生本人得有能力熟练使用最新研发的设备仪器，可这正是问题所在。人们所获得的好处不过是当代医学知识能够赋予我们的冰山一角。无论在偏远乡村还是大城市、无论在公立医院还是私立医院，能够享受质优价廉医疗服务的痊愈患者毕竟还是少数。美国拥有不逊色于其他任何地方的优秀执业医生，这点无可否认，但是我们也必须清醒地认识到，没有哪个国家像美国那样，医生队伍的质量如此严重的良莠不齐。

本章和下一章将试图解释这些差异，通过追根溯源到医学教育正式问世之前的环境来探究其成因。要获得现代意义上的医学界资料，取决于若干前提假设，涉及医学生的教育水平和天赋。在学徒制时代，没有必要建立统一或一致的招生标准。学徒与导师保持的是一对一的私人关系。如果学徒还年轻或不成熟，导师可以延缓培养进度，由浅入深地予以启发引导，瓜熟蒂落之际再教授难度较高的学业；在此之前完全可以让他做些打理马匹和修理马鞍袋之类的杂事；即便最终证明这个学生愚笨得无可救药，导师也可以找个合适的借口把他逐出师门。在授课式教育的全盛阶段，讲师和测验老师必须能够有效地测试人数众多的班级的总体成绩水平。但这一水平可能很低，而且在敷衍成风的年代常常会远远跌破底线。学生们的角色如同鹦鹉学舌，仅仅是被动接受知识。他们所接受的医学教育，基本上就是死记硬背一份症状与用药剂量并列对照的表格。考试内容就是对知识点进行事先预定好的问答式考察，看到一种症状，只需写出对应栏中一种药物剂量即可：舌苔重——一剂甘汞；后背寒战——一疗程奎宁。如有学生对考试内容尚未理解，就在考试前由刚刚经历过考场严峻考验的学长们进行填鸭式灌输[1]。考官们会对自己所在行业网开一面，

---

[1] 毕格罗的说法是："用最简单的方式重复无可争议的事实。"

而且考生们可以白菜价买到"考试必读"和"备考秘籍"等高效神器，凭此不必为考试过分劳神费力。通过这种方式，考生们逐一通过了自己的药物学、解剖学、产科学和外科学考试。

对此等把戏，各医学院毫不犹豫地予以承认，而且这些秘籍过去到现在均由教授们编写[1]，校内现场有售[2]。正如艾略特校长所言，这样的体制让任何人都可以随时"从街头混混摇身一变成为医学院学生"。而混入医学院的人中居然有人"近乎文盲"[3]，居然也少有人对此质疑。但随着实验室的问世，每个医学生都拥有了一个储物柜，里面存放着自用的显微镜、试剂和其他随身用具。随着临床小组形式的床旁教学问世，每个学生都会负责一名患者的病史采集和初步诊断，其所做诊断要经由自己进行的血液、尿液、唾液和其他样本的显微镜下和化学检验结果的提示、确认或修订。由此刻起，医学院的大门不再对街头混混开放。为此有必要设立"守门人"制度，严格审查申请人是否符合条件。这一做法的首要考虑因素是申请人的利益，如果其不符合学医条件，则应该让其将时间和才能运用到更合适的职业上；其次则是保障公众利益的考虑：医生所采用的现代治疗方案和仪器装备如使用得当会产生

1　以下摘自当时医学出版社的最新目录：
"备考秘籍"
《生理学》，布鲁贝克（A. P. Brubaker），费城杰斐逊医学院生理学教授.
《妇科学》，威尔斯（Williams Henry Wells），费城杰弗逊医学院临床妇科助教。
《外科学》，奥维尔·霍维茨（Orville Howitz），费城杰斐逊医学院泌尿生殖外科教授。
《儿科疾病》，马库斯·哈特菲尔德（Marcus P. Hatfield），芝加哥医学院儿科学教授。
《特殊病理学》，塞耶（A. E. Thyer），得克萨斯大学病理学教授。
"考前必读"
《外科学》，爱德华·马丁（Edward Martin），宾夕法尼亚大学临床外科教授。
《解剖学》，南克雷德（C. B. Nancrede），密歇根大学外科学教授。
《产科学》，阿什顿（W. E. Ashton），费城内外科医学院妇产科教授。
《妇科学》，克拉金（E. B. Cragin），哥伦比亚大学妇产科教授。
《组织学》，罗伊（Louis Lroy），孟菲斯内外科医学院教授。
《皮肤疾病》，思迪魏根（H. W. Stelwagon），费城杰斐逊医学院皮肤病学教授。
《眼科疾病》，爱德华·杰克逊（Edward Jackson），科罗拉多大学眼科教授。
2　例如，亚特兰大内外科医学院、纳什维尔大学医学系、北卡罗来纳医学院（夏洛特）、匹兹堡大学医学系、约翰·克莱顿医学院（内布拉斯加州奥马哈）、斯塔林－俄亥俄医学院（哥伦布）、乔治·华盛顿大学。
3　美国医学会公报，第三卷。第 5 篇，第 262 页。

良好效果，但是盲目聘用鲁莽草率、水平低下者作为医生，则很有可能对公众利益产生重大损害。

为此，我们提出了一个尖锐的批评：一所医学院可以免设诊所和实验室，保持纯授课式教学方式，而且在学期内专门为春种秋收而设立假期；也可以配备实验室，设置药房，兼并一家医院专门用于教学并提高其招生标准以符合其大张旗鼓地宣传广告。这两者均为合法行为，但后者不得向前者的学生开放；也不得一边提供实验室和床旁教学，一边招收粗鄙无知、未经培训的人们入学。这种组合既不符合逻辑，又毫无意义。财大气粗的医学院的确可以购置设备，但只有学生具备相应的智识水平时才能确保物尽其用。有人宣称，让未经培训的医学生上几次实验室操作课就可以成为合格的医生，而让资质出众者接受充分的科研培训就可以培养出"科学家"[1]。这种论点完全是无稽之谈。即便医学生能够享受最好的教育条件，也无缘奢谈科研和实践之间存在的天然鸿沟。我们将稍后探讨教学和科研之间的关系，两者之间有必要建立协调关系，但这与我们时下问题风马牛不相及——我们目前讨论的是合理招收医学生的标准需要确定在何等教育或智识水平之上。

如果将现代医学视为与战胜疾病从而为患者争取最佳疗效的一种尝试，我们应该对那些希望学医的人们提出什么要求呢？若要取得更清晰的视角，我们应该避开时下黑云压城的环境，先了解一下其他地方的情况。今天的人们上大学缺乏基本的严谨性和严肃性。大学期间用于学业和游戏休闲的时间比例各不相同，因为人们的关注点高度分散，所以学生们在任何课业上都无须努力苦读即可过关。此外，人们对于大学教育与具体专业或职业能力之间的关系仍然争辩不休。但显而易见的是，大学教育的难度、

1　在最近召开的一次医学会议上，一位来自一所招生标准为"高中或同等学力"医学院的教授针对大学医学系的做法提出了这一观点。后者仅招收完成大学学业者。此教授声称，较低水平的医学院可以培养"医生"，而较高水平的仅培养"科学家"。恰好最近两年中，这两组学生都参加了尿检之类科目的实用考试，而尿检测无疑需要"医生"和"科学家"都必须掌握。考试结果表明，"医生"的平均及格率为59%，而"科学家"的则为77%。在今年的笔试和实操考试中，"医生"的平均及格率为65%，而"科学家"平均为83.1%。

用功水平和责任度都远低于医学专业教育。因此有必要指出，时下大学招生的最低标准一般是实际完成四年高中学业，而这一点则是通过对申请者进行考试或是由专家评定其高中成绩。

与工程机械技术学院相比或许更具启发性。这些学院及大学学院一样，起初的招生标准很低，但他们并未止步不前。他们的教学工作曾因生源素质太差而深受其害。然而，他们毕业生所承担的使命直接关系到人们的生活和福祉：建造桥梁、安装发电厂和建造排水系统等。巨大的压力迫使这些技术学院录取更成熟、接受过更全面基础教育的学生，不符此条件者均被淘汰。我们应该认识到，尽管培养现代工程师学科的学业压力可与培养现代医生相提并论，但至少在一个重要的方面，前者不及后者复杂和严格。工程师们主要面对的是可测因素，其不确定性相当局限。而医学生们所要掌握的推理过程则要复杂得多。他们要面对完全不同类别的因素：相互关联缠绕的物理、生物和心理因素。更要紧的是，人们不会让工程专业的新毕业生马上承担重大责任。在达到这一步之前，他必须在诸多从属性职位中慢慢晋升，发现自己的不足并完善自己的知识结构[1]。但是，在年轻的医学生毕业和他承担起最终使命——照护人类生命——之间，没有过渡期。毕业后，他在从事简单工作时就不再有上级医生监督，患者生死立即成为其日常工作的基本元素。因此，培养医生远比培养技术人员更为复杂和重要。我们还应注意到的是，今天优秀的工程学院的招生标准已提高为高中毕业生，而且正在争取将技术课程的学制延长到 5 年，从而凸显出了其紧迫感。

两者比较还引出了一个同样重要的问题。现代技术学院的课业负担的确十分繁重；但除了数学之外，入门时基本课程均属于不同的理科门类，无须提前学会其相关基础学科。以威斯康星大学工程学院为例。一年级的理科课程是化学，虽然这门课较难，

1　很有趣的现象是，有更多人毕业时获得的是工科学士学位而不是 C. E. 等学位。工科学士进入职场时的薪酬通常与普通工人相同；当他已是资深人士时，医学毕业生才刚刚进入职场。

但无须事先学会化学或任何其他学科；二年级的物理学与此类似，而攻读第二学期的机械学则无须理会上一学期教授的物理学课程。

而医学院所面临的情况则大不相同。学业中最先遇到的课程——解剖学、生理学、生理化学——均与此前教授的理科内容息息相关。每项课程都涉及此前学过的知识和操作技能。这些内容属于第二阶段而非初级阶段的实验室科学。以最简单基础的解剖学为例，从头到尾都是对成人大体进行解剖。但是现在的解剖学已今非昔比，因为这门课程构成了实验生理学、病理学和细菌学的基础。简单的解剖已无法承担此等重任。除大体解剖学外，学生们还必须学会在显微镜下辨认出器官、肌肉、神经和血管的正常细胞结构；必须掌握结构发育的全过程。因此，组织学和胚胎学构成了解剖学研究的重要方面。现代医学课程时间有限，无法涉及包括上述内容的学科。唯一的办法是在先修的普通生物学中让学生掌握必要的基本概念、知识和技术操作能力。正如前述，掌握生理学的前提条件是学好解剖学，而之前的生物学知识也不可或缺。生理学课程也与化学和物理学知识密不可分。人体功能活动的许多问题有待应用化学和应用物理解答。营养的吸收和代谢——这些仅仅是生物学范畴内的化学问题么？循环、视觉、听觉的机制——在同样的条件下，这些仅仅是机体活动吗？对那些无法用生物、化学和物理学思考和解释的学生来说，人体如何保持正常生理功能节奏是非常令人困惑的。

这些只不过是入门阶段。医生对正常生理过程的关注并非毫无缘由，仅出于个人兴趣，而是以其作为理解和掌握异常现象的出发点。病理学和细菌学是研究结构和功能异常及其原因的科学。今天，那些侵入机体的病原体依然在按照其内在规律肆虐。要了解这些规律，人们就必须重新研究解剖学家和生理学家所创建的基础学科：生物学、物理学和化学等。这些深奥莫测的问题引起了实验研究人员的高度兴趣，他们迫切希望将长期积累的关于细菌和其他抗体的知识转化成一套切实可行的疾病防御系统。这类研究的具体成果无法通过死记硬背来传授，也无法变成庸医们可以生搬硬套的处方。简单的问答题培养不出现代医学人才。凡是想要掌握和运用现代医学的人们，必须不辞辛苦地去理解和掌握其内涵。此外，医学正在与生物学和化学一样日新月异地进步。我们年方 25 岁的新毕业生们能够与时俱进吗？如果要做到，他们就必须努力学习。否则，他们就无法如臂使指般运用数十个实验室中不断发布的新药物和新疗法。死记硬背、故步自封是毫无出路的。正如赫胥黎所说，"毫无疑问，病理学和治疗学的未来，乃至实用医学的未来，都取决于那些运用这些学科的医生们是否能够接受新方法，并熟练运用生物学的基本理论。[1]"各门医学科学——解剖学、生理学、病理学、药理学（包括植物学）——现已塞满医学生们的两年学制。唯有牺牲一些医学课程的基础内容（尽管此等牺牲必然以未来患者为代价），方有可能容纳基础性的学科。

　　前面的讨论可以引出以下结论：医学教育的基本性质决定，一所比较现代化的医学院的招生标准，要求申请人必须至少具备充分的化学、生物学和物理学知识，凡是偏离这一标准的做法都是以医学教育质量为代价的。从医学院自己的角度来看，申请人在何处获得上述知识无关紧要。但是毫无疑问，要成为医学教育的通用基本招生标准，就必须设计出能够得到多数人认可的、条理清晰的程序：对其放任自流，势必大大影响医学教育的质量。因此，必须在正常教育过程中安排基础知识的学习课时。时下所规定的上述标准过于宽泛，很难整体上融入高中课程，或取代相当一部分的普通高中课程。此外，这一标准高于中等学校学生可能在毕业前后达到的心智成熟水平。通过上课外班系统掌握这三门学科是毫无可能的，只有在学院或技术学院才有可能有规律、高效、有序地进行学习。因此，掌握这些学科应该成为医学院的招生标准，之所以规定在两年时间内完成，是因为这三门学科的实验课无法在短期内完成。这一安排对学生的有利之处在于，他

1　摘自刘易斯（F. T. Lewis）《医学研究人才的培养》（*The Preparation of Study of Medicine*），《大众科学月刊》（*Popular Science Monthly*）第Ⅸ、Ⅹ、Ⅴ卷。第 1 篇，第 66 页。

们可以同步沿着多个学科方向前进。这样看来，前面提及的那种仅仅从医学院的狭隘角度考虑的观点，有碍于人们从宏观角度考虑问题。因此，在制定医学教育招生基本标准时，必须考虑在医学院和其他教育机构之间建立一种独特的教学和时间进度关系。稳定和改进医学教育本身的，无过于自身承担起专业和其他特殊培训的具体职能。

到目前为止，我们只明确地谈到了基础学科，因其构成了医学教育的必备工具性条件。但这一条件成为永久性的职业准入门槛，而且其工具属性并不充分。医生们将事实分为两类加以处理：一类化学、物理学和生物学帮助他们构成整体观；此外他们还需要一种统觉和理解手段，来处理其他更复杂的因素。在此领域的具体培养过程会面临更大难度；要具备洞察力和同情心，就必须以多元化和与日俱增的文化体验。开拓医生们的视野之所以非常重要，是因为科学的进步已经大大改变了其伦理责任。以前的医患关系至多是与患者和其家属间发生，基本上属于补救性质。当患者出现症状时医生应邀出诊，并且在收费后完成交易。但是，医生的职能正在迅速纳入社会和预防性质，而不再局限于患者个人和疗法。社会通过医生们来确保，并且通过教育措施来实现，预防疾病发生的环境并且保障人们身心健康。不言而喻，具备此等能力的医生必须首先是受过良好教育的人。

我们目前是否拥有足够的教育和经济方面资源实现上述标准，其实是个有待尽快进行调研的事实问题。我们已得出结论，以基础学科"为主要特点"的两年大学课业是成功教授现代医学的起码条件。如果某地无法获得足够的具备此水平的医生，则可以做出临时性妥协。但是，这种临时性妥协只能是一种牺牲患者利益的权宜之计，而且其做出牺牲的时限必须尽量缩短。然而，在接受此等妥协措施之前，我们的社会在提高招生标准后实际培养出的医生数量，与养活当前为数众多医学院所需的招生人数，两者绝对不能混为一谈。关键的关键在于我们从哪方利益出发。

第三章

医学教育的实际情况

让我们从以理科课程为主的两年制大学入手，对美国医学教育的现状进行一番审视。美国和加拿大的155所医学院可以按招生标准分为以下三类：第一类需要至少完成两年大学学业；第二类是从四年制高中毕业或所谓"同等学力"；第三类则是来者不拒或仅要求公立学校基础教育水平。

目前可将16所院校归为第一类[1]；还有6所院校招收完成一年大学学业者，有望通过提升标准而在1910年秋季前进入第一梯队[2]；而多所目前尚属于第二梯队的院校，近期也将招生标准从高中毕业升级为完成两年大学学业[3]。约翰·霍普金斯大学的招生标准为取得本科学位，即必须完成3门基本理科课程以及法语和德语。尽管从无破格录取的情况，但最近该校已开始招收完成四年课程

1　包括约翰·霍普金斯大学、哈佛大学、西储大学、拉什医学院（芝加哥大学）、康奈尔大学、斯坦福大学、维克森林大学（北卡罗来纳州）和耶鲁大学，以及加利福尼亚大学、明尼苏达大学、北达科他大学、威斯康星大学、密歇根大学（不包括顺势疗法学系）、堪萨斯大学、内布拉斯加大学和南达科他大学。

2　包括印第安纳大学、艾奥瓦大学（不包括顺势疗法学系）、密苏里大学、宾夕法尼亚大学、犹他大学和雪城大学。有些院校规定招生标准为完成一年大学学业，但尚未明确宣布必须完成第二年学业，其中包括弗吉尼亚大学、福特汉姆大学、西北大学和北卡罗来纳大学。一般来说，完成1年大学学业者与高中毕业生难分伯仲。因为如果条件较好的话，完成1年大学学业者与优秀的高中毕业生之间的差异其实是微不足道的。西北大学虽然两年前已规定招收完成1年大学学业者，但尚未真正实施。北卡罗来纳大学在1909—1910学年规定招收完成一年大学学业者，但是学生们依然可以凭据所谓的"已完成大学1年级学业"的证明入学。实际上意味着有关招生标准并未落实。

3　哥伦比亚大学、达特茅斯大学和科罗拉多大学。

并获得文学学士学位者就读医学院二年级，不过录取者必须来自医学课程教学水平较高的院校[1]。哈佛大学最近的招生标准令人捉摸不透。他们决定录取没有学位但已完成两年大学理科课程的学生。这些人被归为"特招生"（special student），必须始终保持较高的成绩排名方有资格获得医学博士学位。但是这些学生整体素质符合要求，且能获得医学博士学位，虽其被招入的过程略有不妥，但不应该被划入"特招生"行列。（所谓"特招生"其实是指那些尽管不符合任何招生标准，但依据其"特异禀赋"而破格录取的学生。这些学生与其他普通入学者截然不同：他们与符合录取标准者同样录取入学，不受招生人数限制，因此使得这种待遇被视为一种特权。）哈佛大学这一做法使得其可以招收任何由两年制学院毕业的学生[2]。

下面讨论的医学院校缩短了医学教学的课程时长：基础医学科学教学为头两年大学课程的核心内容[3]；接下来的两年课程则既要作为大学的第三和第四学年，也要作为医学课程的第一和第二学年；在四年课程结束时，学生们获颁文学学士学位，但其医学教育已经完成一半。尽管此类院校无一例外均具有较高教学水平，但其间依然存在很大差异，例如招生标准的严格程度各不相同。例如，在1909—1910年，宾夕法尼亚大学录取的完成一年大学学

1　这就实际上相当于承认通过3年学习后获颁的文科学士（A. B.）学位。就目前情况看，其做法值得提倡。事实上，约翰·霍普金斯大学原本是在三年级期末时就授予学位，但其招生的学术标准远高于那些完成4年学业才授予文科学士学位的院校。近年来其招生的学术标准有所降低，而且必须完成4年学业才颁发学士学位。其后果是，上述大学的医学系不经意间对约翰·霍普金斯大学的学士学位产生了莫名其妙的歧视，而居然是该校此学位现在需要4年而且可能不包括医学课程。要获得约翰·霍普金斯大学的医学博士学位，学生们面临两种选择：一是在约翰·霍普金斯大学完成4年学业后获得学士学位，然后再攻读4年获得医学博士学位，合计8年；二是从完全相同的起点出发，在另一所大学完成4年学业（其中包括医学的一年级课程）后获得学士学位，然后考入约翰·霍普金斯大学医学院，攻读4年获得医学博士学位，合计7年。其实，学生们也可以完成3年学业获得理科学士学位，然后攻读4年获得医学博士学位。这一选项可以达到同样的目标，且优于在约翰·霍普金斯获得文科学士的路径。

2　上述规定于1909—1910年生效；两名学生依据此项规定进入了一个62人的班级。1908年招收的学生中有254名学生拥有学位，23名学生没有。

3　康奈尔大学、西储大学和斯坦福大学将学术课程和医学院课程综合在一个学年内完成。综合课程的教学方面详见第五章。

业的 114 人的班级中，75 人（66%）为有条件录取（conditioned admit）；密歇根大学安娜堡分校录取的完成两年大学学业的 36 名学生中，只有 8 人为有条件录取，专业主要为有机化学；耶鲁大学将录取标准从高中升级为完成两年大学学业后录取的一个 23 人班级中，仅生物学专业为部分有条件录取，而且前一年依据原标准落榜的考生们再次落榜。其他地方的经验表明，有条件录取的学生比例正在迅速下降，因为学生们已能根据最终目标，有的放矢地调整自己的学业，并且各学院也在通过提供必要的机会来促进其调整。若各医学院具备足够的勇气和经济实力，拒收那些尽管努力但素质一般的学生们，此调整进程将可大大加速。这也再次证明，医学院实际承担起责任是进步的重要前提。

剩下的第二类院校才是问题的真正所在；需要增设大大超过实际需求的高水平医学院才能满足其生源需求。此类中约 50 所院校的招生标准为高中毕业学历，生源质量可谓天差地别：有些院校规定必须持有纽约州立大学理事会证书，密歇根州教育委员会证明，甚或必须经过麦吉尔大学或多伦多大学学术委员会批准方可录入其医学系。这些措施能确保录取的高中毕业生具备应有的能力和素质。若干招生标准略低的院校则属于此类院校中下限范围，其中包括杜兰大学医学系和费城杰斐逊医学院。但是一般而言，第二类院校[1]因其门户开放、来者不拒，招收的学生素质存在云泥之别，几乎无法确定平均施教水平。从其招生手册很难看出具体录取标准：而实际录取标准其实是自上而下，不设底线。此类院校承认的录取文凭可谓五花八门：一所大学或学院的学士学位、一张"著名"高中的文凭、一次包括部分必修和诸多选修科目的考试成绩单，一份由高中、师范学校或学院校长出具的证书，或是一份由"知名导师"、州或市教育总监或本州医学考试委员会出具的证明，证明考生具备高中"同等学力"。从这些录取案例可清楚地看出，所标榜的最高录取标准主要目的是装点门面，而真

---

[1] 在本书下篇中，每所学校都有不同的特征。

实的招生标准其实是默默无闻却构成生源主体的"同等学力"者。当然，他们对于博士、文学硕士以及文学学士和理科学士并无偏爱，不过是在招生时用其装点门面罢了。这些杰出学生们无关大局，无法决定甚至影响一间院校的性质。这些机构里的医学课程或是以医学预科为主，甚至干脆连预科课程也一并省略。拥有学位的生源不会影响实际标准，而令人啧啧称奇的倒是这些杰出学生宁愿放弃优质教育的机会而委身于此等院校。如果招生时来者不拒、条件宽松，那么最低标准才是实际标准。为了公平起见，教学的数量和质量必须照顾那些依据最低标准录取的生源主体。

这些医学院要真正实现其招生标准，就必须清晰阐明何为"同等学力"。但是，确定和实施的方法目前却依然悬而未决。当下的所谓"同等学力"其实可以被诠释为一种应付手段，既承认入学标准的必要性又设法规避其限制。"同等学力"这一说法其实已让入学标准宣称的高中毕业水平名存实亡。有关医学院在表面上同意只承认由"认可"或"认证"的高中[1]出具的毕业文凭。"认可"或"认证"的说法是具有明确含义的：即这些高中已通过相关调查，得到了所在州的州立大学或其他相关教育机构批准。例如，在新英格兰是由大学入学证书委员会（College Entrance Certificate Board）认可；在中西部地区，则是经由美国中北部院校协会（North Central Association）认可。未完全达到州立大学或上述机构标准的高中或私立中学，不在"认可"或"认证"之列。

因此，许多被录取者文凭和证书并不符合相关标准，但却依然得到普遍承认。例如，塔夫茨大学一年级（1909—1910）所招收的 151 名学生中，只有不到一半提交了真正符合标准的证书；其他学生中有 30 名来自未经认可的学校，其文凭和证书完全达不到塔夫茨医学院规定的标准[2]。这种现象屡见不鲜，而支持者对此的辩称是"我们了解相关学校的教学水平"。但是这一说法完全站不住脚，因为即便睿智如所罗门，也无法准确鉴定签发单位

---

1 未毕业者也可凭证书入学——这种做法当然违规。
2 其余院校后评。

和签发内容都如此庞杂的证书的实际价值。各大学为处理种类远逊于此的凭证资料，都需要动员其注册部门和核查部门以保证其可信度。但也正是这些大学下属的医学系，往往表面遵从大学学术的标准，但实际运作中将大学注册处的帮助拒于千里之外。鲍登学院（Bowdoin College）医学院虽然地处大学校园内，但该院系领导居然承认被学院当局所拒收的证书。对于范德比尔特大学（Vanderbilt University）、塔夫茨大学、乔治·华盛顿大学，克瑞顿大学（奥马哈分校）和西北大学以及佛蒙特大学和宾夕法尼亚大学来说[1]，尽管医学院完全可以从大学获取明智的顾问建议，却并未系统地用于鉴别证书。与之形成鲜明对比的是，得克萨斯大学加尔维斯顿分校的医学系将所有证书都提交给位于奥斯汀的大学本部注册办公室，由后者决定取舍。

按照这一规定的要求，若相关申请者无法提供受认可的高中毕业证书，必须通过笔试方可录取。但事实证明，这种笔试不过是另一套瞒天过海的把戏。其范围或难度，除了特殊情况外甚至无法与高中学业相媲美。即便如此，笔试的情况也不多见。设有此类医学系的院校根本就不指望其专科和医学专业学生能够通过与之相同或类型相同的考试。他们会为医学系考生特制一套考题，涉及半数左右学科，每个学科的涉及范围也不过是相关论文所涵盖领域的半数左右。塔夫茨大学医学院的录取者需要准备 6 篇论文，其内容即便全加起来也不过相当于两年高中学业，而且只要其中 3 篇论文通过即可被录取[2]。波士顿大学入学涉及论文水平与此类似。尽管鲍登学院的入学考试范围更广、难度更高，但依然低于相关学术标准。由肯塔基州、宾夕法尼亚州和密苏里州的州教育委员会主持的笔试，其范围和难度均明显低于规定水平。密歇根州的笔试相当接近高中水平，因此明显饱受诟病。我们调查还发现，伊利诺伊州的笔试已被改造为考生和考官之间的非正式餐

---

1 此处所述教学当局实施学年制。
2 上述类别中有 38 人通过考试录取。

后对话。

　　还有第三种方法可以对实际高中毕业标准偷工减料。这种方式想方设法让学生从名义上符合高中毕业水平，为录取差生制造了巨大的漏洞。下述交易中的经纪人 [1] 即为体检医师，在有些地区为校际自愿协议指定，有的由州教育委员会指定 [2]，还有些地方则由代其行事的公共教育主管指定。其目的就是设法录取仅可出具书面证明而非认可高中毕业证书的学生。按说此等官员可以监督执行入学标准达到高中毕业水平，但几乎没有哪个州切实遵守这一标准。纽约市教育局、明尼苏达州和密歇根州教育委员会所遵守的标准 [3]，完全可以视为具有学业可信度的高中毕业水平。原因在于其规定录取的基本条件为出具一份经证明的全面完成中学教育的文凭，亦或通过一次涵盖相关学科的笔试，除此之外别无他途。

　　在其他地方，州教育委员会或是不具有法律赋予的权力，例如马里兰州，或是不愿与学校站在对立面，例如伊利诺伊州和肯塔基州。考官无论是由各校协商聘用或是依法指定的外聘，均远不具备强制实施高中毕业入学标准的能力。即便在如肯塔基州这样做事公允的地方，考官们也从未获得足够强的控制力。面对各校"上有政策，下有对策"的做法，州教育委员会要么抗衡力度不够，要么认真程度不足。此外，考官们的时间、设备和动力都不足以行使其所谓的职责。考官们分身乏术：既要担任县里的官员，又要承担校长职责，有时还是高中教授 [4]。他们在完成日常工作后，还得独力完成一份复杂繁重的工作，其工作量在哈佛

1　圣路易斯有一间补习学校，由当地医学院某教师妻子经营。该校保证可根据密苏里州标准，在一年内让一名从未接受过高中教育的男孩达到录取标准。据指出录取后该生马上就可免于参加任何入学考试前测试。
2　俄亥俄州的考试完全可以达到较好的高中毕业水平。但迄今考试内容并未涵盖全部高中课程，而且因为可以随时使用导师证明而对录取入学影响甚小。
3　在此等情况下，此项要求其实是一种措施而并非教育规定，但效果相同。
4　学校有时会"安排"为差生推荐一名"辅导员"而让后者同时担任考官，然后为自己的辅导对象打分。这就是乔治·华盛顿大学医学系的做法。学校也可将差生推荐到有关大学的预科，并尽快依据可由该校提供"同等学力"的保证予以录取。这是克瑞顿大学（奥马哈分校）的计划；在其一年级班（1908—1909学年）的56名学生中，23名凭此类证书（而不是文凭）录取的。

大学、哥伦比亚大学和密歇根大学等地均须耗巨资设专人方可完成。对于考生必须出席的面试，并无固定时间：他们可以随时分头前往，可以在开学之前或之后出现。有人随身携带证书，有人则两手空空。招生录取并无明确程序规定。考官们有时随意过目文件后做出决定，有时则是凭印象录取。整个过程随意轻松，宛如儿戏。例如，虽然伊利诺伊州的法律规定必须达到"基础教育"（preliminary education）标准，但该州的教育委员会却大方地将其贬为非必要条件。学生们可以先被医学院录取并开始上课，然后抽空找考官"走个程序"[1]。这种"程序"可以是晚间会面的非正式谈话，目的在于了解考生"已完成的课程"。时间一般为 30 分钟到 2 小时，极少进行笔试。然后无论是否为"有条件录取"考生，均可予以录取。如果属于"有条件录取"范围，按规则应该在升入二年级前再次"考试"；但即便学生将此次考试时间推迟到毕业之前不久，也毫无问题[2]。

此外，对 A 科目设置的条件可以借助 B 科目"及格"来取代；"考试不会出技术题，因为估计考生记不住那么多细节"；以前还偶尔采用笔试方式，但"因为几乎没人及格而被放弃了"。司空见惯的情况是，考生被 A 考官拒收后还可被 B 考官录取。最明目张胆以此牟利的几家芝加哥医学院甚至开办了医学预科补习班。这些培训一般在夜间举办，通过临阵磨枪式的补习就让考生达到伊利诺伊州教育委员会的学业标准。其中一家医学院院长声称："考官不会吹毛求疵，自会与人方便。"[3]

宾夕法尼亚州迄今仍无法律规定，申请医学院者必须具备高

---

1 引号中包括的是在采访有关官员当时记录的所有话语。

2 纽约虽然对于在纽约州内接受医学教育的执业申请人持严格标准，但对州外人标准则较为宽松。纽约法律规定，一间医学院若要"注册为符合正确的医学（教育）标准"，所录取的学生必须"在开始学位课程之前证明其完成了至少相当于四年高中课程的基础教育"（招生手册，1908 年 4 月 9 日，第 45 页）。事实上，考生如果是从属于认可或注册名单上高中毕业，也可能在纽约申请入学时发现其基础教育水平低于纽约标准。在不足之处有限等某些情况下，也可获准自行弥补缺陷。他可以在获得医学博士学位后，自行将其"基础教育"水平提升到位。这是纽约教育局针对其他州实施的宽松政策所做出的让步。我们希望其在接到相关通知后，停止此等做法。违规学校很可能会被清除出列表。

3 贝尼特医学院、伊利诺伊医学院、詹纳医学院、芝加哥夜校、赖斯特医学院。

中毕业水平；不过却有法规将较好医学院此前达成共识的"高中毕业或同等学力"作为录取标准。这一准则迄今已大相径庭。最初考官们只承认三年制高中毕业生："他们必须每天上课，未被退学。"后来，规定的选修科目越来越多，使得考生完全可以东拼西凑达到有条件录取的标准。正如一位院长所说，"科目越多，分数越高"。人们可以叠加各种"部分"证书——例如在 A 校修读一年，在 B 校完成某一科目或某一科目的部分课程——只要数字加起来达到高中课程的学分总数即可。不仅如此，同一科目还可以算成两个：英语语法和修辞学可以算是两个科目；而对英国文学和英文经典著作、生物学和动物学也可以如法炮制。时下除了滥用这些重复计算方法之外，这种碎片式或孤立的"学分"还被荒唐地叠加起来，使之"等同于"高中课程。这些学分其实都经不起考验。对于学校而言，课程是有机完整的，其连续性和关联性是教学质量的魂之所在。科目与科目相互关联，不同学年之间也会相互补益。因此，课程具有统一性、目的性和方法性。学习不仅是时间问题，更不是拼凑所需分数的游戏[1]。

　　巴尔的摩的情况也大同小异，录取标准完全由相同类别的三所学校自行规范。其"考试"属于常见类型："如果严格掌握标准，考生个个都不及格。"路易斯维尔的考生可以通过考试或凭借证书录取进入当地学校，即路易斯维尔大学医学系。其入学考试范围并未涵盖全部四年的高中课程；该系也将两年制高中毕业文凭视为完全达标。更糟糕的是，该校甚至录取既未通过考试也无毕业文凭的学生，而将州教育委员会颁布的标准弃如敝屣。圣路易斯、丹佛、纳什维尔和匹兹堡，皆属同流合污之辈。当地考官无一人严格按其职责所在执行颁布的基础教育标准，招生录取既不考试也不核对文凭。正如伊利诺伊州的情况证明，"基础教育"的说法

1　因为各州之间相差伯仲，所以没必要分别审查。但是俄亥俄州可能是一个逐步向密歇根州标准看齐之处。目前，考官承认与认可的高中毕业文凭同等的以下若干替代方式，但无一真正等同：①整个学年在不同学校中完成，只要加起来够四年；②"著名导师"出具的证明，证明考生已"补齐"条件，但并未给这种情况规定固定的学习期限；③考试范围迄今依然不涵盖全部高中课程。

基本上属于词不达意，比如即使满足了俄亥俄州规定标准，和医学教育所需基础仍相差甚远。各医学院依据所谓高中毕业或同等学力的标准，录取未达考官认为合格水平的学生。严格来说，这些学生不应获准升入大二；因为其所修的医学院一年级学分，在其达到录取标准之前不应被认可，但此刻他们可能已升入高年级。而且只有当其被考官视为达到"基础教育"水平之际（时下"递减"为两或三年高中课程），其在医学院所修学分才能自动生效。范德比尔特大学一年级课程进行两个月后，尚未有一份"基础教育"证书提交给考官。路易斯维尔大学的课程从 11 月 15 日开始，但学生们到 1 月 8 日尚未完成那个所谓程序。即便密歇根大学也难免受到波及：直到 1910 年 3 月 1 日，底特律医学院尚有部分一年级学生未达到州教育委员会的招生标准。在以上各种情况下，所谓"基础教育"可能是毕业、实习或其他什么的要求，但不应被荒谬地视为医学教育的基础。强调"基础教育"的用意在于保证在学生进入医学院之前必须具备一定程度的培训、成熟度和知识水平，舍此便失去了学医的资格。一旦差生亦可被不择手段不计代价地录取，入学后匆忙之间东拼西凑地表面上符合了相关标准，在其获颁医学博士学位之前不久才达到医学院所有入学条件的话，则重视基础之目的无异于形同虚设。这种事后补救的花招于事无补且毫无操守可言，而教育的失败无过于此。如果允许高中教育的"基础教育"标准仅仅作为医学院招生录取标准中形同点缀的选项，可以在录取后想方设法地凑数"符合"，这比让学生分心补课而无法专注医学课程更不可取[1]。

相对于美国医学院录取时普遍存在种种乱象而言，加拿大医

1　一些州委员会已拥有执行基础标准的法定权力。例如，伊利诺伊州法律规定："本州卫生委员会有权制定基础教育标准作为入读良好信誉的医学院的必备条件"（参见赫德法规修订案第 6 章，1908 年）。如果其录取证书上的日期与其医学博士文凭之间的时间不足四年，该委员会完全可以驳回任何申请人的考试资格。因此，伊利诺伊州委员会现行政策严重违反了该法规的明示规定。与此形同虚设的做法相反，苏格兰规定为："学生必须在入学后 15 天内完成注册手续。"[《三重资格法规》（ *Regulations for the Triple Qualification* ）]。

学院形成鲜明反差，只有两个例外[1]。后者虽然也承认"同等学力"，但却是名实相符。为此加拿大通过系列笔试进行核实，笔试必须在医学院开学之前在规定的时间和地点进行，每次长达 3 个小时，能否入学完全取决于笔试结果。而上述不同医学院的生源素质情况也佐证了以上介绍。"设施条件好，生源素质差"；"学生们一心想行医——他们只想学会如何开刀和开处方；所有其他问题都没那么重要"；"化学或物理专业的学生居然没见过气压计"；"学生们几乎无法重复一项（生理学）实验，他们既缺乏好奇心也没有能力"；"仪器设备无法弥补素质之低劣"；"医学院录取学生并不是因为国家需要医生，而是因为医学院需要赚钱"。当一位费城医学院的教授被问到"对本校的招生情况有何坦诚之见？"，他答道，"我最主要的诉求是，不要再招那些垃圾学生了！"

接下来要探讨我们所划分的第三类院校。尽管其数量在美国南方最多，但在旧金山、芝加哥等各大医学"中心"也并不罕见。若非所在州教育委员会法外开恩，此类院校早就关门大吉了。圣路易斯和巴尔的摩的情况便是明例。在美国南方以外地区，它们通常会宣称自己的招生标准为高中毕业的"同等学力"，但并未聘用任何类型的考官，而且院长们也竭力避免对此明确表态。此类的南方医学院在宣称其录取标准包括上至大学文凭下无底线的各类证书之外，也宣布其录取资格包括"两年制文法学校加上两年高中"，或是一份由所在州、市或县督学出具的一般性保证书，保证考生具备充分的"学术水平"。此类证明也可由其他与教育有关或可能有关的人士出具。但即便没有此类保证书也有办法，不少医学院录取时允许临时阙如，日后再设法补办。许多院校招收初中毕业生。所出示的证明或保证书通常只是草草过目，多数情况下退回本人。少数院校会将其用橡皮筋捆起来，遗忘在分类架上落灰，但是也没有采取针对造假或伪造的保护措施。芝加哥内外

---

1 蒙特利尔拉瓦尔大学招生未达标的学生毕业后只能去美国行医，因为加拿大没有他们的立足之地；安大略省伦敦市的西安大略大学将此问题完全留给学生自己决定，后者自行满足其拟执业之地的相关规定。

科医学院的一位秘书和多位教师为了查找相关证书或记录文件，翻遍了所有的书桌抽屉和保险箱，但一无所获。尽管如此，该校依然被伊利诺伊州教育委员会视为"信誉良好"，并且得到纽约州教育局对其三年制教学水平的"认可"。佐治亚大学医学系则告诉我说："本校信誉从来未遭质疑。"我们在考察医学院校时发现了不少子虚乌有的学校和子虚乌有的地名所出具的证书[1]。当然，这些院校中偶尔也有出色的学生，但因其生源主体为按照"同等学力"录取，整体生源素质可想而知。亚特兰大医学院去年录取的一年级学生中，有 73% 属于此类；密西西比医学院为 80%；而在伯明翰医学院为 62%。受生源素质所限，这些学生不具备利用医学院教学条件的能力。亚特兰大的格雷迪医院可为 6 人一组的医学生提供病床旁教学，但一般来 2 个就不错了。在田纳西州查塔努加医学院，"没有学生学过代数。根本无法让医学生使用其他大学一年级新生使用的理科教科书"。夏洛特医学院的人告诉我，"向这些无知笨拙的学生们教授实际的实验工作是浪费时间。其中许多人是被广告引诱来，他们其实更应该去种田。实验生理学的设备毫无用处——学生们根本不会用，都是些傻瓜笨蛋"。

　　以"同等学力"者为主要生源的医学院异常倒闭率如此之高，生源素质差是主要原因。这完全可以由统计数据证明。此外，学生能否晋级过于偏重州教育委员会掌握的尺度，而其往往过于宽松。同时此类院校通常财务状况不佳。凡是存疑的考试分数一律以学生说法为准[2]。因此，院校举办考试的严格程度与公共利益要求相去甚远。即便如此，一年级结束时因各种原因导致的淘汰率仍

1　此类认可证书的格式如下：
致 ＿＿＿＿＿＿＿ 院长：
　　我已核对了 ＿＿＿＿ 先生所持有的 ＿＿＿＿＿＿＿，可证明其学业成绩相等于本地公立学校一年级教师证书的基本条件，相当于两年高中学历。
　　　　　　　　　　　　　　　（签名）＿＿＿＿＿＿＿，公共教育总监。
　　这些文件由医学院提供给本校学生，只需本人签名即可。而医学院不会核对签名是否本人，其上没有官方标记或印章。甚至范德比尔特大学的医学系也承认这种形式的基础证书。
2　一所医学院的院长承认，他可以"随便让学生晋级，但在最后一年淘汰"。这种做法对学校有利无弊：既可收取三年的学费，又可避免他们因未通过州教育委员会考试而影响学院评分。

然高达 20%~50%。在费城内外科医学院一年级，10 月初录取的 152 人在次年 1 月 1 日仅剩下 100 人[1]。其中无条件及格者仅为 60 人，远不及原录取人数的一半。塔夫茨大学 1908—1909 学年录取的人数记录为 141 人，其中 75 人（有条件或无条件）晋升到二年级[2]。康奈尔大学以前实施的高中毕业录取标准下，十年间在一年级结束时的淘汰率平均为 23%。布法罗大学连续三届的一年级新生中，淘汰和特许晋级者占总人数的 40%。范德比尔特大学一年级的 70 人中，退学、特许晋级和淘汰者达到 44%。亚特兰大大学内外科学院的一年级为 99 人，70% 被淘汰。

相比而言，在录取标准更高的院校，即招收完成两年大学学业或以上学生的医学院，其教学水平更高、课业更难，而且考官更严格。因其学生多为一心向学而非蒙混过州教育委员会的考试，淘汰率反而大幅下降。约翰·霍普金斯大学连续三年的淘汰率平均低于 5%，其中只有一半人的淘汰原因为不及格。密歇根大学安娜堡分校招收完成一年大学学业者，其淘汰率低于 10%。而尝试过两种招生标准的院校数据尤其发人深省。密苏里大学在实行招收高中毕业或同等学力者的三年期间，因考试不及格导致的淘汰率高达 35%。而在随后三年里，当标准提升为招收完成大学一年学业者后，淘汰率降为 12.5%。明尼苏达大学医学系在招收高中毕业生的最后三年内，淘汰率为 18%[3]；在随后三年招收完成大学一年学业者后，淘汰率约为 10%。弗吉尼亚大学在实行旧标准的过去两年中，38% 的学生一门或多门科目不及格。即便课业难度加大，但招生标准每提高一个大学学年，就可将淘汰率降低 14%。得克萨斯大学医学系的招生标准逐渐从两年制高中毕业提高至四年制高中毕业。在招生标准较低阶段，1903 学年有 34% 为差生，而提

---

1 退学原因有的是晋级无望，有的是囊中羞涩，还有的则是跟不上学习进度。
2 其他 66 人的下场对于证明我们的论点其实无关紧要，重要是证明了淘汰率高的主要原因是招生标准过低。事实上，淘汰原因分类如下：14 名学生退学（因属于有条件录取而未纳入班级统计数字）；20 人无法晋级；17 人参加了 1908—1909 学年的全部或部分期末考试，但在 1909—1910 学年未返校；15 人在期末考试前退学。
3 这一较低的淘汰率应归因于生源素质，即尽管招收的是高中毕业生，但不录取同等学力者。

高标准后的 1908 学年这一比率降低到 13%。坚持招收完成一年
大学学业者可谓一举两得：一是可以筛除假冒伪劣的同等学力者，
二是可以强化那些一心向学者的教学条件。加拿大通过考试方式
来实现前者，使得其淘汰率明显低于美国的水平[1]。

　　上述高淘汰率所反映的违规行为可以用转学的方式予以纠正，
但调查发现这种做法往往成为新的漏洞，被用于规避录取和其他
方面规定。误入差校的好学生有时可以通过转到好学校来弥补自
己择校的错误。但总的来说一般转学的都是"跛脚鸭差生"，例如
威斯康星大学医学院等院校仅在前两个学年提供医学课程，每年
都会强制转出一定数量的学生；而更令人啧啧称奇的是，接收他
们的院校淘汰学生水平也不过在伯仲之间。尽管虚假考试可以掩
盖学生流动存在的问题，但是如此素质的学生还能通过考试，本
身就暴露了此等考试的性质。这种做法一次性违反了招生和专业
素质这两个标准：一名差生可以先注册入读芝加哥的一所短学制
医学院，然后在第一或第二学年结束时，转入芝加哥大学内外科
医学院。如此操作就可让不合格者规避严格的招生标准，进入原
本会将其拒之门外的内外科医学院。如果其未能完成之前的医学
课程，但是之后又能顺利通过所谓的"考试"，等于同时也让医学
专业标准的门槛形同虚设。这种情况在招生标准为高中毕业生或
以下的医学院都屡见不鲜。1908—1909 学年，费城内外科医学院

1　以下表格也许有助于更清晰地阐述事实。三家实施较高招生标准的院校（约
翰·霍普金斯大学、哈佛大学和明尼苏达大学）的数据为：

招生总人数	考试前退学人数比例	不及格和有条件录取人数比例	正常通过考试人数比例
757	2%	17%	81%

美国七所招收高中毕业或同等学力的顶尖医学院（费城杰弗逊医学院、纽约大学、
马里兰大学，内外科医学院、塔夫茨大学、耶鲁大学和宾夕法尼亚大学）的数据
（后两者的数据为其提高招生标准之前）为：

招生总人数	考试前退学人数比例	不及格和有条件录取人数比例	正常通过考试人数比例
2280	11%	38%	51%

麦吉尔大学和多伦多大学的数据为：

招生总人数	考试前退学人数比例	不及格和有条件录取人数比例	正常通过考试人数比例
954	5%	28%	67%

从杰斐逊医学院和宾夕法尼亚大学接收了多名不及格的转学生，并将其晋级到不同年级，而所在班级的教师对这些学生其实很了解且曾拒绝让其晋级。同时杰斐逊医学院[1]本身也从纽约大学和宾夕法尼亚大学接收不及格的转学生并让其晋级。达特茅斯学院、女王大学和费城内外科医学院的"特殊生"不及格后都被塔夫茨大学接受。伊利诺伊大学医学院（芝加哥内外科医学院）充斥了被其他医学院淘汰的学生以及大量从芝加哥等地的短学制院校强制转出的学生。瓦尔帕莱索大学医学院的生源主要由此类差生构成。密歇根大学安娜堡分校的不及格差生被西北大学视为完全可以晋级的学生。巴尔的摩的内外科医学院对于从布法罗大学、纽约大学、宾夕法尼亚大学、杰斐逊医学院和耶鲁大学不及格转学生，不仅给予学时还赠送学分（当然是"考试"后）。马里兰大学也同样鱼目混珠，为扩大生源而将来自上述院校的差生予以晋级，此外还从本地的内外科医学院和巴尔的摩医学院接收部分差生。杰斐逊医学院的其他不及格差生，如果没有出现在上述两家巴尔的摩院校的话，大多可以在巴尔的摩医学院找到踪迹，该校还接纳了不少来自塔夫茨大学和长岛医院医学院的不及格差生。两所巴尔的摩医学院——马里兰大学医学院和大西洋医学院——的高年级学生大多是其他院校转来的[2]。后者在1908—1909学年时，高年级班有31人，一年级班有1人，而高年级班每个学生都是以免修方式从其他医学院接收的[3]。我们应该实施多高的标准，还仍然可以得到这个数量的医生？

　　这就是最好的解决方案吗？如果严格落实招生标准，会有地

1　这个医学院和其他院校一样，从招生标准远低于本校的院校（详见上述）招收大量的免修生。该校也从沃斯堡大学医学系接收转学生，后者的录取标准属于正常水平。此外还从俄勒冈大学、内外科医学院、旧金山大学、基奥卡克大学（Keokuk）、丹佛格罗斯医学院接收转学生。但是该校对本校学生却严格掌握标准，每年淘汰比率很高，而不及格差生则主要转学到巴尔的摩医学院。

2　位于默里迪恩的密西西比医学院招生方式与此类似。

3　在其他违规晋升被其本校所拒绝学生的院校中，包括以下单位：内外科医学院、亚特兰大医学院、乔治城大学医学院（华盛顿特区）、丹佛格罗斯医学院、科罗拉多大学医学院、乔治·华盛顿大学医学院、密尔沃基医学院。

区陷入缺乏医生的困境吗？

无须猜测或推算即可回答这个问题。美国南方每年大约需要400名医生[1]。我们执行多高的标准能得到这个数量的医生？ 1908—1909学年，南方六州（亚拉巴马州、佐治亚州、路易斯安那州、南卡罗来纳州、弗吉尼亚州）的四年制高中有15 791名学生[2]。南方各州立大学的医学院去年有5877名在校生，此外在私立院校还有1653名相同年级的在校生[3]。23 000名学生即将高中毕业[4]，遍布美国南方地区。因此问题已得到解答。这就是南方每年培养几百名医生的最佳数据证明。

但这些数字并未披露全部真相，即南方此刻正在迎来真正的教育复兴。最近数年内，南方各州在其州立大学、州教育署和部分私立大学（例如范德比尔特大学）的领导下，投入了大量精力建设普通和中等教育体系，致力于向由美国中西部强大社区所支持的教育模式看齐。各州公立大学的中等教育教授们为实现这一目标做出了重大贡献。这些年轻聪明、训练有素的领导者们踏遍本州每一寸土地，激励、建议、指导和组织各地人们，所取得的成果令人惊叹。三年前，建设高中在弗吉尼亚州尚无法律依据。时至今日，该州遍布两年制、三年制和四年制高中。创建资金为地方税款，并得到了州财政的大笔资助。已经有2511名男生在设备良好的四年制高中就读，而水平相当的私立中学招收了更多男生。两年制和三年制的学校正迅速发展，具有更完整的规模和水平。毋庸置疑，弗吉尼亚州完全可以从这些高中和更好的学校毕业生中培养出所需的医生。

弗吉尼亚的情况适用于南方各州。例如，亚拉巴马州三年前

1　按美国南方医学院协会前任秘书的计算，其实300人就足够了。

2　美国普通教育委员会在各州的中学总监们进行了认真细致的普查，我们对其提供的数据表示衷心感谢。

3　根据1908年的美国政府教育专员报告汇编。

4　不包括密西西比州、佛罗里达州、北卡罗来纳州、田纳西州、阿肯色州和肯塔基州的四年制高中。如果包括在内，则数字远大于此。未统计的原因在于缺乏可靠数据。

几乎没有一所公立高中，而今天有 61 所公立四年制高中[1]、11 所私立四年制高中、15 所市镇级别的三年制高中。这些学校聘用的 345 名教师中有 184 名是大学毕业生，另外 55 名至少完成了两年大学学业。当然，各地多少存在差异，情况并非一片大好。标准的实施存在模糊性，三四年制之间的差别也并不明显。这些学校的成长往往如同笨拙的小男孩，先长个子再充实骨肉。这里四年制高中教学还未达到波士顿或印第安纳波利斯同等水平，但已为高效快速地成长搭建了良好的框架，发展前景光明，充满希望。大学和专业型院校的当务之急是：明确职责所在，做好分内工作，停止忽悠高中生就读并将此当作教学质量不佳的借口，不再对自身愚昧无知的行为虚心接受、屡教不改。采用与之相反的政策来加强高中教育水平；用不了多久，他们就会认识到自己执迷不悟的破例招生毫无必要。随着美国南方人民持续慷慨解囊，高中教育体系蓬勃发展，民众还能容忍多久医学教育被合法滞留在内战前水平而影响自身发展？

南方各大学在此问题上的责任义不容辞。他们不仅应该帮助中等教育的发展，而且应该为南方人民培养更好的医生。如果他们能够严格实施上述招生标准并提供最好水平的医学教育，就可以同时实现这个目标。事实上，即便是高中毕业生也可以培养成为能力很强的医生，但前提是坦承其不足之处并强化教学效率。水平较差的南方院校一面为其落后现状致歉，一面将其归咎于生源素质。但是生源素质存在的种种问题不应是教学水平低下的借口，而应是促进改革的动力。总的来说，南方大学的努力方向往往是大力提高以高中毕业生为生源的庞大在校生群体的教学水平，而不是提高招生标准和缩小在校生人数。如果可以联合各方力量贬斥私立医学院，而且杜兰、范德比尔特和得克萨斯等大学能够为其以高中毕业生为生源的在校生提供对标多伦多大学或麦吉尔

大学的教学水平，南方大学将能在医学教育领域赢得人心，让南方人民转而接受其培养的医生，从而促使州议会采纳更为合理的法律。在这些大学实力日渐雄厚的压力下，那些时下通过投机取巧牟利而借此延续医学教育商业化的短学制医学院绝对不会有生存之地[1]。

得克萨斯州已采用了一种稳妥但略显保守的做法。该州立法规定从 1909 年开始逐步提高招生标准，逐步将医学教育的生源主体提升为四年制高中毕业生。谨慎地逐步提升招生标准，避免与本州中等教育系统脱节的所有危险。但是该法规明确承认其他南方各州的医学生证明，因而仍然存在漏洞。虽然得克萨斯州教育委员会已严厉处罚过州内最差的医学院，但依然很可能充分运用掌握的权力为旧势力张目，而南方各州也必然有样学样。这方面的改革速度当然不应与其教育体系脱节，但进度也绝对不可过慢。迄今为止得克萨斯州已努力保持同步。美国其他地区的情况更加清晰。我们推算[2]，除南方外，每年毕业 1500 名医生将可满足美国各地所有现实和潜在的需求。目前全美共有 8000 家公立和 10 000 多家私立高中遍布上述各个地区，使得孩子们上学路途不超过 5 英里[3]。仅公立高中的在校生就高达 30 万人[4]。那么还有什么借口可以就招生标准降低到高中毕业以下？医学教育的招生标准完全可以提高到高中以上。在美国北方和西部的学院、大学和中专院校里，即便不包括预科和专业科系，1908 年就有 12 万名男学生[5]。而且在校生人数正在空前快速增长，用不着等到时下市面上求职无门的医生们全部就职，就会比现在的人数翻上一番。早在 1907 年，就有 903 名当年毕业的医生持有学位。也就是说，全美当年实际需要医生人数的整整一半已达到或超过所建议的标准。

1　有关详情，请参阅下部内容中关于南方各州的介绍。

2　见第九章。

3　维尔格斯（Wilgus）所著《美国法律教育》（*Legal Education in the United State*），第 29 页。

4　高校和学院预科在校生还有 33 000 多人。

5　我们对提供上述统计数据的美国教育专员们表示感谢。

除了美国南方以外，美国教育界完全有条件落实研习现代医学所必备的科学标准。

那么牺牲这一标准是为了照顾谁的利益呢？其实并非美国南方偏远山区的人民，因为当地的无学历、无执照的"赤脚医生"依然不可或缺；也并非各地的破败街区，因为其间充斥的庸医已谋生乏术且过上体面生活的希望渺茫。冠冕堂皇的说法是"为了穷孩子们的利益"——为了照顾他们就必须降低学医的准入门槛。有人主张，医疗行业没有理由用标准将"穷孩子"拒之门外。

这种观点有什么可取之处？医疗行业具有社会功能，其目的并非满足某些人的兴趣或爱好，而是为了促进人民的健康、身体素质和幸福，以及与之紧密相关的经济独立性和效率。人们能否自食其力或沦为社会负担，取决于其能否保持健康或生病后能否快速康复。既然如此，还有谁敢在教育资源如此丰沛之际，依然理直气壮地主张可以无视某人是否具备医疗行业基本素质，仅为了照顾其兴趣或利益而允许在此行业牟利？我们应该同情那些条件具备唯缺机会的人们，更应该帮助他们克服困难，但代价不应该是损害公众利益。人们对手工织布工人的同情，远远不敌市面所售机织布所能提供的性价比。但是这些人却享有某种天赋权利：这个社会让他们进入这个行当，而且他们一直以此为生，到现在却发现自己百无一用。但是除非因为符合社会的最大利益，"穷孩子们"没有上天赐予或后天注定的、无可辩驳的行医权利。事实上，我们争论的目的并非要将一心向学的穷孩子拒之门外。这些人应该做的是不失时机地深入思考、制订计划、谨慎行事、坚持向自己的目标前进。缺乏这些品质，医学界就不会有其容身之地；而具有这些品质，贫困也很难成为实现目标的阻碍。

此外，如果贫困可以成为影响招生标准因素的话，那么是否能以贫困为借口为愚昧无知开脱？显然，罪无可赦的愚昧无知正是源于人们失去了挣钱养家的能力。因为那些以"穷孩子"为借口而继续招收"同等学力者"的医学院收费并不便宜，而且学生们支付各类费用后仍有其他花费，同时必须支付自己的学费。也因为这些私立学校以照顾"穷孩子"为幌子大肆宣传，其实给予的奖学金或其他减免不过是装点门面[1]。这些医学院只收现金或有价票据。在巴尔的摩、费城或芝加哥等地的招生标准为"同等学力"的医学院，为期四年的医学教育要收取每个学生约1420美元的学费和食宿费。而同一个学生如果去密歇根大学安娜堡分校，花两年时间用于医预理科和现代语言学习，四年用于医学课程，课程不变而总费用为1466美元。这样算来，在安娜堡学习六年并不比在巴尔的摩、费城或芝加哥贵多少。如果其首选大城市就读，他可以先在明尼苏达州明尼阿波利斯大学的著名医学实验室学习两年，然后在该校完成为期四年的医学课程，费用也相差无几。由此证明，各地盛行的低招生标准照顾的是野鸡院校的利益，而并非穷孩子自身。

此外，学生们可以在学期之内和假期时间，利用很多机会赚取部分甚至全部学费等费用[2]。在不久的将来，美国院校也肯定会像德国那样提供更多的奖助金机会，帮助学生们更好地完成学业。同理，如果非要让穷孩子进入一所他大概率会被淘汰的医学院，马上就会面对其望尘莫及的激烈竞争，很可能断送其上进之路。这种做法无异于一种效果存疑的教育慈善行为。

以上主要是从个人的角度来考虑。但是正确计算成本的方法应该考虑社会意义。社会支付了培养和维持医学教育队伍的费用，但从长期而言则是加大了社会的负担。因为培养出的医生不仅人数众多而且一无是处，其中很多人最后沦入破产境地反而需要救济，仅有少数人真正实现了自己目的。在讨论我们所说的直接浪费时，还应将因所培养出的医生素质低劣造成的更多间接损失计算在内。显而易见，精英教育反而能够降低成本。即便将投资利

1　马里兰大学每年颁发的三项奖学金，才相当于一年的学费。

2　据说芝加哥大学"打工的机会比想要打工的学生数量多得多，精力充沛的学生们有足够机会赚取全部或部分的费用开支，而且机会多得是"。《校评》，1910年1月期（笔记和新闻）。当然，必须清楚的是，在这种条件下只有精力充沛和天赋高的学生才有能力研习医学。其他人则被短学制和长学制院校同样拒之门外。哈佛大学、密歇根大学、多伦多大学和麦吉尔大学等的医学系，都有学生"一路打工赚足学费"。

息和学生退出生产岗位而造成的损失忽略不计，目前医学教育体系每年仅支付的学费便高达300万美元。其实培养出满足社会实际需求的高级医师，完全无须付出如此高昂的费用，省下的资金可以用于他处产生收益，而社会也能够享受到更为高效的医疗服务。

我们的论点在这一点上容易被带偏。有人争辩说，受过良好训练的大学生不屑于去小城镇工作，如果我们不为"穷孩子"的说法所动，那么请想想可怜的小城镇吧！这里出现了悖论：如果我们同情穷孩子，拒绝牺牲穷孩子的利益，那么就无法照顾小城镇；但如果我们拒绝照顾小城镇，又要求我们牺牲穷孩子的利益。事实上这种诉求忽略了两个至关重要的因素。首先，小城镇需要最好的医生，而不是凑合能用的医生。因为这里的医生无法及时找到专科医生、专家和护士帮忙，只能自力更生。医生自身的技能、知识和能力是患者的唯一依靠，因此这些地区也十分需要训练有素的医生。但是我们获悉的是，受过良好训练的医生不会去那里。因为医生在支付了医学教育的庞大费用后，不会满足于一份报酬不高的工作。正如上述所说，如今（基于两年大学学业）的六年制医学教育和（基于高中或同等学力的）四年制医学教育，可能所需金额相差无几。

就成本而言，最好的四年制医学教育必须与由州立大学兴办的六年制医学课程在医生分配方面产生完全相同的效果。如果一名杰斐逊医学院的毕业生不会因为其教育成本过高而出国谋生，那么安娜堡或明尼苏达大学的毕业生也同样可以留在国内。但是这也引发出一个更深层次的问题。什么样的经济诱因能够动员人们理性地选择自己倾心的工作？对于不喜欢医学的人来说，此事与其无关。依据投资回报率做出选择的观点，实际上的影响力到底有多大？

我们可以为此提供完整可靠的数据。大学教授愿意付出昂贵的学费参加培训，投入的精力和资金远甚于面向医生提供的培训课程。那么他在投资前是否也要确保其投资收获高额回报呢？"在美国和加拿大的 100 家资金实力最为雄厚的院校，正教授平均年薪酬约为 2500 美元"[1]。但是很少学者能够晋升到助理教授之上：那么多高金额才是具有足够说服力的薪酬呢？"一名学者完成了七年大学和研究生课程，年已二十六七岁；他有望成为一名自豪地拥有博士学位的教授，而且即将开始行医。他此刻的考虑因素不仅是大笔的费用支出，还有在此期间的薪酬前景。接下来五年，他担任大学讲师，在 32 岁时成为助理教授；在担任了 5 年的助理教授后，他年已 37 岁。在十年中，他的年平均工资是 1325 美元……他 37 岁时结婚后生了一个孩子，年薪 1800 美元[2]。"在德国，"在成为教授之前必须经过一段时间的培养和自我否定，其时长和严苛程度远高于美国教授的付出"[3]；在法国，"即使是对那些晋升至最高教职者，也不会给予任何金钱奖励"[4]。但最为重要的问题是，人们从事自己热爱的工作时，薪酬是否优厚并非决定因素。在美国大多数地区，乡村医生的待遇可能要好得多。由此可以有力地证明，学术或专业领域主要吸引力，是人们的爱好而非薪酬水平。如此说来，微薄的薪酬水平不会严重妨碍人们对爱好的追求，而且远离都市生活的魅力往往使人无法抗拒。

　　尽管我们与学养深厚的医生们接触有限，但所见所闻也足以证明这一观点。美国迄今为止培养出的拥有大学学位的医生数量相对并不多。但是尽管大城市给他们提供了优厚的待遇，却未能将其全部留住。约翰·霍普金斯大学医学院的毕业生素质堪称全美最高，但他们遍布全国 32 个州和海外领地。更能证明金钱并非唯一的决定性因素的是，其中有十几个人已作为传教士前往东方国家，还有几个人进入了陆军和海军服役。而在美国国内，一名约翰·霍普金斯大学毕业生在亚拉巴马州克莱顿执业，服务当地 1000 名居民；在阿拉斯加州的埃格伯特堡市（Fort Egbert）有 458

1　美国和德国教授的财务状况。卡内基教学促进基金会公告 IL 第Ⅵ页。
2　由 20 所一流大学提供的统计数据，由马克斯（Guido H. Marx）在其于 1910 年 1 月面向美国大学协会的报告中阐述。
3　卡内基基金会公告Ⅱ，第Ⅶ页。
4　博德利（Bodley）法国，第一卷第一章第 54 页。

人；在科罗拉多州的戈勒姆（Gorham）市有364人；在佛罗里达
州查塔胡其（Chattahoochee）有460人；在新墨西哥州贝亚德堡
（Fort Bayard）有724人；在纽约州桑亚（Sonyea）有300人；在
宾夕法尼亚州的蓝岭山顶（Blue Ridge Summit）有50人；在佛蒙
特州韦尔斯河（Wells River）有660人；在弗吉尼亚州费尔法克
斯（Fairefax）有200人；华盛顿州的凯西堡（Fort Casey）有300
人；在西弗吉尼亚州的金伯尔（Kimball）有2000人；而在威斯康
星州的马佐马尼（Mazomanie）有900人。他们四海为家，势不可
挡[1]。没有单一的影响力控制：家庭，金钱，品位，机会，所有数
字。当我们像德国一样培养出大量高素质的医生后，他们自然而
然地就会遍布美国乡村。明尼苏达州于1912年起拒收所有短学制
毕业生，而堪萨斯州和北达科他州和南达科他州、各农业州、康
涅狄格州、印第安纳州和科罗拉多州，正在积极准备提高招生标
准。谁还能以任何公共利益为借口，继续阻止伊利诺伊州、纽约
州和宾夕法尼亚州一致行动呢？

　　但是，对于上述问题还有另外一种看待观点，也是我们一直
在驳斥的观点。有些人对于那些依赖收费生存的公认差校持支持
态度。在美国东部、北部和西部，这些院校早已供过于求。即便
在美国南方，医生的短缺情况宣传过度，之后也会逐渐消失。不
过，让我们暂且承认在美国南方或其他地区，依然需要一些以高
中毕业生或以下为招生标准的医学院。那么是否就可以说此类私
立或无资助来源的医学院就必然有生存空间吗？完全不可能！因
为应该入读高水平医学院的，正是素质低下的医学生。这些医学
生将承担的责任与那些受过更好培训的医学生一样沉重：他们也
必须获得同等的信赖，其所接受的教学必须更好，而不是更糟；
其入学时素质越差，医学院应该承担的弥补工作就越多。因此，
容忍医学院招收高中生的前提是，必须大大减少招生数量，提高

1　西储大学的毕业生（招生标准为三年大学学业）前往了宾夕法尼亚州的科克雷
顿（人口为724人）；威斯康星州的梭伦斯普林斯（人口为400人）；俄亥俄州的
金斯曼（人口为824人）；俄亥俄州的罗森（人口为552人）。

设备水平，并且聘用高水平的专业教师授课。

　　我们看到的真相是，维持低招生标准——只不过是让那些可有可无的医学院苟延残喘；提高招生标准——等于宣布其步入绝地，医学院数量将大幅削减，但对满足社会需求毫无影响。但是提高标准却会有力地提高人们的前瞻性，医疗行业会对高素质学生构成巨大的吸引力，而相关调整将很快完成，让人们几乎感觉不到什么影响[1]。短期内对于医学教育应该具备何等水平，相关法律、大众和教育方面可能产生意见分歧，但是过去四年内招生标准为两年或以上大学学业者的五所名校，已录取了 1186 名学生，而且此数字还在迅速增加[2]。在约翰·霍普金斯大学的招生计划改革在七十年代中期处于热议阶段时，校董会顾问约翰·毕玲思（John S. Billings）博士建议将毕业班的人数限制在 25 人以内。他说，"我觉得要达到一个毕业班仅有二十五人的目标将会耗时多年"[3]。该校创建于 1893 年；第一批毕业于 1897 年，为数 15 人；第三批毕业于 1899 年，为数 32 人。言犹在耳，全美各地就群起响应。在接到调整标准的通知后[4]，所有将招生标准从高中生提高为大学生的院校，招生人数仅比之前降低了至多一半。唯一成比例下降的是学费收入，毕业生的比例下降幅度尤其大。明尼苏达大学过往在招收高中毕业生时的一年级平均报到人数为 80 人；招生标准提升为完成两年大学学业者后，现已降为 40 人。哈佛大学在招收高中生时，每年录取 160 名新生。改为招收大学生后降为 79 人。西储大学在招收高中生时为 34 名新生，而在其 1901 年突然升级为招

1　据计算，美国目前所培养的医生人数，"足够未来三十五年的需求"！本尼迪克特（Benedict）：美国医学会杂志，第Ⅲ卷，第 5 册，第 378 页，第 379 页。

2　在招收完成两年大学学业者的 16 所医学院中，（1908—1909 学年）已有 1850 名学生达到这一水平。这远低于这些院校的招生总人数，因为其中几所院校的高年级学生招生标准较低。上述数字远逊于各医学院的招生总人数。其原因在于，优劣学生分布在参差不齐的各类院校中，优等生误入差校，错失了接受良好教育的机会。

3　《医学教育：在约翰·霍普金斯大学的演讲摘要》，1877—1878 年，第 22 页（巴尔的摩，1878 年）。

4　康奈尔大学在一年内将招生标准从高中生提升为完成三年大学学业者。在这么短的时间内，自然无法重新快速调整。结果是其一年新生（1908 年）人数降为 15 人，而 1909 年仅仅增加到 23 人。

收完成三年大学学业者后，新生人数降至 12 人，不过 1908 年就已基本恢复到之前的水平。

这些数字最重要的意义在于，证明了对招生人数造成最大影响的因素是招生标准由高中生或同等学力者过渡为大学生，而从招收完成一年大学学业过渡到完成两年学业者则相对影响不大。显然，将大学学业作为招生标准会迫使考生深思熟虑。这样在做出入学决定后，学生们就不会过于在乎多花一年时间和费用。然而，这一现象并不表示如果各医学院普遍提高招生标准至大学水平，其招生人数最多下降一半，而且会逐步恢复到原有水平。那些招生人数在过渡期后快速恢复的，主要是之前招收高中生的素质就比较高的医学院[1]。而低水平医学院无疑会遭受更大的损失，其中许多甚至会因此关张大吉。原因在于提高招生标准和理念，势必将在校生人数缩小到供需相符的程度，并将更少的学生集中到在相对较少但条件更好的医学院中。

我们所建议的医学教育招生标准给大学医学院带来了无可置疑的优势。我们将在随后的章节中谈到，还有其他同样重要的因素也在发挥作用，将大学的医学教育提升到应有水平。但就目前而言，设法夯实必要的教育基础可能存在相当难度。目前在某些费城医学院出现了一种逆流而动的倾向[2]，即设立五年制医学教育，将第一学年作为医学预科。

此建议遭到了诸多严重质疑：①一个学年不足以完成三门实验室学科的教学，且无法进行现代语言教学；最好的医学院也许可以在一年内勉强完成医学预科课程，但不可能安排两个学年；而其他人文课程则根本无法安排；因此这一做法势必成为医学教

1　这些院校在正式宣布前已提高了自己的招生标准。例如，哥伦比亚大学（纽约内外科医学院）在 1910—1911 学年就将标准提高到完成两年大学学业者；但其 1909—1910 学年的 86 名插班生中已包括了 48 名拥有大学学位的学生，其中超过 11 人已完成两年大学学业。

2　这些院校没有捐赠收入，而且正如我们在第八章中所述，其学费收入无法支撑医学预科理科教学。"医学教育的财务问题"。因此其教学只能是表面功夫。其理科课程只能由已不堪重负的教师承担，甚或由医生承担。费城的内外科学院（Medico-Chirurgical College）所开设的此类课程，是药剂科的相关科系一起举办。这种做法很荒谬。

育进步的拦路虎；②毫无疑问，各医学院将在不久的未来需要纳入第五个学年或医院实习课程，如果将此学年预定下来并指定为预科培训，那么这一教学改革将被无限期推迟；③最后一点，这一建议会延续我们目前教育体系的无序化，其建议是让医学院去承担应该由大学完成的教学工作，如同招生标准将高中学业视为可有可无一样。当下的教育体系能否运转正常，高度依赖于其有机组成部分能否有效承担起各自的细化分工。美国教育界以近乎龟速的节奏逐步唤醒自己的良知和智力之际，才发现自己教育体系中的高中、大学和专业型院校其实是互相脱节的。显然，他们并非漠视彼此的存在，因其隶属于同一制度和遵从相同的关系准则。我们现在完全清楚这个制度的内容，也知道这种关系的内容。我们的教育进步和科学进步的有机统一，取决于我们能否成功地使其高效运转。相互关系混乱无序引发的责任感缺失并非造成效率低下的主因，而解决缺乏责任感所造成问题的对策，并非减少所承担的责任，而是与之相反；并非减少分工而是予以加强。

通过将招生标准提升为基于两年大学学业来重建我们的医学教育制度，也并非一劳永逸之策。在我们将医生的专业培训牢固地植根于科学基础上之后，这一改革尚未触及的某些外围问题自然会凸显出来。届时，医生所承担的社会角色会大大扩展。为了适应其角色的扩展，医生们会迫切需求其教育过程中纳入人文和非体系化的内容。迄今之所以未予重视的年龄问题，是因为目前的招生对象仅限于青少年，但将来总共有一天不得不予以考虑。目前大学新生的平均年龄是19岁。而完成两年大学学业的招生标准则允许他们在21岁开始学医，25岁毕业，加上医院实习一年，在26或27岁才开始行医。考虑到因非专业型院校学业所要承担的额外负担，凡是了解美国大学体系的人们都不敢轻易提出把年龄上限提高两年的要求。但是人们基本达成共识的是，应该缩短小学学制，加强在中学和大学之间的衔接并提高教学效率，从而提升性价比，让21岁的青年人有条件获得完整的大学教育。这样就可以拓展医学教育的生源，而非构成阻碍。与此同时，我们目前远未达到在全美强制推行统一标准的阶段，为此我们的建议明确指出，现阶段至少同时存在三个层次的招生标准：①南方的州立大学入学标准；②其他地区实行的基于两年大学学业的法定最低标准；③少数院校的学位标准。

依然存在具体问题。例如面对目前局面，采取何种对策？提高招生标准是必要且可行的。如果威胁到某些医学院的生存，其实施应该被推迟多久？一般来说，美国的医学院及大学一样都属于当地院校，其生源主要来自周边地区。因此，在某一州内，医生与人口的比例可以公允地显示其所需的医学院数量。如果某地医生供过于求，但并缺少高中和大学，当地医学院就不能理直气壮地借口提升招生标准危及其生存而获得豁免。

纽约有 1 所医学院招收完成两年以上大学学业者，还有 9 所医学院招生标准较低，号称如果"具备条件"就会提高招生标准[1]。但现在该州内每 600 人就有一名医生，高中教育已普及，而且至少在纽约市内拥有免费大学。在此情况下，这些院校是否具备条件提高标准，对公众来说是无足轻重的，因为公众利益要求改革。因此，我们现在即可断定（而且公众也同意），如果改革以保证当地所有或大多数医学院的生存为前提的话，成功无望。医学院校的生存取决于能否招得到学生，而且其招生人数必须远远超过毕业人数，其毕业生人数必定远超当地所需医生的数量。为此目的，这些医学院不得不基于谋利考虑而允许他们的"主顾"，即学业不精、心怀不满、无所事事的人们顺利入学。但如此操作的必然后果，就是仅有极少数医学院提高医学教育水平。但是，关于医学教育和行医的法规必须得到落实，而无论有关医学院是否放弃或在所在州获取足够的教育资源。目前尚无通用立法可循，这样就让美国南方可以暂无燃眉之急，除非每个州均将执业资格考试限定为拥有博士学位的申请人，并规定在 1911 年 1 月 1 日之后，凡

1　一间可有可无的南方医学院院长如此写道，"我们的教师收入只是支付了所有费用后的剩余部分，平均为每 7 个月学期 400 美元。如果教育经费或捐赠收入能够支付学院的运营费用，我们很愿意放弃这些收入。"请注意，他们鲜少考虑"穷孩子"或"穷乡僻壤"的利益，其心目中唯有生存二字。

此类学位都必须至少由符合州立大学招生标准的医学院所颁发。这种法律将会压缩那些害群之马的生存空间，并且会把出色的学生集中到为数不多的有条件进一步提升的实力雄厚院校。应将美国各地的其他有关单位动员起来，促使考试委员会（examining board）重新解释"同等学力"一词的含义，并采用有效措施来实施此标准。同等的含义是"在实力、质量和效果上同等"。只有经过培训的专家才有传播这种价值观的权威性。如果各州的教育委员会能够将将评估招生证书的职能下放给一个组织良好的学术机构，就等于将此项工作托付给专家手中。许多州的州立大学都有能力妥善履行这一职责，在其他地方，私立院校也可以很好地履行此项职责。招生标准一旦制定，即可得到良好实施。这样就会让医学院的招生手册上明文规定，不得录取未在学期开始后 10 天内提交相关证书的新生，而且医学博士证书只有在完全符合相关入学规定后四年后方可颁发。相关证书必须及时呈报给各州教育委员会秘书，然后由其转交给州或其他大学的注册官，由后者做出最后决定。依然希望招收四年制高中毕业生的州也可标明其符合以下要求：

（1）州立大学的入学通知书上明确规定，以四年制高中毕业为前提；

（2）发给美国大学协会会员的任何机构的入学通知书；

（3）纽约州立大学理事会签发的医学生证明；

（4）大学入学考试委员会（College Entrance Examination Board）颁发给 14 个单位的证书。

在收到代表州教育委员会的学术权威机构认可的上述证书或高中文凭后，将给录取新生签发医学生证书。在缺失上述证明文件的情况下，考生必须通过考试证明其具备上述证书的资质，从而获发其医学生证书。美国南方各州的法定最低证书标准大多无法企及四年制高中的水平，唯一例外是明尼苏达州。但是此种措施依然行之有效。各医学院的职责只是规范地登记学生姓名和证书号码，而将所有证明文件全部交由州教育委员会保存，可供公开查询。

　　这就是纽约的实际情况，而整个过程接受州教育署监督。其他州所欠缺的正式具有类似资格的机构。就目前而言，州立大学就是在相关州内履行职责的最佳选择。如果没有州立大学，则私立医学院也可履行此项职责。这个建议对所有的医学院都是完全公平的，因为相关证书将通过州教育委员会转交给审查机构，而后者无法获悉申请人目的相关信息。医学院招生手册上相关说明，比时下晦涩难懂的文字更加简洁。其中还应说明，所有学生的证书原件均保存在州教育委员会或承担审查工作的大学，而且医学和教育机构正式受权代表可在无须事先通知的情况下，对这些文件进行审核。

　　这些简洁明了的措施会用睿智真诚的新风，荡涤目前普遍存在的敷衍遁词和混乱无序。其对各高中和医学院所带来的益处也是显而易见的。即便是穷孩子们也不会有遭遇任何套路之虞，因其能够在认真思考后通过考试积累真正的学分，获得同等权利。备考期间还可为其医学教育筹集资金。在实现了上述目的之后，其余的问题自然迎刃而解。随着医学院数量减少，抗拒提高法定招生标准的势力自然被削弱。美国西部各州立大学无疑将成为这一运动的先锋。因为在将完成两年大学学业成为招生标准后，他们马上就会督促各州抵制来自其他地方的低素质医生来保护自己的孩子和大众健康。明尼苏达大学此前曾经通过政治手段清除了州内所有其他医学院，时下获得了州议会和州教育委员会的支持。北达科他州和印第安纳州也采取了同样的措施，而密歇根州和艾奥瓦州可能会很快跟进。"尽管调整并非易事，但在美国人民的力量面前没有困难"[1]。

1　汇编自毕尔罗斯（Billroth）：*Ueber das Lehren und Lernen der medicinischen Wissenschaft*。刘易斯（Leweis）摘自同文献。

第四章

学制设计：基础医学与实验室阶段

第一、第二学年

医学教育的发展可划分为三个特点鲜明的阶段[1]。第一个也是历时最长的一个发展阶段，以教条主义为标志，代表人物是希波克拉底（Hippocrates，公元前 460—公元前 377 年）和盖伦（Galen，公元 130—200 年），其著述在嗣后几百年间被后人奉为圭臬。尽管其著作中大多数知识确实来自于经验观察[2]，但后世的门徒们变得益发食古不化，只会照本宣科，失去了探究知识来源的兴趣。在中世纪的大学里，盖伦医学体系的地位堪与欧几里得和亚里士多德学派相提并论，被列为学生们深思、阐发和掌握的必修课，但是如果学生们观察发现的事实与大师教导相悖，则被贬为异端。在这一时期，因为医学界彻底被经院哲学派统治，所以仅使用视诊和触诊等基本方法治病的外科医生被贬为手艺人，被知识阶层拒之门外。

---

1 掌握医学科学和教育史的知识，对于引领医学生智识发展上具有无与伦比的功效。令人惋惜的是，即便一些较好的医学院校也对引导医学生对医学史的兴趣方面缺乏重视。树立正确的历史观有助于消弭医学教育改革的阻力，因为医学教育的反对者们认可野蛮生长（outgrown conditions）的观点是完全错误的。

2 "正确推理方法的诞生应该归功于希波克拉底学说。"《古希腊思想家》（*Greek Thinkers*），贡珀茨（Gomperz）著，马格努斯（Magnus）译，第 1 卷；第 308 页。

医学教育的第二个发展阶段是经验主义时代。虽因十六世纪解剖学的兴起而萌发，却历时两百年多年才发展到巅峰。此阶段的医学发展主要以经验为推动力，但其对（疾病）现象的分析、归纳和解释的方法极为有限。治疗的艺术（medical art）[1]完全依赖于先入为主和超自然性质的原理解读，治疗方案单纯依据这些形而上学的假设推导而出，常常十分激进过火。例如，拉什将黄热病引起的体质虚弱解释为"机体系统状态受到抑制"，并脑洞大开地抽象推理决定，随意给患者进行祛邪（purging）和放血疗法。虽然前四个患者经治疗后顺利康复了，但后来有多少人因这种臆断之论而一命呜呼却无从知晓。问题的关键在于江湖医生们无法区分不同疾病之间相当近似的表象，也欠缺统筹分析相关数据并与所观察到的病情进行核对的技能；而当时的人们也并未掌握通过对照试验进行鉴别诊断的能力。医生们将诸多迥然不同、截然无关的病情随意堆砌到风湿、胆汁质、疟疾或瘀血这些模棱两可的病名大类之中，再将这些虚无缥缈的病名权充病情解释，甚至据此开出虎狼之药；精明老道的江湖医生们也敢于以此为凭，在病因不明的情况下将某些表面相似的症状混为一谈，凭着迷之自信就将效果存疑的某种疗法用于施治任何患者。此等医生兼具宗教信徒的执信与孩童般的轻信，说服患者或教导学生的主要手段就是反复强调结果而非逻辑证据。因此，学生也只能是被动地接受，即便使用教学展示也无济于事。他们学习解剖学的方法只是观察教师如何解剖，而学习治疗学的方法或是课堂笔记或是背诵教科书，以掌握某些药物在具体病例中的疗效。

医学教育发展第三个阶段的标志，是将医学视为现代科学的重要组成部分，将人类视为动物界的一员。人体由组织和器官组成，其结构、起源和发育与生物学家们所掌握的知识一般无二；其生长、繁育和凋亡均遵循生物学的普遍原理。人体也会遭受外来的物理或生物因素的攻击和损害，像被武器攻击或是受寄生虫

1　译者注：medical art 是希波克拉底时代中常见的古老概念，这里译为"治疗的艺术"旨在于以文学图像等为主的"医学艺术"相区分。

侵害。（我们所了解的）正常机体活动均是通过观察和经验所获取；而扶正祛邪的疗法也只能通过同样的途径研究掌握。臆测妄断在任何时期均不符合科学的思想方法。

由此我们可以断言，现代医学的特征就是对临床经验进行严格的批判性评价，因此比单纯的经验主义医学更为严谨和可靠。现代医学所承认的事实无关信仰，其可信程度也是真金不惧火炼。不过无论从什么角度看，科学医学都远非无懈可击，而且实现一致性和精准度的时代仍不知其期。但幸运的是，科学诚信度并不要求其所有数据和结论完全一致。现代医学也与经验主义医学一样，必须面对事实之外的诸多可能性、推测和理论；其不同于经验主义之处在于，它能确切掌握所研究的事实材料在逻辑上是否严谨。现代医学能够泾渭分明地划分确定性和不确定性的边界，而这正是经验主义者望尘莫及之处。在现代医学体系中，医生们在证据清晰时能从容施治，证据不足仅凭猜测时则临深履薄，而在机会渺茫时则是步步为营、谨小慎微。经验主义者和科学家都会提出自己的理论，但逻辑上却是南辕北辙。例如，经验主义者的理论会使用诸如"精气"（vital essence）等无法验证其存在的术语，这些说法不仅有悖且脱离事实。而科学理论则基于事实本身——通过简洁归纳事实，提出具体措施，而且措施的效果成败皆有可能。因此可以说，科学医学是"客观全面看问题"的：仔细权衡风险，不会用执信者的盲目性来掩盖知识上的欠缺，拒绝教条主义，欢迎任何人对事实提出的证据。

从教学角度看，现代医学和所有科学一样，以实践活动为教学特点。学生们不再只是旁观、听讲和背诵，他们必须亲身实践。学生们在实验室和诊室中的主动行为构成了教学和培训的主线。时至今日，医学教育不仅授人以鱼，还要授人以渔；学生唯有掌握学习方法，方可高效学习。

有两大环境因素共同促进了医学从经验主义向科学医学的转型：首先是物理、化学和生物学的发展，其次是从中衍生出的一套能在医疗实践和研究中同样适用的分析方法。如前所述[1]，由于现代医学对于物理学和生物学益发倚重，此类学科将在各类以其为核心的课程中扮演更为重要的角色；即便在那些并未以其为核心的课程中，其重要性也不会降低。但是家庭医生是否迫切地需要科学方法，则远未获得广泛共识。尽管科学方法在调查研究中的功用已被丰厚的成果证实，但它能在家庭医生的培养和日常实践中起到什么作用呢？

上述问题的意义重大，答案将决定我们应致力于向社会提供何种医学教育。一言以蔽之，就是如果科学方法和兴趣对普通医生意义不大或毫无意义[2]，那应该始终保留两类医学院：一类推行科学模式，培养开拓进取的医学生，一类遵循旧例，批量产出"家庭医生"；另外，如果科学方法对临床医生和科学家同等重要，那就有必要在部分院校甚或所有院校分类施教：选拔一批天赋异禀者专攻教育和研究，而不让本科生涉足早期的原创性研究工作。但无论如何，都不应被视为可以在医学教育与医学研究之间划下鸿沟，将其区分为毫不相干的两类人。教师的主要职责是在擅长的领域里胜任常规教学工作，但如果他们勇于探索未知领域，本来习以为常的路径也会让人耳目一新。拥有此等师资的医学院，所教授的课业就会超越本科课程的范畴，教学内容会不断进取，对于不同时间点所提出的标准，都会本科生当下的能力和兴趣构成挑战。不过其本科课程在理念、方法和志向培养方面并无不同。

医学教育的保守派们过于强调医疗实践和医学科学间的所谓的鸿沟，而这一观点偶尔也会得到个别进取派（progressive）的认同。家庭医生属于前一派。保守派认为，家庭医生能够解决的问题仅限于在获得学位时掌握较好的领域。他们在医学院毕业时所拥有的职业能力将一路递减直到职业生涯的尽头；而另一类人——即临床科学家——则或是亲自从事"调研"或是向他人求教来获取新知。上述两类意见鸿沟或分野到底有多大？在所有课

---

1 见第二章。
2 这是那些招生标准低和聘用医生兼职教师的普通医学院的主要论点。

程设置上，都存在对（教学）时间和精力的对立与争夺。带齐装备出诊患儿的医生，的确没时间同时再去解剖死于痢疾试验的豚鼠，但这一鸿沟的存在是否有更深层的意义？科学和医疗实践之间是否在逻辑上不能相容？

研究人员主要的思维工具就是工作假说，俗称理论。科学家的研究对象是某一确定的情境，他会对这一情境展开观察以收集各种数据，而数据会提示需要采取的系列举措。这个意思是，他会据此设立一项假说并开展试验和实践，所得结果可能会否定、证明或改进他的理论。在这一过程中，他的思维必须随时在理论和事实间切换，而理论的用途和重要程度，仅需恰好满足他理解、关联和控制现象的需要即可。

这其实就是科研的技巧，它何尝与临床实践存在天壤之别呢？临床医生也要处理某一确定的情境，必须掌握细节信息，而且只有在实际测试培养出来的观察力，才能帮助他获取这些信息。患者的病史、病情、症状构成了他的数据，而医生也会根据这些数据构建他的工作假说，就是我们常说的诊断。而诊断就会提示系列举措。他的诊断是否正确？他是否确实收集全了有意义的信息？他的工作假说是否将这些信息有效地组织了起来？患者的病情进展，就是对此假说最佳的评价和批判。医生的专业胜任力和他根据患者病情变化改进诊疗方案的能力是成正比的。因此，科学研究和医疗实践的发展采用的是完全相同的方法。无论学生是进行科学研究还是医疗实践，在使用方法前必须接受教师的严格培训；获得这一技能后，医学院将成为他医学职业的起点而不是终点。这种技能并不能每次都给他带来实打实的科学知识，但至少能让他稳步增加自己的知识储备。在科学方法的基础上建立的职业习惯，能将实践经历的每一点细节都转换为有效教学的加分点。

从青年学子的角度而言，医学院自然应该是他获取所需知识、态度和技能的主要责任方。需要反复强调的是，在（本科）这一阶段未来从事科研或是临床工作的目标并不重要。因为无论做何选择，初学者们的起步点都是较为陈旧、已清楚认识并透彻理解的知识。即使是这些经典的内容，对初学者也与新知无异。向学子们传授这些知识的老师们的目的，是希望借此培养他们正确的治学态度——习惯独立思考而非鹦鹉学舌——并带领他完成学习过程。

对疾病认识的局限性并不会动摇科学方法在临床实践中的地位。在那些朦胧未知的领域，诊断大多基于概率而非把握，因此临床医生仅可对病情做出推测，但最重要的是他知道自己仅是在推测。有鉴于此，他在诊疗过程中会循序渐进、观察敏锐和随机应变，期间的诊疗逻辑一以贯之。受过科学熏陶的医生之所以优于仅受于经验教育的医生，在于他们面对病情时超脱了先入为主的偏见，观察更加细致入微也更能发现诊疗中所犯错误。即便患者因罹患疾病而痛苦不堪，也不会因医生滥用药物治疗而受到双重伤害。可以说，只有科学家才能准确地区分已知、部分已知和未知的领域，而经验主义者则是凭着盲信无视三者间的差异而贸然施治。

科学研究和临床实践拥有共同的理念、方法和对象。人们眼中的（两者间的）逻辑矛盾，其实不过是因为自然分工而产生的具体问题。"可以如此比喻，由于大部分位于或接近地表的金块都已经被人们发现了，就必须挖得更深才能发现同样值钱的新矿石，而且还要在仅有大致方向的情况下迂回掘进"[1]。如果要区分科研人员和医生之间的差异，可以将前者的工作性质描述为时间比较宽裕且无直接路径可循，而后者的行为必须具备很强的时间性和紧迫性。虽然科研人员的工作比起临床医生来说显得山重水复、兜兜转转，但两者的思维性质却是相同的。他们使用同样的方法，拥有同等的智慧。这些人都是首先从医学院学到这些方法、具备所需的智慧，所以现代医学院不仅是授业之处，也是培养创造性的机构。对于艰深学科的传授来说，由"求学者"自发形成的渴求知识的氛围是必不可少的。当然，医学院的主业是培养医生，而且按照奥斯勒博士的观点，九成的医学院毕业生都绝对不会转

1　赫特（C. A. Herter）："医学科学中的想象和观念主义"（*Imaginator and Idealism in the Medical Sciences*），哥伦比亚大学季刊，第 12 卷，第 11 辑，第 16 页。

投他业。现代医学要求医生们必须耳聪目明、知识系统化、精益求精并具备批判精神，照本宣科的教师是无法培养出此等医生的。因此从提高教学水平的角度而言，不从事科研的教师就无法拥有授业解惑的能力。如果一间医学院没有研究产出，那即便当下尚属一流也会很快过时落伍，一潭死水的学风很快就会催生出照本宣科、愚昧落后的教条主义氛围。

现代医学要求其临床及科学课程的教师们具备思维活跃、积极进取的品质，拥有坚定的理念追求、严谨的思维和工作习惯，并始终保持自身提升空间。常规教学工作自然会占用教师们大量的时间和精力，使得其所处环境迥异于那些非教学机构的全职科研人员。因此，他们能否在事业上出人头地，就取决于否能将科研工作中的严谨和新思维融入日常教学工作中。圆满实现此等调整殊非易事，是否达致这一境界也见仁见智。科研人员们一方面对科学方法十分有助于临床工作深信不疑，另一方面也可能相信唯有从事原创性研究才能掌握这些方法。在这种氛围中，对科学素养一知半解的医学生们有时会急于求成，冒冒失失地闯入未知领域进行探索。但事实上，凡是能够投入充足的工作时间用于科研的教员，都有能力按严格的科学标准讲授其专业学科的各项内容。实事求是而言，即便是医学院或大学的教授们也不可能人人都是天才高产的科学家。在这种情况下，医学院也为另一类人创造了生存空间——即科研产出不多但善于求同存异的教师们，他们学识广博，不断收纳各类知识，嗅觉敏锐且乐于对学生提出的问题进行钻研。这些人大多如天主教徒般悲天悯人，拥有学者般理念和方法，往往充当新观点的批发商和分销人，有能力将全新的思想理论融入现有体系并且成为潮流。他们能够在各学科间保持平衡并广结人脉。有一类绝对不该在医学院、大学或学院内有容身之处的人，至今反倒篡夺把持了医学界，这些所谓的医生，其科学精神堪比行尸走肉，其知识体系僵化停滞，其教案自首次登上讲台起就一成不变，如同溪水中翻滚沉浮的鹅卵石一样在时光的冲刷下愈发圆滑。

而莘莘学子的求学勇气和恒心却要长期面对考验。他们不应因为从事原创性的开拓研究工作为时尚早，就沦为被动学习的对象。他们完全可以在学习现有知识的同时，主动并确切地掌握科学方法与技巧。有时看似离经叛道的探索，却能让平淡无奇的常规活动变得兴味盎然；医学本科生们在将主要精力倾注于掌握前人已深耕细作过的科学方法、标准和惯例的同时，也应保持追求真理的精神世界。

医学院的课程可根据学习行为主要是发生在实验室或是医院而分为两类，但这种分类法过于肤浅，因为医院本身整体而言就是一间实验室。四年的课程总体上分为大致等长的两部分：前两年主要投入实验室学科[1]——解剖学、生理学、药理学、病理学等；后两年则用于临床学习，包含内科学、外科学和产科学。前一部分主要用来学习种种正常和异常的人体现象，而后一部分则主要用来掌握疾病诊治中的临床实践。在基础医学课程部分应该涉及多少临床内容，是一个争论已久的问题。解剖学和生理学完全属于生物科学的学科内容。医学院的专业教育目标里，是否包括修改看似绝对的生物学观点？解剖学和生理学的教学，是否应该因其构成医学课程的组成部分而做出改变？对于那些无意从医的生物学学生，课程的教学内容是否应该有所区别？虽然外行很难对医生们所否定的观点提出异议，但单纯从教育学视角出发却有助于解决这一问题。也许上述问题的根源在于误读了争议的核心所在。人们对于科学的严谨性和彻底性并无异议，无论所持的是纯生物学或医学的立场，科学方法都是同样适用且必要的。完全彻底支持医学观点并不会影响科学的严谨性。无疑，只有学科体系完整且能在交叉学科间建立有机联系的大学，才能正确地培养学生们的上述科学素养。这些科学学科之间并无截然分野；病理学问题可能略微改头换面就转换成一个化学或生物学问题，也没有什么病理学课题与化学和生物学全无瓜葛。迄今为止，这一严格

---

1 诊断学先修课程设在第二学年，在课程的后半部分学生们会开始间或接触临床工作。

公允的科学观点依然正确。但上述考量还是忽略了一个非常重要的事实：医学教育是技能教育也是专业教育。医学生需要掌握许多学科的特定部分内容，而这些内容（在教学之前）必须按照一个明确的实际目的予以统筹组织，这就是医学之所以被称为一门"专业"的原因所在。这一观点说明，医学不同于其涉及的其他各门学科，所有从各个领域中各取所需地择选而来的知识内容，必须在遴选使用相关素材之前就明确选择目的，否则就难以实现知识间的有机结合。举例来说，病理学是研究异常结构和功能的学科，而病理学家则埋头专攻一个细分领域，对细分专业之外的各类关联和复杂关系置若罔闻；进取派病理学家无疑会全力以赴地研究某些具体课题，因此可能时而（当然并非长期地）漠视其他专业领域。但是他们一旦站上讲台，就必须随时跳出自己的专业局限性，设法诠释不同专业领域之间的联系；包括将患者的尸检结果和病史展示给学生，有时还需要从整体上介绍某一疾病。与此异曲同工的是，解剖学家也可能会大讲特讲生理学知识，但目的并非对生理学家越俎代庖，他并非将机体视为一张可拆可合的拼图，而是看作一台机器，拆解的目的是更好地理解其工作原理；药理学家与临床医生的关系也一般无二；细菌学则完全符合科学严谨性原则，但作为医学课程的一部分，它更注重研究引起人类疾病的而非引起动植物疾病的细菌；同理，人体组织学也并不会因为以人体组织为研究对象而重要性就逊于普通组织学[1]。

---

1 以下引自巴克（L. F. Barker）和巴丁（C. R. Bardeen）所著《普通组织学课程大纲》（*An Outline of the Course in Normal Histology*）（约翰·霍普金斯医院公报，第7卷，第62、63部分，第100页）的论述，有力地阐释了上述论点："在确定教学计划时，我们就对教学对象是医学生这一点印象深刻。因此我们十分重视主要使用人体组织来教学，并在使用动物组织教学时，特别指出其与人体组织的不同。此外在决定课程剔除的内容时，我们考虑到使用标本与具体医学实践之间的关系，对由成熟经验证明的、由疾病引起相关病理改变的、可供教学学习和解释的部分人体组织学给予了特别重视。目前的组织病理学中，有些具体知识点相对更有价值。在为新生备课时，我们会遴选接受过全面组织病理学训练的教师对纳入和剔除的教学内容进行精挑细选……考虑到学生们要为未来的工作生活等职业生涯做好准备，我们所选用的方法未必都会展现组织结构的细枝末节。尽管我们也会穿插介绍最先进的方法，但教学过程依然要尽量让学生们熟悉水平各异的标本处理方法。医学生们如果在培养过程中只接触过精雕细刻的组织学实验方法，未来就会在遇到粗制滥造的实际情况时不知所措，而后者才是病理学家日常面对的现实情况"（有删节）。

简而言之，不限于实用性目的的科研应该走进每一所管理有序的医学院。严谨的科研方法会直接影响到教学的方方面面，但本科生教学应始终贯彻专业培养的目的和目标，唯有如此才能把医学课程涉及的所有科学课目充分整合起来。在实验室和临床实践之间，必须建立并维持一种积极的知觉关联。这种关联不是单向的，且如果在前两年培养中刻意抑制其产生，在后两年的学习中就无法自主建立。兴趣是最好的黏合剂，而获得实践验证则是最好的奖励[1]。

医学文献课（medical reference）之所以在美国声名狼藉，主要原因在于长久以来按照一成不变的多学科教学大纲进行机械式训练，且教师都是未经训练而忙于业务的医生；从这方面来说，可以自由发挥的实验室科学课程应该意识到自身在医学院课程结构中的重要地位。教师们在教学过程中忽略掉那些最有科学价值的部分，而只讲授那些"家庭医生需要知道"的少许化学、生理学或病理学知识，由此引发了学生们的不满。尽管人们都将罪责简单地归因于医学文献课程，但实际情况却并非如此。科学课程教学质量低下，不仅是因为生搬硬套和过分强调应用——当然这也确实是原因之一——而主要是因为教师们缺少足够的科学知识和精神。如果他们具备上述素质，那么医学文献课程就不会内容空洞、不知所谓。由此我们可以根据经验得出一个结论，就是不能让缺乏科学素养的执业医生承担全部教学任务，而且实验室科学与临床教学之间不应该被地理位置或科学原理所分隔。若非如此，那么如约翰·霍普金斯大学医学院这样从科学的医学教育观点出发就近设置实验室和医院的医学院校，在面对那些因条件限制而牺牲床旁见习和尸检教学的学校进行竞争时，势必尽处下风。客观地讲，四年时间既不足以培养医学生对医学充满热情并达到

---

1 "人们会吸纳那些可以与已有信息匹配对应的新观点和知识片段，而借用现代免疫学的理论概念来说，那些无法匹配相应神经末梢的新知识因无法连接而被排斥。将当前兴趣点和已确立的关系运用的越充分，培训的效果越好。"摘自芝加哥大学乔丹（Edwin O. Jordan）教授的信札。

医生的专业水准，也不足以让他们将从实验室和临床中学到的东西有机结合起来。

生理学和病理学之所以设在大学，原因在于大学拥有远超医学院的理科课程资源。但在目前的医学教育中，这两门课程必须与临床目的接轨。"必须设立独立学系并安排专人保证这些学科贴近临床医学，就像被誉为军中之花的英国皇家卫队也要从事其他勤务一样"[1]。同样的考量也体现在安排就读于文理学院的医学生学习这些课程的智慧之举里。例如，纳入通识教育的生理学课程客观地介绍了整个学科，以遗传过程为兴趣点，引导学生探索一般原理。课程首先选用的对象是水母、猫等较简单生物而非人体生理：这种医学生理学入门的大胆尝试值得称许，但实际与人体生理差异甚大。因此，我们认为虽然专业课程可以在本科阶段先期介入，但这并不代表一般大学的生理学课程可以达到医学院的教学效果。这方面区别在于，大学的学术指向比较笼统，而医学院的专业教育则目的明确。医学教育的内涵远大于其各门课程的简单累计[2]。

虽然这一观点的论述到此为止，但部分通用之处也适用于所有此类实验科学的教学。例如，医学实验室的人员、设备和组织形式，必须符合非医学类大学实验室的规范。实验室团队必须包括一位全职教授、一组受薪助手和至少一位聪明睿智的学系助理或实验室管家。助手们在协助教授完成教学工作之余，还要各自从事研究工作；而实验室管家则负责代替其他工作人员承担起设

1　豪威尔（W. H. Howell）："生理学现有问题"（*The Present Problems of Physiology*），艺术与科学协会（Congress of Arts and Sciences），第五卷，第434页。哥伦比亚大学李教授（F. S. Lee）在谈到医学课程时给出了更确切的解释："应该避免开展只有生理学技术意义的实验，尤其是那些与人体生理学相差甚远的实验……（在生理化学中）应该涉及组织和分泌物的病理成分及变化相关的知识"。芝加哥大学的马修斯（Matthews）教授则持相反观点："应该像对物理学、植物学和化学一样对待这些学科，尽快将其改为医学先修课程，从医学院分离出去"。但这一类比似乎有些欠妥，从医学的角度看，物理学和化学都仅仅是工具学科。然而医学科学并不只是工具，而是以医生实际面对的现象和采集的生物材料为研究对象的。李教授在哥伦比亚大学教授生理学课程时会采用病理案例来阐述并丰富课程内容。正常和异常情况间的对比会同时加深学生对两方面的印象。
2　德国的大学中也出现了同样的问题。见上述引文中鲍尔森一节，第411、412页。

备和材料的购置和养护工作。药理学实验室在人员配备等方面的需求与物理学实验室一般无二。如同物理学家不应将滑轮演示实验视为高于学术工作一样，药理学家也不应优先考虑行医和药房管理，反而将教学视为副业。其他同等重要的条件还包括充足的场地设施：教室、教学用实验室、工作人员科研的专用房间、定期购入重要出版物的图书馆，以及可保证实验动物供应数量和种类的动物房[1]。

在教学方法上，医学和其他科学别无二致。完全照本宣科的教学方法彻底过时了，它属于上一个信奉法则永恒不变、前辈通晓一切的时代，当时的人们以为教授"万事皆通"，而学生们"记住就好"。课堂讲授方式依然延续但作用有限，仅可在课程开头来引导学生、点出关联、预估以实用为导向的学习路径。当然，此种方式有时也能起到总结、解释和关联实验所得结果的正面作用。教材、图谱、表格的地位也是类似的：它们显然不能取代感官经验，但能够很好地引导和补充学生们的实验室学习。总的来说，背诵和考试的价值与其实际内容和信息量成正比。一旦走出课堂，这些做法都存在脱离实践和过时的风险。

按照医学院的课程规定，学生在入学时至少必须掌握充分的物理学、化学和生物学知识，而课程的前两年会进行以下学科的系统教学：

第一年：解剖学（含组织学和胚胎学）和生理学（含生物化学）。

第二年：药理学、病理学、细菌学和诊断学。

以下会简要介绍这些学科之间的关系及它们与第三、第四年临床学习之间的关系。

课程安排的先后顺序主要依照其内涵而定。研究身体结构的解剖学在逻辑上就是认识人体的起点，也是实验科学中历史最为

1　大众普遍误认为美国医学院中已经普及了动物实验。事实上，只有一小部分院校开展了动物实验，且普通医学教育欠缺动物实验贻害甚大。

悠久的[1]；作为医学研究基础中的基础，解剖学的位置优先于所有其他学科。在过去几个世纪中，解剖学的教学方法仅仅有教授亲自演示一种；直到 19 世纪上半叶，让学生们自己动手进行大体解剖的方式才逐渐流行起来。这门长期陈旧封闭的课程在近年来迎来了跨越式的扩充和发展：胚胎学、组织学、生理学和病理学等学科的建立发展，让解剖学返老还童，重新成为一门充满生机活力的学科[2]。解剖学家们也由此承担了与日俱增的任务。例如，外科医生们在探索前无古人的新型手术时需要解剖学知识；内科医生们在查体辨认精细结构时也需要解剖学的指引；生理学家、药理学家和病理学家们也都仰赖解剖学家的帮助。而对于医学生来说，解剖学具有多种用途：不仅需要掌握人体的整体运作机制，还需要从相互独立和相互关联的角度认识人体的各个部分，最终还需要了解组织和器官的微观结构。面对上述三大需求，解剖学教师拥有两个选项：其一是尽力预测上述需求的具体内容，将授课内容局限于高度实用性的内容；其二是对课程内容自由发挥——在不脱离其实用性的基础上，广泛引入科学知识背景和同理心推导等内容。此刻两者间的优劣其实已不言自明——后者优于前者。解剖学的内涵之所以不再局限于大体解剖，是因为仅仅观察或动手解剖大体无法帮助医学生掌握人体的整体结构。把大体分割成一堆碎片相对容易，但是能否在脑海中重建这些看似互不关联的碎片之间的立体关系则又是另一回事了，而解析这些组织的细微结构，难度还要更上层楼。因此，解剖教学时下的重心转到通过绘图和建模来获得整体观；与此同时，医学生们还要认真学习各类图表和剖面图，并研究不可或缺的教学标本室中的模型和特制标本。组织学和胚胎学课程与大体解剖密切相关，充实了微

---

1 "虽然解剖学的实践教学已有 600 多年的历史且早在 300 多年前就出现了用于教学和研究目的的解剖学实验室，但只有在本世纪（19 世纪）建立的解剖学实验室才符合我们心目中的理想状态。"韦尔奇：《当代科学实验室的进化：威廉佩珀实验室启用致辞》（*The evolution of Modern Scientific Laboratories*：*an Address delivered at the Opening of the William Pepper Laboratory*），宾夕法尼亚大学，1895 年 12 月 4 日。
2 巴丁著有的《美国解剖学》（*Anatomy in American*）是一份可读性极强的解剖科学及教学发展史，载于威斯康星大学公报，第 115 期。

观学科的内容。整个医学课程中有约五分之一的课时[1]都牵涉到当代解剖学系相关分支课程的教学，而其中有多少以授课方式传授更为有益仍有待探讨。但是此刻需要再次强调的是，课堂授课方式完全无法替代通过触觉和视觉获取的感官体验。这种体验如果运用得当，无须过多整理即可自然形成条理有序、高度实用的记忆。

除了解剖学之外，实验方法应用于医学尚不足百年，且其快速普及应用曾被保守派贬斥为三分钟热度。但事实胜于雄辩。在医学实验室蓬勃发展的百年里，人类死亡率降低了一半，而平均预期寿命增加了 10 ~ 12 年[2]。在这些实验室中，首先问世的是生理学实验室，由浦肯野（Purkinje）在 1824 年创建于波兰的布雷斯劳。总的来说，这位实验生理学家的研究工作都基于"生理学是生命体的物理化学作用"这一假说之上。他采用物理学实验室的设备和流程来研究人体组织的机械属性及使这些属性产生作用的物理条件。神经、循环、呼吸、消化、运动系统等机体活动的工作机制或多或少都适宜从物理学的角度描述解释。人们也开始用化学实验室的设备和流程来研究机体组织、体液和分泌物的组分，并尝试通过实验再现人体的消化等生理过程。这一主题一般由两个分支组成，一为生理学，一为生理化学或生物化学。尽管机械论的观点已证据充分、无可辩驳，但医学教育尚未对全盘接受此类功能学观点。两者之间分歧严重，有待弥合。物理科学家们如何锲而不舍地通过机械论观点来完善生理功能的过程，此处不再赘述。早期科学家们取得的辉煌成功与时下进展相比，早有云泥之别，有云："先贤们薪火相传、上下求索的漫漫长路，往往被未经历练的青涩少年视为一步之遥。"

无论生理学实验室存在多大的局限性，它都对培养未来的医生贡献着巨大的价值。从某种意义上说，生理学是医学院的核心

1　整个医学课程耗时 3600 课时至 4000 课时。
2　韦尔奇著《芝加哥大学史》（*University of Chicago Record*），第 12 卷，第 3 部分，第 79 页。

课程[1]。医生的职责所在就是恢复机体的正常功能，而正常功能不仅是他思路的出发点，也是治疗手段的目标所在。生理学实验室帮助初学者们认识机体功能的运转，并知晓这些功能在不同情况下所受到的影响。它之所以能发展成为一门几乎无所不包的学科基于以下两大原因：其一是扬弃了生命力（vital force）、抑郁质（depression）等形而上学观点；其二是通过展现生理学机制的精巧和复杂性，重点指出人体最终能够实现正常机能，主要在于自我恢复而非医药之功。如果能够培养医学生成功地学会将机体视为一台超级复杂、精密无比的机器，他们就会对自己手到病除的能力不那么确定。虽然医学生们的课时不足以掌握生理学实验迄今涵盖的主要内容，但提纲挈领、内涵丰富的示例至少可以保证他们拥有足够的自知之明。即便可其供探索的领域不多，但在探索路上也不应人云亦云。直面现实世界会帮助他们实事求是、脚踏实地，从此不再遭受神秘主义和经验主义的荼毒。

解剖学和生理学只是医学教育的入门阶段，课程内容包括机体的正常结构及各组分、体液、器官的正常功能，以及正常运转的条件。下个阶段的任务则是直入主题，开始学习药理学——一门研究机体对药物反应的实验学科[2]。这门科学面对的首要问题，是传统药典中充斥着百科全书式的臆断之词，而药理学的使命就是质疑经验主义医学的自吹自擂和含糊其辞。前人选择某一药物的依据是否可靠？即使是可靠的，是否能够确认其药效和局限性出自何处？

药理学从问世之日就以否定和批判开路，因此得以迅速廓清了其中夸大迷信的部分，保证科学的幼芽能蓬勃生长。比如，它证明了虽然奎宁类药物的用途十之八九是无效的，但针对疟疾这一唯一适应证却能一击中的，直接消灭寄生在血液中的疟原虫。它也发现并解释了洋地黄、阿托品、士的宁等药物的药效上限；

---

1 美国最好的医学院对于这门课的教学平均投入约 450 学时。

2 第一间临床药理学实验室由德国学者布伦克姆（Rudolph Buchheim）于 1849 年创办于多帕特（Dorpat）。

此外它还证明了针对困扰人类多年的各类消化系统疾病的药饮其实百无一用。从此科学和理智之光，终于照进了这个久已被愚昧无知和草率轻信困扰的领域。

随着药理学这门科学的使命超越了对过去的批判，化学和实验生理学的进步开拓了全新的天地。例如，如果某种症状——疾病、症状或是疼痛本身——尚无对应的治疗药物该怎么办？药效学的问世为此提供了建设性的机遇，如可卡因、退热药、各种激素和血清疗法等被发现具有良好疗效。这门严谨的实验科学产出的累累硕果，在赋予药物学和药物治疗学科学内涵的同时，也直接为生理学观念提供了有力的支持。人们已经不再盲信复方药物，而是将各种疾病及相关症状，根据目前可行的治疗手段区分为（持续修订中的）六大类。其中有些类别的疾病已有显效药物——如梅毒和疟疾；有些则是自限性疾病，仅需在病程中采用某些治疗手段来缓解严重的症状——如给伤寒患者擦浴可以降低体温，氯仿可以解除马钱子碱中毒者的惊厥，吗啡可以止痛等；如果出现机体的正常免疫被异常削弱或增强的情形，血清疗法就能派上用场；也有些疾病目前只有环境疗法和心理暗示可用；还有些疾病需要外科手术才能速战速决。一个重大的改变就是，人们不再盲目随意加大药物剂量了！患病的机体就像被围攻的城市一样，任何单一的军事行动都无法确保城池固若金汤。例如，从城门突出奇兵会让敌军产生一时慌乱；出敌不意地出偏师侧击，也会产生相同效果。而城中居民们也可坚守城池以逸待劳，同时节衣缩食给守城部队省下给养。而在面对结核病类疾病时，我们的唯一办法也许就是仿效俄国人当年面对拿破仑时采取的坚壁清野、保存实力的策略，留给敌军一座空城。

大学为药理学创造了更为全面、充满创造性的广阔发展空间，可供医学生们充分浏览学习这一领域的知识。但与实验生理学的情况一样，医学生们依然不排除学习到错误的药理学知识的可能性。年轻医生面对的医疗环境仍相当恶劣，可谓腹背受敌。医疗行业的传统大多是沿袭经验医学的做法，"医生用药如同使用一支没准星的枪，有时打中的是疾病，有时打到的是患者，而医生开处方时对此茫然无知"[1]。不仅如此，医生们还要年复一年地被那些不择手段的药厂日复一日地以广告宣传洗脑，所谓"谎言重复三次即成真理"，而这种手段对那些缺少批判性思维的医生极其奏效[2]。身处不良榜样和巧言令色广告的影响下，年轻医生们的防身利器唯有精准的科学理念以及对现场演示的性质和局限性的鉴别能力。医生们如果轻信了这些广告宣传，对民众所造成的危害要远大于这些宣传本身。因为如果医生们对某种内含有害成分的江湖偏方的组成一无所知却偏信其效力，并开处方给普通人使用，会倍增这些偏方的危险性[3]。实验生理学和药理学必须帮助学生掌握的，就是质疑未经验证的传说疗效，即便对权威人物提出的建议也要保持开放心态：拒绝谎言和拥抱真理同等重要。幸运的是，即使简短的实际经验也足以让人在权衡证据真伪时保持谨慎。

因此，药理学课程的内容应该包括：让学生们亲身实验测定少数几种精心挑选出的药物在动物身上的药效；教师演示其他药物的药效；通过讲课和背诵教材，对其余药物进行补充讲解[4]。课程内容已大幅缩减的药物学只需涵盖用药部分的知识，即让学生们熟知已证实有效的药物以及最常用和最有效的剂型。治疗学则是在这些药物的基础上，辅以医生们多年以来掌握的其他疗法——如擦浴、电疗、按摩、心理暗示、食疗等——汇集而成的。与以药物为核心的药理学不同的是，治疗学的学科思维方式以疾病为核心。

医学科学的最后一个，也是内容最丰富的一部分，是由病理学和细菌学组成。病理学的三个子学科是与解剖学、生理学和生理化学相对应的，分别是病理解剖学、病理生理学和病理化学。

来自维尔茨堡的魏尔肖（Virchow）于 1856 年在柏林建立了

1　奥斯勒：《淡定》（Aequanimitas），第 127 页。

2　"在统计 5000 份处方后，我们发现其中有 47% 是专利药品。"莫特（M. G. Motter），美国医学科学院公报，第 9 卷，第一部分。

3　见《专利药品改革宣传》，美国医学会，伊利诺伊州芝加哥。

4　平均 150 小时用于药理学教学。其中一半以上课时进行实验，其余的用于背书。

第一所病理学研究所，标志着现代病理学的全面兴起。他的学科建设计划远远不止于当时盛行的大体病理解剖学，而是把病理学视为一门实验性而非描述性科学，其原理与普通生物学无异。在他看来，病理学并非无法可依、无序发展的怪胎，而是有规律性和必然性可循，是各种组织和力相互作用的产物。病理学家们要研究的问题，是通过观察和实验发现病理过程的关键所在，从而认识其起因和意义，以及如何在必要时扭转或控制这一过程。病理学意义上的异常并非基于生物学原理，而只是从其有时有损人类健康的角度而言。而且此类改变常常属于有益人体的代偿性调整，本质是有利于人体健康。实验病理学则是沿着生物学和化学两条路径发展：前者专注机体异常生长的发展全过程，后者则着重观察生命过程中化学反应产生的变化。近期的学界倾向于推崇生理学观点——即医学理论上的健康发展（wholesome development）观点。内科医生们往往过于关注疾病过程，而无暇将其与相关的结构变化结合起来。而外科医生们有时通过手术对此略有帮助，但更多的情况是，一切真相只能等待尸检结果来验证。病理生理学是从功能出发研究结构变化的学科，主要关注的是结构变化对机体功能的渐进影响，而并不细究结构变化本身。它用实验重现疾病，在关键点上打断其发展过程，观察功能紊乱并确定与其相关的结构改变。赫克通（Hektoen）教授说，"在动物身上，可以为科研目的而随时中断疾病的发展过程，从而分阶段研究疾病。由于研究人类疾病存在的诸多限制，使得比较病理学成为研究人员的首选之策。这一比较方法的巨大影响力也体现在我们可以类比动物实验情况，更加深入地认识人类疾病，而在其他无法从动物实验外推的人类疾病上积累的知识则为数寥寥"[1]。对于医学生而言，这一课程的价值取决于能否将实验室发现与病房中患者症状进行对比研究。

　　总的来说，高水平的病理学教学离不开便利、高频次的解剖

1　艺术与科学协会（Congress of Arts and Sciences），第 6 卷，第 112、113 页（略有删节）。

室教学，其重要地位毋庸置疑。我们必须指出，美国医学院的尸检机会不仅很少而且周期不定；病理学课程的组织和授课可用的示教材料，往往仅有几个模型、一些保存较好的标本以及少量制成的显微切片，有时甚至一无所有。如此教学方式对于组织学课程尚可蒙混过关，但所遗漏的内容会让课业负担已然过重的第三和第四学年不堪重负。而且对病理学教师而言，在教了多年病理学后居然从未进过解剖室也着实是一桩憾事。

大体样本或显微标本不敷应用有以下几个原因。首先，新鲜的大体标本很容易腐烂；从人体摘除后运送处理的过程中会很快发生变化；冷冻处理虽然能避免样本软化腐败，但要付出血液成分受损的代价，而血液变化正是病理过程的重要环节。更为重要的是，疾病并不仅仅是单一器官组织发生的变化，也不仅是这些器官或组织的显微组分的变化。即使是肺炎、白喉等急性疾病也会影响整个机体；心脏病或癌症等慢性病变更会对机体整体造成影响。因此，病理学家们若想给学生们客观地介绍疾病全过程的性质和效应，也需要使用完整的病变机体作为教学材料。这也是病理学教学应该实现的效果，但缺少尸检则使其功亏一篑。例如，癌症就不是只影响某一器官的局部异常。如果医学生们只是观察固定在明胶里的切片、纸质模型或显微切片上的细胞变化，就无法如愿掌握疾病的特性。这些示教材料确实能充分展现自身所有的病变，但它们不过是疾病整体的冰山一角。癌症病变是复杂而广泛的，远离原发病灶的其他器官也会受累，更不用说原发灶本身了。只有尸检能够揭示受累的广泛性、受累部位之间的关系、机体机制对抗疾病做出的响应和代偿；如果没有尸检，医学生无法对所学内容产生充分的理性认识。

病理学对理解和掌控疾病的最大贡献，在于其阐明了疾病的原因——即病因学。想要理解疾病意义的医学生绝不能满足于记住对应的尸检结果，而是应该从头开始观察整个疾病过程的发生发展。为了达到这一目的，必须开展使用活动物的演示课。例如，结核病的示教就需要给几只豚鼠接种不同种的结核菌，展示结核菌侵入和散布的不同途径以及它们能产生的各种不同的病灶。

下面我们开始讨论另一门科学——细菌学，一门近年来才和病理学携手发展起来的年轻学科。它也同样存在生物学和化学两个发展路径：前者研究微生物的生活史，后者负责分离解析其毒性产物和其他产物。病理学家们对造成异常结构变化的初始原因的探究，得到了细菌学家们鼎力相助，因此而得以描述和解释白喉、伤寒或结核感染造成的组织破坏。对微生物的生活史研究催生了血清疗法，使得这一疗法大大减轻了人们对破伤风、白喉和脑膜炎的恐慌。

细菌学对预防医学的重要性远大于其对治疗学产生的影响。可以毫不夸张地说，源自细菌学的现代卫生学将医生的社会地位从个人提升到阶层。疾病被发现在很大程度上直接或间接地与恶劣环境相关。例如，劣质的水源、不通畅的排水系统、受污染的食物、有害的职业环境等全都与社会治理相关，而且构成了我们的寄生虫敌人的温床，同时也会削弱我们对它们的抵抗力。对理性而敏锐的医生来说，一个伤寒患者不只是一个病例，还是对未来疫情的预警；治疗患者和保护健康人在他的工作中都占有同等重要的地位。公共卫生实验室也隶属于医学院，这里应该是整个国家的卫生数据集中的信息中心，由税款资助的公立研究所能最恰当地行使这一功能。他们积累的材料也可以作为教学、研究和卫生实践的基础。因此，所有的实验科学都会在卫生实验室里集中发挥作用，而具备疾病性质、起因、传播、预防和治疗知识的年轻医生是这里的中坚力量，他们会履行自己的责任，通过推动社会变革来促进大众健康。

从医学教育的角度看，以单纯的学术或科学观点看待病理学和细菌学会使其价值受到毫无必要的损失。这两门学科均为羽翼丰满的生物科学，应该由大学设立，只能在专门实验室内进行人才培养，而且必须与普通生物学和化学一起教授。但医学生在至多500个学时之内，必须依循这些学科在解释人类疾病的各类现象时所采用的原则，清晰全面地掌握其理念和相互关系。实验病理学之所以对他们如此重要，是因为这一学科能赋予他们在未来理性分析思考临床问题的能力。初步掌握病理学知识后，医学生们就可以从解剖室开始着手培养自己的临床思维了。这种培养思路与那些旧式医学生们乐此不疲但所知甚少的"开刀"或兴之所至地"开处方"不可同日而语。开始学习病理学课程距离具备"开刀"和"开处方"的能力之间还有两个学年，但在此期间完全可以，而且"很有必要提醒医学生们，他们时下所学内容，会对其全面认识疾病至关重要"[1]。

在收尾时，这章对于医学科学的简要总结不禁令人有些沮丧。因为无论是从已知内容、还是未知角度来看，可供指导医学生的内容似乎少得可怜！但实际情况其实是我们已取得了长足进展。假以时日，医学生必然将有能力取得对所有领域的正确观念，而这些观念的价值以及基于这些观念所培养起来的习惯，主要取决于其获取的知识量而非对现实的感知[2]。从课堂讲授获取的信息如同坊间传言，很难给人留下深刻印象；而第一手经验，即使再碎片化也依然栩栩如生。课业繁重的实验课程完毕后，医学生们可能依然对很多问题一无所知，但至少他们能够学会如何对待科学事实，并掌握使用所获取的科学事实的方法。

注：上述医学课程的更多细节详见以下材料。

总论

［1］Report. of Curriculum Committee, Council on Education, American Medical Association, Bulletin of the Amer. Med. Assn., September 1909.

［2］What Constitutes a Medical Curriculum? Issued by Association of American Medical Colleges.

［3］Colwell N. P.: In Bulletin of American Academy of Medicine, vol. X ., no. 3.

［4］Billroth T.: Ueber Lehren und Lernen in Medicine.

1　病理学委员会报告，美国医学会教育委员会（Council on Education），美国医学会公报，1909 年 9 月 15 日，第 47 页。

2　科学方法才是科学原则的精华，其价值远超任何知识内容。这一观点是由尊敬的杜威（Dewey）教授在刊载于《科学》杂志第 31 期第 787 卷第 122 页的"科学的内容和方法"一文中提出的。"过去的科学教育过多地强调了既往积累知识的重要性，使得学生们对已知的内容很熟悉，却忽视了学习思维方法和科学态度，而这些才是应该培养学生思维习惯的努力方向。"

〔5〕Bickel Adolf: Wie Studiert man Medizin? (Stuttgart, 1906) .

各学科论述

〔1〕解剖学

Barker, L. F., and Bardeen C. R.: Outline of Course in Normal Histology and Microscopic Anatomy, Johns Hopkins Hospital Bulletin, vol. XⅢ ., nos. 62, 63.

Barker L. F., and Kyes, P.: On Teaching of Normal Anatomy of Central Nervous System to Large Classes of Medical Students, Proc. Assn. Amer. Anat., 1900.

Barker L. F.: Study of Anatomy, Journal Amer. Med. Assn., March, 1901.

Dwight T.: Methods of Teaching Anatomy at Harvard Medical School, Boston Med. and Surg. Journal, vol. c X X Ⅳ . pp. 457–77.

Huntington G. S.: The Teaching of Anatomy, Columbia University Bulletin., 1898.

Keiller, W.: On Preservation of Subjects for Dissection, etc., Amer. Jour. Anat., 1902–3, vol. Ⅱ .

McMurrick, J. P.: Conservatism in Anatomy, Anat. Record, vol. Ⅲ ., no. 1.

Mall, F. P.: The Anatomical Course and Laboratory at Johns Hopkins University, Johns Hopkins Hospital Bulletin, vol. Ⅶ ., nos. 62, 63.

Mall, F. P.: On Teaching Anatomy, etc., Ibid., vol. X Ⅵ ., no. 167.

Mall, F. P.: On the Teaching of Anatomy, Anat. Record, vol. Ⅱ ., no. 8.

Moody, R. C.: On the Use of Clay Modelling in the Study of Osteology, Johns Hopkins Hospital Bulletin, 1903, vol. X Ⅳ .

〔2〕生理学

PORTER, W. T.: The Teaching of Physiology in Medical Schools, Boston Med. and Surg. Journal, December 29, 1898.

Crittenden R. H.: The Importance of Physiological Chemistry as a Part, of Medical Education, N. Y. Med. Journal, September 30, 1893.

BOWDITCH H. P.: The Study of Physiology, Univ. Pa. Med. Bulletin, June, 1904.

HOWELL, W. H.: Instruction in Physiology in Med. Schools, The Michigan Alumnus, January, 1900.

LEE F. S.: Physiology (Series: Lectures on Science, Philosophy and Art, Columbia Univ. Press, 1909) .

〔3〕药理学

Abel, J. J.: On the Teaching of Pharmacology, Materia Medica, and

Therapeutics, Phila. Med. Jour., September 1, 1900.

Sollmman, T.: The Teaching of Therapeutics and Pharmacology from the Experimental Standpoint, Jour. A mer. Med. Assn., September 6, 1902.

［4］病理学和细菌学

ADAMI. J. G.: On the Teaching of Pathology, Phila. Med. Jour., 1900, pp. 399–402.

DELEPINE A. S.: On the Place of Pathology in Medical Education, Brit. Med. Jour., 1896, vol. Ⅱ.

JORDAN E. O.: Place of Pathology in the University, Jour. Amer. Med. Assn., 1907, vol. ⅪⅧ xlviii. P. 917.

BARKER, L. F.: On Methods of Studying Pathology, Amer. Text-Book of Path., Philadelphia, 1901.

［5］卫生学

DITMAN, N. E.: Education and its Economic Value in the Field of Preventive Medicine, Columbia University Quarterly, vol. Ⅹ., supplement to no. 3, June, 1908.

Winslow, C. E. A, : Teaching of Biology and Sanitary Science in the Massachusetts Institute of Technology, Tech. Quarterly, vol. ⅩⅨ xix: , no. 4, December, 1906.

WESBROOK F. F.: The Laboratory in Public Health Work, Twelfth Biennia Report of Iowa State Board of Health.

WESBROOK, F. F.: The Public Health Laboratory, Jour. Amer. Med., vol. Ⅺ., no. 9.

第五章

课程安排：基础医学与实验室阶段

第一、第二学年（续）

归为第一类[1]的医学院校整体上符合这些特点：均直属于科系完善的综合性大学；其医学课程在医学预科阶段一般均以充分的科学训练为基础。总体而言，这些附属医学院校的实验室设备、管理和形象方面均符合大学的办学宗旨和理念[2]，一般至少4间相互独立的实验室，分别用于解剖学、生理学和生物化学、药理学、病理学和细菌学的教学研究。随着所掌握资源日渐充实，各学系逐渐派生出组织学、生理化学、临床病理学和细菌学等分支，学系由此发展完整。各州立大学十分重视卫生学专业，其公共卫生学系如果运作得当，能够在医学院的病理学及细菌学实验室、州地方政府乃至全州各地的医生们之间建立起融洽的合作网络；而依托捐赠基金所建的医学院校则侧重建立健全预防医学学系。虽然各院校设施条件丰简不同，但均为各分支学科提供教学和科研设施，使教学与科研之间相得益彰，形成互补关系。各学系之间

1　即那些要求入学前在综合性大学修读两年或以上预科课程的医学院校；这类医学院校的列表位于原书第三章。

2　在这些院校中，有一部分既往基础较差的学校在提高入学要求后并没能同步改善设施条件。还有几所学校虽然承诺提高入学标准，但确实不具备改善设施的能力。考虑到提高入学标准会使生源减少收入降低，这些学校的设施条件确实可能进一步恶化。

沟通畅顺且与院校的整体科研工作浑然一体。各学系均设一位全职教授担任系主任，且多为其配备数位能干的受薪助理协助工作。如此活跃积极的科研氛围形成了一种引人入胜的人际关系：一位精力充沛、善于激励和赏识学生的学科掌门人，与奋发有为的年轻弟子们通力合作、相辅相成。出人意料的是，如此扎实的医学院组织模式其实问世不久——在德国只有不到50年，而在美国更是只有不到20年。区区数十年间，过去的学生们已成长为母校的学系主管，有些甚至已经着手在偏远地区建立或改造一所医学院。由于大批实验室如雨后春笋般迅速涌现，过去的科研愿景和前期付出已产生了巨大而立竿见影的回报。

个别解剖学和生理学系的负责人并非医学专业出身[1]。这一创新之举出于两重原因：其一是对医生兼职的教授教学方法流于表面的弥补措施，其二则是为了实现医学和生命科学之间的有机联系。非临床医学出身的教授未必就无法理解浅显易懂的医学文献；外人也没必要仅仅因其没有医学博士学位而对其率领的学系充满同情；无论如何，其无私的态度在任何情况下都是不可或缺的。当然，这也并不是说执业医师就无法胜任这些职位。问题在于，医生们通常缺乏毫无偏颇和旺盛求知的科学精神，大多只是按规定完成教学时数，还时常会被患者提出的紧迫要求打断。因此他们或是科研时间不足，或是对科研完全兴味索然。有鉴于此，西储大学和康奈尔大学（纽约校区）是同等医学院校中唯有的仍然聘请执业外科医生做解剖学系主任的学校。

在当前（或到1910年秋季为止）实施两年制预科的25所医学院校中，有14所院校[2]会让学生在同一个校区完成整个四年的课

1　有时医学院院长也不是医学专业出身，在这种情况下他能否想临床之所想、能否充分把握临床教育的现代发展方向就显得极为重要。更危险的一种情况是将基础学系的教授勉强提拔为临床学系的主管。

2　约翰·霍普金斯大学、哈佛大学、西储大学、明尼苏达大学、康奈尔大学（纽约校区）、耶鲁大学、密歇根大学、印第安纳大学（印第安纳波利斯校区）、艾奥瓦大学、宾夕法尼亚大学、雪城大学、哥伦比亚大学、达特茅斯大学、科罗拉多大学。在这些学校中，有两所医学院校不与其所属大学的主校区位于同一城镇——康奈尔大学（纽约校区）和印第安纳大学（印第安纳波利斯校区）。

程；另外 5 所[1]则在两个校区分别开设基础医学阶段和临床医学阶段的课程，这两处校区相对独立，个别近在咫尺，多数则相距甚远；有六所[2]是不完全课程学校，只能开设第一年和第二年的课程。与大学的其他学院具有有机联系的完全学校才是正常和正确的办学形式。医学研究必须以具体而又个体化的疾病为中心。医院和实验室相互合作的关系对双方都有着无可辩驳的益处。举例来说，如果手术室、内科诊室和解剖室不再定期给实验室提供标本并提出问题的话，病理学教学将难以为继；如果没有与实验室的定期交流，内科和外科的教学水平也必定难以维持。医院和实验室之间必须保持紧密联系，而且双方必须凝心聚力进行教学，任意一方稍有削弱都有损于双方。为了达成基础与临床的有机结合，地处偏远的医学院校无论如何都最好在医院和大学附近分别设立校区。暂时性困难——如与大学教学理念格格不入等问题——都可以通过加强与主校区的交流加倍努力保持创造力的方式克服，康奈尔大学在纽约的校区即为典范。值得庆幸的是，满足医学院校的需求无须花费九牛二虎之力，校区分处两地或是地处偏远均有解决之法[3]。

　　校区分处两地的医学院校与生俱来存在严重缺陷。位于大学本部的基础医学部是由具有现代教育背景的人员新近组建起来的；而位于较远异地城市的临床医学部，其人员通常为在大学设立医学部时一并吸纳的旧学院中的原有员工[4]。在加利福尼亚大学、堪萨斯大学和内布拉斯加大学及其同类院校中，两处校区之间有着正

1　拉什医学院（两部分课程都在芝加哥进行，前两年在芝加哥大学，后两年在城市的另一处上课，与本校只有附属关系）、加利福尼亚大学（第一和第二年在伯克利，第三和第四年在旧金山和洛杉矶）、内布拉斯加大学（第一、第二年在林肯，第三、第四年在奥马哈）、堪萨斯大学（第一、第二年在劳伦斯，第三、第四年在罗斯代尔）、斯坦福大学（第一、第二年在帕洛阿尔托，第三、第四年在旧金山）。
2　包括威斯康星大学、密苏里大学、南达科他大学、北达科他大学、犹他大学、维克森林大学。康奈尔大学会在伊萨卡校区重复第一年课程；印第安纳大学会在布鲁明顿校区重复第一年和第二年课程。
3　见第九章。
4　从某种程度上来说，这一问题在一些完全学校中也仍存在；但基础学部和临床学院人员间的定期交流可以逐渐弥合这一缺陷。

式的交流和联系，如此下去，这些临床医学部的成员就会逐步替换为有现代教育背景的人。但在医生兼任教师逐渐增多的背景下，临床医学部单设在外，则始终面临偏离大学文化氛围的风险。大学里的临床医学教授往往也同时承担着繁重的医疗工作；在此情况下，如果他们无法受到附近实验室中的科研氛围感染，极易将教学和科研工作束之高阁。长远而言，如果提高教学标准并加强对当前科研进展的敏感性，就有可能从一定程度上纠正这一错误趋势。与此同时，这些院校只要还想继续办学，就必须接受前所未有的更加严格的政府监管。但如果医学院院长能够游走于基础医学部和临床医学部之间，或者科研人员与临床医学部之间存在频繁的社交和科学交流机会，也许能在鸿沟之上架起一座脆弱的桥梁。

即使如此，院校分处两地充其量不过是从附属于大学的专业型学校向完全融入大学过渡的权宜之计，很难相信这类院校有朝一日能够协调一致地行使功能。普里切特主席说[1]，"我简直无法想象，如果工科院校后两年的上课地点和前两年的上课地点距离两百英里远，他们的教学效果和专业教育会受到怎样的影响。我个人猜测，这两处校区会变得和任何两个距离如此之远的学校一样，彼此几乎没有关联。"目前来看这一举措已经带来了超乎预料的困难：内布拉斯加大学的医学系主任主要在林肯市工作，忙得无法实际控制位于奥马哈的临床医学部；加利福尼亚大学的医学系主任同时要负责监管旧金山校区的医院，无力领导伯克利校区的事务，对洛杉矶的第二临床医学部更是毫无控制能力；堪萨斯大学则默许了两校区的分裂，尽管两个校区间只有一个半小时车程，仍在两地分别设置了系主任；密西西比大学采取了同样做法，但理由更为充分，因为从牛津到维克斯堡虽然路程不太远，但即便采用最便捷的火车换乘方案，也要在路上花上大半天时间。

不完全学制学校（half-school）面临的问题则有所不同。两年制院校是起初为了办学的权宜之计，但它可能确实在学制安排上

1　引自教育委员会讲话"大学在医学教育中的义务"（*The Obligations of The University to Medical Education*），美国医学会刊 1910 年 2 月 28 日第 1109 页。

有重要意义。因哥伦比亚大学和密歇根大学已可将两年的医学博士（M. D.）课程纳入到四年的文学学士（A. B.）学制内。缺少医学部的院校只好将医学课程的容量压缩到刚刚够用来应对学制长度上的竞争，因而不完全学校能够避免浪费学生的时间并防止大学生源流失。这一学制安排利用了基础医学阶段和临床医学阶段之间的空档，但这一尝试能够推行下去还有更深层次的原因。

时下学士学位的课程设置要达到双重目的，即同时满足通识教育和职业教育的需求。医学教育中的科学基础课程显然具备这两大属性：它们既是不可或缺的工具，也和识人、读书、旅行一样有着增长见识的通识属性。从这一角度看，所有新经验都附带有通识教育的价值，因此目前可以公正地说，整合课程是有意义的，因其拓展了大学课程，同时大学也可以为医学生提供丰富的机会。

那么从医学教育的角度来看，这一方案是否具有同等的意义呢？专业培养和通识教育的视角明显有着重合之处，但细究起来并不等同。以专业为核心的培养方案有着更大的学习密度、明确的培养目标和鲜明的实用导向。由于其各个部分都服务于同一主题，医学课程的内部呈现出一种有机统一的组织关系。大学之大，就在于其能仰望星空，并不关心最终的实用成果；但医学院却不敢不脚踏实地，始终不放松实用导向。正因如此，医学生在选择科目上可能几乎没有什么自由。一些大学已经将化学完全剔除出了医学课程；生物化学可能也会被排除掉。但相比之下，病理学、生理学等课程在医学教育的角度下看就必不可少，且教学方式在整合课程的两种安排中各有不同。哥伦比亚大学或密歇根大学这些完全四年制学校为了充分发挥学制优势，会让学生在学习这些课程期间直接进入临床学部学习，在那里接受紧密组织的基础与临床整合教学，并持续整整四年。在这一过程中大学除了为学生的文学学士学位注册前两年的学分外不会起到其他作用。这并不会给临床阶段的教师带来任何影响，整合项目的学生在这四年受到的训练与先获得文学学士学位再来学医的学生无异。这种安排的整合课程并没有要求医学院做出任何改变。

不完全学校或分处两地的医学院校的情况有所不同：医学生们会分几组被派到基础科研实验室学习，完全不会接触医院和医生。教授自己可能也缺乏医学训练，并且没有供教师遵守的既定教学目标[1]。这样度过的两年与授予文学学士学位的整合课程的后两年相比在医学教学效果上就明显差得多了。德国的医学院虽然确实没有我们现在所强调的整合式课程组织，但他们却拥有我们缺少的教学理念和传统，这使得他们在基础和临床分开教学的情况下仍能培养出学生一贯的医学思维。如果美国的教学理念也能和他们一样完善，采取稍微松散的教学组织形式可能也未尝不可，美国有些学校可能已经实现了这一目标[2]。不过，要是德国的医学生也完全不接触临床，他们是否还能达到和今天一样优良的教学效果呢？

以病理学这一科目为例。远离医院和解剖室的两年制医学院可以提供陈列标本、模型和显微镜成片供学生学习。在理想情况下，动物实验还可以进一步补充资源的不足。但学校的病理学者只是学校的员工，而被排除在医院之外；被迫离开专业环境不仅使他们痛苦，也对学生们毫无益处，因为影响他们更多的是在第三和第四年转入学校的课程安排。另外，在最开始接触这一学科时，他们再刻苦钻研埋头苦读，也没法保证最终能从课程内容收获更多，这对任何一个学生都是一样的。即使是一个资质平平的学生在学习组织病理学课程时，也许就在不经意间记住许多超出教学范围外的知识，而这很可能是对他职业生涯最有用的东西。因此，尽管学制前半部分与后半部分的分离确实可以给大学带来好处，但医学课程的教学效果是否会受到损害仍值得商榷。

如果这些两年制学校都能像威斯康星大学、康奈尔大学、密苏里大学和印第安纳大学那样有着克服困难的决心和所需的经费，将学校里里外外打理停当的话，或许就不那么必要对他们采取如

---

1 作为一所不完全学校，威斯康星大学医学部聘用了一位临床医学背景的教授来专门克服这一困难。

2 对这一观点极为清晰有力的论述可见《哈佛公报》(*Harvard Bulletin*) 1909 年11 月 3 日"医学教育：医学院和大学的关系"一文。

此谨慎的态度了。上述学校确实做到了设备、书籍、实验动物、实验器材都准备充足，然而大多数学校还受困于有限的设备、稀少的书籍、难以获得的实验动物和微薄的经费，技术人员和能胜任的助教可能也有短缺。教师们倒是年轻有为，但他们收到的薪水中有一部分是让他们做索然无味的重复劳动的，这其中包括设备保养、搬运、准备示教和实验还有课后的清理工作。尽管学生不多，每天枯燥乏味的非专业工作终有一日会将教师们的热情消磨干净，随后春归人老、人去楼空。目前的两年制学校多数会招收读过两年大学的学生入学，他们可能不会再被这样随便对付过去了，但这种学制的快速推广，似乎表明人们误以为医学基础阶段可以小规模、低成本地完成。

对一流院校来说，统一或固定各个科目的学时占比这件事既不可行也不可取。试图用死板的课程或学时规定来改革医学教育的努力是全盘错误的；一板一眼的规定不一定能改善弱势学校的状况，但可能会严重损害优良院校的实力。学习医学不能一蹴而就，改良医学教育更是没有捷径可言。如果学校的教学水平不够好，那白纸黑字的指南也救不了他们，教学大纲只能起到辅助作用，正如拐杖支撑无法独力行走的人一样。

幸运的是，各大医学院校在目前的教学实践中都各有特色。举例来说，约翰·霍普金斯大学提供700课时的解剖学教学，其中400课时是必修课，而哈佛大学提供427课时；拉什大学的组织学学时有108课时，而康奈尔大学的有265课时；哥伦比亚大学则要求解剖学、胚胎学和组织学共占490课时；哈佛大学的病理学学时有513课时，而西储大学的则有304课时。这些学时上的差异无关紧要，因为医学课程内部有很多重叠的部分，这使得一门科目中的教学空白可以被另一门科目所填补。生理学就复习并巩固了解剖学，而在临床阶段病理学遗漏的种种细节基本都能被补充完整。每门学科里精心挑选出来的不能再精简的核心内容必须规范一致地体现在各个学校的教学之中；剩下的内容是否教授则可由各个学校自行决定，同一所学校内不同教师的选择也可能不尽相同。

医学院教育是高于大学本科的，它是建立在大学教育基础上的专业学校。而相应地，医学院的学生被推定是成熟的，理应逐渐变得训练有素、专业可靠。人们信任他们有一定的判断力，能随时随地在面对看似同等重要的选项时做出决定。哈佛大学医学院的第四年就留给学生们自由选择课业；在约翰·霍普金斯大学每年有四分之一的课业是自选的；这些学校鼓励学生在保证夯实整体基础的前提下深入研习某些课题，这是解决普通医学教育和专科化培养之间矛盾的唯一方法。将每一门重要的课程都原封不动地塞进普通医学教育的课程表——如果真有人这么强人所难的话——所产生的工作量平均要差不多 4000 课时，这种要求根本没法实现[1]。这一设想部分起源于希望在医学院阶段弥补预科教育的疏漏；而提高入学标准可以将这一问题委托给高中或大学去解决，从而缓解医学院的教学压力。为了解决剩下的问题，我们呼吁改变对各个学校能够并应该起到何种作用的理念。受到合适引导的成熟医学生不必像"在学校里被先生打手心的小学生"那样被看管，没必要用作业和任务占满他的时间表。冯·斯特兰普尔（von Strümpell）对德国当时泛滥的此类弊端驳斥道："许多学生每天要听上八到十课时的课，第一个学期还少一些，在后几个学期简直处处可见。他们从早到晚的时间都被课堂教学占用了：这些学生从一个讲堂冲出来奔向另一个讲堂，努力听取老师灌输的一大堆事实和理论，可以想象到了晚上他们的头脑里该是怎样的一团糨糊！这种荒唐的填鸭式教学，实际效果差得可怜，学生们只能记住听到东西中的一小部分。人们只能在做好预习后上课、并在课后做好系统的整理和复习才能从课题授课中获益[2]。"

心智成熟、水平较好的医学生们也为另一项教学创新创造了

---

[1] 另外，很多学生不得不在临床期间臆想出一些基本"症状"。

[2] "论临床医学教学"（*Usber Den Medizinisch-Klinischenunterricht*）第 11 页（莱比锡，1901）。同样的观点亦见于奥尔巴特（Thomas. Clifford Albutt）教授的《论专业教育》（*On Professional Education*）一文第 49 页（麦克米伦出版公司，1906）。

条件。水平较差或不够成熟的医学生只能在计划严密、稳扎稳打的教学方式下学到医学知识。这些人适合同时学上好几门课，因为在没人指导时他们会很快丧失兴趣，且对每门课的消化能力都相对有限。在这种教学模式下，每过几小时就从一门课切换到另一门课的过程中一定会损失一些时间和精力，但这是不可避免的，因为在讲完课之后由医生兼任的老师无论如何都必须离开。而在大学期间的教学强度则会大得多：实验室全天开放，而教授们都是全职在岗[1]。医学课程的头几个月全都用来学习解剖，因为在对解剖一无所知时生理学或其他科目对学生来说都是空中楼阁。集中式课程[2]省时省力，还能激励学生自主探索课程大纲之外的内容，但它究竟能带来多大的益处还需要实践来证明。

第二类学校——那些招收高中毕业生或"同等学力"学生的学校——受到的限制就更多了，这其中主要有两大因素。这类学校中，大多数的学费都是唯一经费来源；麦吉尔大学、多伦多大学和杜兰大学是其中少数几所院校，有幸获得外来资源赞助全套实验室设备。而剩下学校基本靠学生缴费维持运转，即便是最有实力的杰斐逊医学院和西北大学最多也只能建设好一两个学系[3]，而在其他方面就无能为力了。生源质量很可能是一个限制条件。在前文讨论得出的医学基础课程是不可能教给这些几乎没有经过基本科学训练的孩子们的。这些学生最多学过粗浅的物理或化学，更有可能的是连这些都一无所知。而这两类学生要并排坐在同一张课桌前听讲，这就形成了一个棘手的两难情形：没有预科的科学教育是无法教授医学知识的，已经很紧张的医学课程又无法再被删减或压缩来给本该在预科完成的内容腾出时间。因此，这一困难没法在医学院内部彻底解决，而每个学校的妥协之法都各有

1　奥思（Orth）曾引用魏尔肖实验室的格言："实验室应当随时对学生开放"，柏林医学周刊（*Berliner Med. Wochenschrift*），第 43 卷第 820 页。

2　见亨利·艾斯伯里·克里斯蒂安（Henry Asbury Christian）著《医学教学的集中化方案》（*The Concentration Plan Of Teaching Medicine*），美国医学院学会，1910 年 3 月刊。

3　见原书第八章。

不同。如果医学课程紧凑安排，大约可以空出几百小时的学时用于非医学学习，其中化学占了绝大部分，但没法加上生物学。学生们偶尔会有一点接触物理学的机会，杜兰大学的一年级生每周会听一次"讲解详尽"的讲座，而圣路易斯大学则安排了64课时的启发式物理教学[1]。

无论医学院办学如何困难，人们总能各显其能化险为夷，对策花样百出、超乎想象[2]。这其中既有些学校无力回天悄然无踪，但也会有一些学校利用学生的弱势地位，用低质量教学糊弄学生来赚取利润，只有一小部分学校还坚定地努力着化解并克服重重困难。根据学校采取的对策种类，我们可以将招收高中毕业生的医学院分为三大类：

（1）招生标准精挑细选，全力保证教学质量，在困境中力争最佳培养效果的学校；

（2）满足于较差培养效果并仍能在商业上维持运转的学校；

（3）完全唯利是图的学校。

下面我们对这三类学校逐一简要分析：

第（1）类学校只占一小部分。他们竭尽努力想要弥补高中毕业生源校和大学毕业生源校之间的差距，在设备、组织和科学精神等方面已经与后者相差无几。他们通常会设立4个科研学系[3]，这些学系往往都设备精良且均由一名全职教授负责，他们会利用私人空间时间[4]来推动科研工作。这些学校处处体现出一种积极向上、精诚教学和充满智慧的精神面貌。他们所能支配的资源可能天差地别，但其精神气质则不相上下，而且都值得尊重。环境越是艰难，他们的斗志愈发旺盛，如同不放弃任何一次得分机会的运动员：无论资源如何稀缺，也要坚持教学；无论教员遇到多大压力，

---

1 但有时只是让人死记硬背而已。在丹佛格罗斯医学院（简称丹佛医学院）人们是这样谈论物理学的："每周会上一小时的实用医学化学，而第一年会涵盖医学物理、化学哲学和有机化学。"（1908—1909学年，目录第22页）
2 见本章末尾的表格。
3 解剖学系、化学系、生理学系（含药理学系）、病理学系（含细菌和卫生学系）。
4 能够做多少研究取决于助教的质量，在这方面学校间差异很大。

也要坚持为学生们构建起一所标识清楚、目录详尽的医学标本室（museum）。

在这类学校中有两所加拿大的院校，即麦吉尔大学和多伦多大学，值得大书特书。在实验室设备方面他们能和明尼苏达大学和密歇根大学相提并论；尽管其入学门槛较低，但招生人员谨慎阐释并严格执行招生标准，而且比四年制多一年的课程设置，大大降低了这一问题所产生的影响[1]。多伦多大学的教学工作完全由全职教员负责，而背靠的建制合理、设备充足的实验室能为他们的创造性教学科研提供良好的工作环境。麦吉尔大学给全职教员提供的环境要稍差一点；但他们最近大部分毁于火灾的标本室倒是颇值赞叹，充分证明精诚所至、既定游戏规则也要为之让步的道理。

两校并未无奈接受生源不良的现状，反而将其视为必须战胜的困难和达至的目标。这些学生在高中期间几乎没学过科学知识，这进一步彰显了提供卓越的实验室、技巧过人的教员和足够助教的必要性。教员们的谦逊和坦率与他们的业务表现一样杰出。在美国偏远地区拿着微薄薪水教书的"杰出解剖学家""杰出病理学家"以及"和约翰·霍普金斯一样好"的实验室的数量之多是令人心怀敬佩的。即使在当真有水平的一些学校也没人自吹自擂，在多伦多大学和麦吉尔大学的医学院就从听不到有人虚张声势。他们那里嫉缺陷如仇，会尽快将其公之于众而唯恐成为漏网之鱼。其谨言慎行的风格和坚定的理想信念可能与当地竞争不甚激烈有关[2]——所谓竞争系指营利性学校间的商业竞争，或以捐赠和政府税款为生的院校间誓要"鹤立鸡群"的学术竞争。

在美国，大概有十几家学校能在某种程度上归为此类。考虑到生源质量、全职教员和助教的数量、实验室、标本室及图书馆的资源充足与否，在第一年和第二学年表现最好的学校有纽约大

---

1 在专科学校，想要加入一年由医学教员教授的预科科学课程十分困难——这是一种没有发展前景的权宜之计。这两所加拿大院校是将学生送往大学学习一年，由专门的科学课程教员正式教学；但最后可能也得再加一年才能够用。而我们的专科学提供的可选的第五年只是用来获利的，在教学上苍白无力。见原书第三章。

2 在整个英属北美殖民地有 8 所医学院。

学、雪城大学[1]、西北大学、杰斐逊医学院（费城）、杜兰大学（新奥尔良）、圣路易斯大学、得克萨斯大学。这些大学多少在资源不够、教员能力不足或是生源构成不佳等一个或几个方面有所缺憾。圣路易斯大学就是一个迎难而上、精诚所至金石为开的极佳例子。像其他不能一时达成所有愿景的学校一样，他们集中突破了几个关键点。在前两年的解剖学和生理学强化教学中，教员们成功打造了一种润物无声的科学氛围。上述学系的带头人规定大家在日常工作中应当紧密合作；他睿智地为助理教授、科学插画师和有能力的助教们提供了自由的工作环境，使他们的作用最大化；如此打造出来的高效学系为整个学校的基础医学部都注入了活力。

我们必须为上述类别的学校争取到更好的设备条件。他们为美国仍然欠缺的高水平医学教育做出贡献。他们具有了正确的理念，只是缺少实现的条件，更何况他们已经在一穷二白的条件下展现出了利用这些条件的能力。一旦他们获得了所需的资源，剩下需要做的就只有将下面要讨论的几类学校吞并或淘汰掉。除去唯一例外的情况，这些医学院也都像第（1）类学校一样是真正的大学院系，这一点也确实十分重要。

关于以高中毕业生为生源的医学院中的最佳类别的论述就此告一段落。接下来讨论那些第（2）类学校，即同样招收高中毕业生但更加精明、多少带有明确营利性质的学校。其中一些位于芝加哥、费城和巴尔的摩的学校已经积累了大量的设备，甚至其中一两个学系的十分精良[2]。虽然水平一般，但在美国国家医学教育委员会考察的范围内，这些学校的教学还是很有效果的。他们也会不断地给学生灌输需要的科学知识，但教学气氛至多也不过像一家运转有序的工厂，毫无自由的科学精神。费城内外科医学院的化学课就是这方面的极端案例。这门科目会分成固定的几次课来上，每一节都会讲授大量的新知识，听完后学生会领到一张凭条，

1　已要求入学者的受教育水平高于四年制高中毕业。
2　典型代表有费城内外科医学院、巴尔的摩的马里兰大学医学院和芝加哥的内外科医学院。

必须把这张凭条完好地还回来才能拿到下一节课的凭条。这些凭条就组成了一个自动的出勤记录，并计入教师口头考试的成绩，"整个系统就是对在当下组织完善的商业办公室间流行的行政系统的模仿"[1]。这种严谨性无疑是值得佩服的，但同时也确切地证明了这些学生是有多么不适合学习现代医学！

这类学校的其中两所——长岛学院医院（Long Island College Hospital，布鲁克林）和奥尔巴尼医学院（Albany Medical School）——与几家能在某些学科方面提供优质教学的实验室联系紧密，霍格兰实验室（Hoagland Laboratory，布鲁克林）和本德实验室（Bender Laboratory，奥尔巴尼）可以分别为两所医学院承担组织学、病理学和细菌学的教学工作。但应该指出的是，这两家实验室都无法提供高水平的生理学和药理学的教学工作；这两所学校就更不用提了。人们也许会认为，这两家学校既然在弱项上获得了外援，自然可以提高其他课程教学的效率。但事实并非如此，两所学校都只是将本应用来完善基础教学的款项挪用于给已经很富有的医生教师们分红而已。

对这些学校最为贴切的定义恐怕是无所作为的懒政。他们几乎什么研究项目也不开展；师资基本上是由忙于执业的医生组成的，他们所受的训练早已落后于时代。其中也有例外，路易斯维尔大学聘有四位全职教授从事基础医学，费城内外科医学院有三位，克雷顿医学院则有一位[2]。但这些全职教员鲜有机会深入进行研究工作，他们的时间和精力都已经被繁重的日常工作耗竭，即便配备有能力有效率的助教团队也无济于事。总体来讲，教职被看作是职业发展的垫脚石而非科研机会；实验室常常凌乱不堪，且在上课时间以外是完全闲置的。在这里能见到各种奇怪的教授头衔组合：解剖学和外科学在各个学校都司空见惯；马里兰大学有临床医学和生理学；巴尔的摩医学院有矫形外科和病理学；芝加

---

1 摘自一位学系主任的陈述。
2 严格来说，这些人也不算是医学院的全职员工，因为他们还同时教药学和口腔医学的学生。

哥内外科医学院（瓦尔帕莱索大学）有医学和病理学；鲍登学院则有病理学教授兼任学术部主任。科罗拉多大学[1]、佛蒙特大学[2]和缅因州医学院（鲍登学院）的某些科研学系的主任是兼职的；而在费城、纽约和芝加哥还有在几所学校教授同一课程的流动教师。如果某所大一点的学校碰巧有一位全职教师，那他的工作时间通常会平均分配给口腔医学和药学专业的学生，成为学校基业长青的"商业保证"；尽管并不协调，在内外科医学院（费城）、天普大学（费城）和克雷顿医学院（奥马哈）里，还存在口腔医学或药学专业的学生与临床医学学生同班上课的情况[3]。偶尔也会有非执业医师的教师，但他同时也会负责并将大部分精力投入行政管理方面。医学院为之付薪的工作时间里其实只有少数几小时是真正用于医学院教学的。克雷顿医学院非执业医师的化学教授同时也是受雇于市政当局的燃气检查员；丹佛格罗斯医学院的细菌学教授同时也是市政当局雇佣的细菌学者[4]，在当地市政厅拥有实验室。少数情况下会有非执业医师的全职教授受聘[5]，但他的工作总是堆积如山；因为他只让一个学生助教帮他敷衍几百个完全没有实验操作经验的学生们。

多年来，这类学校从来都是其拥有者手中如假包换的金矿。收上来的学费要么直接瓜分，要么投资到教职工拥有产权的楼宇上。他们会经常以下述方式瓜分所得：大部分发给教员们，其余用来支付楼宇按揭贷款，这些建筑通常以校董为业主，建造目的

---

1 解剖学系主任由一名兼职外科医生担任。

2 生理学系、病理学系和卫生学系。

3 在以下院校中都存在类似的情况：马里兰大学、瓦尔帕莱索大学、内外科医学院（芝加哥）、乔治城大学、内外科医学院（巴尔的摩）、贝勒大学、内外科医学院（旧金山）、巴恩斯医学院（圣路易斯）、斯塔林－俄亥俄医学院、得克萨斯大学、托莱多医学院、南卡罗来纳医学院、密尔沃基医学院、内外科医学院（波士顿）、威斯康星内外科医学院。即使是在哈佛大学，口腔医学和临床医学的学生的有些课程也是混在一起上的，虽然有人承认"口腔医学学生不如临床医学学生学得好，教起来也更费力"。哈佛大学口腔医学院招收的是四年高中毕业生，生源带来的差异着实很大。

4 同样的情况在俄勒冈大学（波特兰）也有出现，但那位教授的实验室设在医学院；那也是那里唯一的一间真正意义上的实验室。

5 内外科医学院（芝加哥）的生理学教授；克雷顿医学院的病理学教授；巴尔的摩医学院的化学教授。

是为了获取商业利益。最近的舆论压力已迫使学校增加了在校舍上的支出。尽管学校已经有足够意愿建造校舍，但常常在设备支出上十分吝啬。普遍缺少体面的标本室就是这类学校缺乏作为教育工作者的良知和骄傲的铁证[1]。即实已经有了丰富的展品，筹办费用也很低廉；但管理者就是不想花时间去做。内外科医学院（巴尔的摩）、乔治城大学（华盛顿）、长岛学院医院（布鲁克林）、瓦尔帕莱索大学医学部、芝加哥哈内曼医学院及恩斯沃思医学院（密苏里州圣约瑟夫）都是几乎或完全没有像样标本室的学校。那里能见到的标本经常已经腐败，很少有清楚的标识，有详尽目录的则更为罕见。但有一些幸运的例外值得一提：前文已经提到过的麦吉尔大学的解剖和病理学大标本室就是一例；类似的还有苏雄（Souchon）在杜兰大学和凯勒（Keiller）在加尔维斯顿医学部（得克萨斯大学）建立的优秀标本室。波士顿大学的标本室规模不大却展品精美，恰好证实了即便经费菲薄，人们有情怀与才能即可实现目标。

藏书的问题也不遑多让。芝加哥内外科医学院和弗吉尼亚医学院都拥有并运营小型图书馆；但校方几乎不会划拨购书经费——学校的运营与医学文献无关，而且校方对此安之若素。马里兰大学倒是拥有一座独栋的图书馆，规模也确实不小，但在仲冬时节没有采暖设备，每天也最多只开放 2 个小时。丹佛格罗斯医学院（科罗拉多州丹佛）和费城内外科医学院只有数量有限的教材和廉价的医学期刊[2]；长岛学院医院和奥尔巴尼医学院则一点藏书都没有。在洛杉矶内外科医学院，堂而皇之地挂着"图书馆"标牌的大门后面，其实只是一间一书无存的教室。令人欣慰的是在这方面也有一些例外：杰斐逊医学院、布法罗大学医学院和加尔维斯顿医学部各自都有精心管理的出色图书馆。

在实验室设备和工作方面，取得进展恐怕只能通过撤并学校

1　哈内曼医学院（费城）、马里兰大学（巴尔的摩）、奥克兰内外科医学院（加利福尼亚州）各有一座小型标本室。

2　前者放在商务办公室里的一个柜台后面——学生基本拿不到；后者保存在学院俱乐部里。

了。这些学校完全没有药理学实验室，因此其药物学和药物治疗学的教学完全倚赖课堂教学。只有少数几所学校——内外科医学院（费城）、马里兰大学（巴尔的摩）和芝加哥内外科医学院——具有开展生理学教学演示或实验的较好设备条件；但一般来说，其教学仍以讲课为主，辅以次数不等的实验演示。其通用实验室设备仅限于化学、解剖学、病理学和细菌学的教学之用。

这些学校的化学课程难度大多只略高于高中水平，最多为初级有机化学 [1]。实验室设备大多滥竽充数，完全谈不到自主科研工作，和其他实验室更全无交流或合作。教学内容设置符合所在州医学教育委员会的规定，学生能够通过该州统考；但相应地，教学中不会出现一点超纲内容，基本上都是照本宣科和题海战术。他们确实做不到更多，因为即使在设备足够的情况下，也缺少有能力的助教，从而使教学方式很快劣化成了单纯的展示和灌输。

解剖学教学也完全遵从传统模式。基本上没有胚胎学的教学；骨科学没有使用建造模型等实操教学法而是倚赖大课教学；组织学则被调整压缩到了病理学课程里，其原因一是因为解剖学部没有显微镜，二是因为这里的医生教师几乎不会用显微镜。解剖学实验室是一间只能用来做解剖的房间，学生们在这里仅能在高年级学生或新近毕业生的指导下解剖大体标本的一些部分。这类学校的解剖学系都充斥着古董的感觉。其实，时下管理良好的解剖学实验室已经成了干净整洁、氛围宜人、气味良好的地方：大体标本新鲜且保存完好，在不用时会被妥善地遮盖好，即使在外行人看来也不会不堪入目。而我们所说的这些学校，解剖室往往污秽不堪、环境恶劣、令人作呕。其中除了解剖桌、大体及储存缸

1　费城内外科医学院的化学课程要更深一些，那里的化学课前后持续 3 年 544 课时。这再恰当不过地佐证了我们的一个论点：如果医学生入学时是高中学历或同等学力，那么任何在医学课程里加入完整的预科科学培养的尝试都会对医学课程本身造成致命的影响。在这一案例中，化学占到了整个医学课程的八分之一以上。显然物理学和生物学也应当占一些课时，但实际上根本没有为这两门课程腾出时间。要是也把这两门课程完整地加进来的话，医学课程会受到怎样的影响呢？从一开始，医学教学在缺乏这些预科科学培养的情况下就有所缺陷。一旦人们像认可化学一样普遍认识到这些预科科学课程的必要性，就不太可能再在医学院里硬塞进这些预科科学课了，预科科学训练终会赢得应有的地位。

外，别无他物。学校收藏的骨骼常常有短缺，这一情况在克雷顿医学院、密尔沃基内外科医学院和堪萨斯城的哈内曼医学院都有出现。模型、图表、横断片、成套的骨骼[1]、绘图、显微镜这些现代解剖学家必备的全套装备，在这里可谓荡然无存。费城内外科医学院和马里兰大学等院校经费充足，与宾夕法尼亚大学和约翰·霍普金斯大学等拥有规范化解剖学教学的学校近在咫尺，但他们并未借此机会实现现代化教学。显然他们的落后也是事出有因。这些学校的解剖教授都是忙碌的内科或外科医师，每周只会给这些并未预习的学生们上几堂一小时的课。上课地点是一个巨大的环形剧场里，教授只会用手指头夹着一节骨头展示一下或滔滔不绝地描述一个器官，而这个器官对于除了解剖者本人外的其他人不过是匆匆一瞥；如此授课一结束，他就会戴上帽子，在稀稀拉拉的掌声和嘘声中钻进自己的汽车，继续当日的走穴行程。到了下午，"示教员"会来监督解剖过程，每8～10个生手学生们七手八脚地解剖一具大体，逐渐将其拆得七零八落。实际上重点教学还是得靠讲课或以考促学，有时候学生一半的时间都是在教室里度过的：在路易斯维尔大学是450课时中的220个，芝加哥的伊利诺伊大学内外科医学院则是684课时的360个。但这样的题海战术常常无法真正达到效果，这些更像是"教练"的老师，只是在逼着几百个学生记忆一堆看着实物也认不出来的微小细节，可这正是芝加哥[2]和费城的"大医学中心"所推崇的教学方法。

　　病理学教学在这些学校的情况也大致相同，其中最好的几所学校备有足够的显微镜、显微切片和实验材料，但并非使用启发式的教学方法而只是日复一日的知识灌输。在教学过程中，学生会学习切片、染色、封片和观察，到了年底能攒出一盒几十张片子带回家保存，但教学内容基本上和组织学无异——既没有实验探究性质，与临床和解剖室也关联不大。解剖室确实是一个合格的病理学部不可缺少的部分，"病理学课没有解剖和新鲜标本就像

1　在康奈尔大学（伊萨卡校区）每个学生都能发到一整套骨骼用来练习，一共收藏有100多套完整的骨骼。这与无数连一整套骨骼都没有的学校形成了鲜明对比。
2　据报道。芝加哥大学的一位"教练"一次会给300个学生上课。

系统植物学不做野外实习一样"[1]。但除少数几所最好的学校以外，这类学校能开展解剖的条件相当有限，这强烈突出了缺少附属医院支持的问题。他们提出了各种替代的方法来弥补这一缺陷：如在纽约，哥伦比亚大学和康奈尔大学，与两位在著名贝尔维尤医院解剖室工作的验尸官建立了联系，由此获取大量病例的新鲜标本，但上述教学方式依然将病理学教授置之事外。我们所说的这类学校中，没有一所能给这一职位提供堪称公平的发展机会；其中几所的解剖教学更是完全依赖一位关系不错的验尸官在殡仪馆后屋里友情提供的粗略演示[2]。马里兰大学的病理课上"一年大概能见到 10 次（解剖）"；巴尔的摩内外科医学院曾用"有限"来描述学生接触解剖的机会；乔治城大学（华盛顿）的学生能看到"几次"，哈内曼医学院大学（芝加哥）是"一年四五次"，西北大学则是"少之又少，学生没有机会动手"；在库珀医学院（旧金山）则几乎没有。病理课大部分时间都只是让学生走马观花地浏览各种典型的异常生长形态；而学生对生物学基本知识的缺乏使他无法深入掌握病理学的原理和内涵，且校方并未做出任何认真的尝试来改变现状。病理学教学一度更倾向于讲课而非实验，这一点也并不令人意外：在芝加哥内外科医学院，144 个病理学课时中有72 个是用来讲课的；在巴尔的摩内外科医学院，140 个课时中更是有 90 个都用来讲课[3]。

细菌学教学——一门大多用来粉饰门面的学科——其教学状况之差更有甚之。这门课在费城内外科医学院开办得最好；而在其他学校则只不过是病理学的附庸之物。灭菌器、培养箱和培养管当然是必备之物，因其是美国国家医学教育委员会规定的标准设备，但想要深入钻研这门学问离不开包括猫、兔子和豚鼠在内的动物。大多数学校里都没有用来在实验前后饲养和处理动物的制度和设施[4]。一直以来，位于奥克兰（加利福尼亚州）的克雷顿

1　摘自贝尔维尤医院医学院（纽约大学）病理学教授皮尔斯（Richard M. Pearce）的信件。
2　如波特兰的俄勒冈大学。
3　在约翰·霍普金斯大学，400 课时的病理课只有 40 个课时在讲课；在明尼苏达大学，456 课时里有 146 课时在讲课；在维克森林大学，195 课时里有 50 课时在讲课。
4　巴尔的摩内外科学院运营有一座无菌饲养房，但那里的动物很少用于教学。

医学院、克利夫兰内外科医学院、佛蒙特大学和乔治城大学（华盛顿）都认为"它们太难养了"，都是从别的地方"按需购买"但常常不能满足需要。"我接下来要说的话并不是为了打击任何人，"维克多·沃恩博士（Dr. Victor C. Vaughan）说[1]，"有些教细菌学的人会在课程开始的时摆出很多管事先培养好的细菌，但他们对细菌学的了解程度甚至不足以做好培养。他们会举着这些管子说'这是一个白喉菌菌落；这是一个结核杆菌菌落'，但如果碰巧有某个培养管坏掉的话，他们就会再拿一根来顶替。"

我们尚未讨论第（3）类招收高中毕业或同等学力学生的学校，即不择手段的唯利是图者们。从设备和教学方法的角度看，这些学校与那些招收更低学历学生的学校没有本质区别[2]，后者中有些学校反倒展现出更好的精神面貌：在莫比尔的亚拉巴马大学、亚特兰大的内外科医学院和查尔斯顿的南卡罗来纳州医学院都是有传统有尊严的好学校。但除了偶尔发现的少数例外，这两类学校在教育方面完全可以放在一起讨论，因为他们都因某种因素受限——设备或办学理念或二者兼有——基本不可能开展任何有效的基础科学教学。他们所谓的基础科学课程很大程度上就是填鸭式教学，且其中有许多学校公开承认他们的学生甚至没有通常意义上的教材，所使用的主要教材就是题库。因而他们无法有效地利用实验室，也基本没有书籍、标本室、现代化图表或模型等教学辅助工具。

这些学校的实验室教学实在是乏善足陈。不过是糊弄检查的把戏：稍好些的学校，也不过是东施效颦，对毕业后的临床工作并无实际意义。还有些学校则是勉为其难地敷衍美国国家医学教育委员会的规定，甚至有个别学校拒不执行相关规定。我们所考察的密西西比医学院（默里迪恩）则连价值 1 美元的实验设备都拿不出来；查塔努加医学院和旧金山内外科医学院的病理学实验室甚至为拥有一架显微镜而沾沾自喜；哈利法克斯医学院的细菌

---

1 摘自 1907 年 4 月 29 日举办于芝加哥的美国医学会、美国医学教育协会第三次年会之报告，第 59 页。
2 南部和其他一些地方的学校只要求两年高中教育背景或更低的学历。

学和病理学只能共用一间破败不堪的实验室；托莱多学校有一两个学系还有点设备，剩下的学系都两手空空；底特律顺势疗法学院的所谓病理学实验室，就是摆了几十个福尔马林浸泡标本的脏乱房间；密尔沃基医学院的细菌学设备只有几个铁丝筐和其中的脏试管；天普大学（费城）没有在任何学科为学生准备一人一份的装备；芝加哥国立医科大学基本上和默里迪恩的那家学校一样一穷二白；位于内布拉斯加州林肯的一所教授折衷医学的学校假称是在林肯当地上临床课，而在距城几英里外的科特纳大学上实验课，当林肯的人被问到在哪里上生理学或病理学时，他们会回答"是在科特纳上的"；而在科特纳被问及同样问题时，他们的回答则是"是在林肯上的"，"两头瞒"的话术只能暴露出两边都没有实验教学。在这一水平的学校中伪装造假应付检查是司空见惯的。放在学校保险柜里的入学证书都能丢，设备又有什么不能凭空消失的呢？在丹佛内外科学院，病理学和细菌学所用的器材大多数都存放在一张桌子下面的一个柜橱里，打开它的时候有些麻烦耽误了些时间；而等到找到钥匙开门时，除了看上去就笨重得没法乘风而去的一个空坛子和几个罐子之外，整个柜橱空空如也。威拉米特大学（俄勒冈州塞勒姆市）的生理学教学"采用了实验教学形式。"设备呢？"存放在一位医生在市中心的办公室里。"我们对纽约折衷医学院进行过生理学实验课的审查，但在审查过程中没见到一点相关设备。这绝对是失职失察！后来他们派了一个跑腿的去取设备，而且确实取回来了——一只小小的黑盒子，和装安全剃刀的那种小匣子大小和外形差不多，里面只装了一个小型脉搏测量仪。"状态良好证明"规定，圣路易斯和芝加哥的学校必须拥有某种用于生理学实验的设备。他们也确实有，但却是崭新地像柜台上的待售样品那样显眼地摆在桌子上，各部分组件从来没有被组装在一起，这一现象在圣路易斯的内外科医学院和希波克拉底医学院、西部折衷医学院（堪萨斯城）和内外科医学院（丹佛）都有出现。小约翰骨病学院（芝加哥）正在大力重组来适应逐渐增加的课容量并发掘其优势：除了化学实验室外其他的"实验室"都被取缔了，几个月内都不可能重新建立起来，但"科学"教学仍然一如既往地进行着。

在这些学校，化学课属于"金字招牌式的"实验教学课——从"医用化学"这个名称即可见一斑，但其课程难度从未超过高中平均水平而往往更低。在查塔努加，无论课程讲解得多么浅显，学生们也常常跟不上进度。实验课讲解的也都是最基础的内容，莫比尔和奥古斯塔、伊利诺伊医学院、纽约折衷医学院等有些学校的课堂能做到充分互动和顺序严谨，而在马里兰大学（巴尔的摩）等更多学校的课堂则完全是一团乱麻。在俄勒冈大学（波特兰）和威拉姆特大学（塞勒姆），实验台是没有自来水的；在北卡罗来纳医学院（夏洛特）整个班级只能共用同一套试剂；在堪萨斯城大学医学院（密苏里）没法给每个人单独配备成套试剂，大家只好共用大瓶装试剂。

几乎所有的学校都能开展解剖实习，但仍有些学校没有条件，如在默里迪恩（密西西比州），解剖实习就因缺乏解剖材料而无法开课。而芝加哥的学校已经学会了在基本没有解剖实习的情况下开展解剖教学。在国立医科大学，老师口授学生默记的教学过程会一晚接一晚地从十月持续到四月中旬，到目前为止他们还没能开展实际解剖；尽管手头还没有一具大体，但校方声称在"五月或六月"总能做解剖的。詹纳医学院——另一家芝加哥的医学夜校——因类似原因也采用了这种教学方法："这门学科以讲课形式授课，解剖实习 5 月 15 日开始并一直上到学期末。"普尔特医学院——在辛辛那提的顺势疗法医学院——也采用了同样的方法，解剖实习被推迟到了 12 月 14 日之后："解剖学教学完全独立于解剖实习进行。"在密苏里州柯克斯维尔的美国骨病学院，第一年的解剖课是以教材内容为重的讲授课；讲座、示教和解剖实习都被推迟到了第二年——整门课上下来要花上三年。位于密苏里州堪萨斯城的中央骨病学院认为，学生应该在解剖前就掌握解剖知识："这样会获益更多"。在 11 月 8 日学校还没有大体，他们之前有过一具，且"在二月会拿到另一具"。在芝加哥的贝内特医学院还上演过一场不用一具骨架、一块骨头或一张挂图的解剖学考试。在丹佛内外科医学院根本看不到一点学生动手解剖的迹象；他们也承认解剖材料非常稀缺："今年只弄到两具大体，每十名学生才能分到一个"。其他学校有倒是有解剖室，但解剖室的条件不堪入目：味道恶臭难忍；在天普大学（费城）、费城骨病学院、哈利法克斯医学院和包括范德比尔特大学在内的许多南方学校里常有大体腐烂的情况[1]；在田纳西大学、贝内特医学院（芝加哥）、丹佛格罗斯医学院（丹佛）、克雷顿医学院（奥马哈）和圣路易斯内外科医学院等地的大体则像鞣制皮革一般干燥。在巴恩斯医学院（圣路易斯），一年级学生在最后一学期才能听解剖讲座，他们也不能上解剖实习，因为学校认为一年级学生只会"像屠夫一样乱砍一通"。在托皮卡的堪萨斯医学院（华盛顿大学医学部）的解剖室时不时会当成养鸡场用：地板上撒得到处都是玉米粒，和其他各种东西混在一起，在不用于解剖教学的漫长闲置期里，这些家禽就在这里自在地进食。

这些学校里，有几家的设备条件可以按常规开设病理学和细菌学教学：例如亚特兰大内外科医学院。但他们拥有的显微镜库存一般都不敷应用，而且有时还会更少——在各地都有失窃导致设备短缺或损坏的情况。基本上没有可供存放大体的设施。查塔努加、亚特兰大、夏洛特（北卡罗来纳州）或达拉斯（贝勒大学和西南大学）的学校对此并无讳言；据人们回忆，佐治亚大学（奥古斯塔）医学部六年中只有两年有过解剖材料。在缺少解剖材料的情况下，有时可以从外科医生那里获得实验材料，但不是所有的学校都能将材料处理好。为了省事起见，"美国东部"的学校会直接购买固定好的材料，有时还会买制好的切片。学生们最多会上手做做染色和封片，而在更多情况下他们只是从显微镜里看一眼而已；甚至到底看没看到这件事都无从知晓——因为他们很少做绘图记录，而在许多情况下即使有作图也无法采信。在圣路

---

1 这里必须特别表扬孟菲斯内外科医学院这一例外，那里设有供应冷热水的条件优异的解剖室。

易斯内外科医学院，每个学生都有自己的储物柜，但检查时发现都是空空如也。校方解释为："学生们一直随身携带盖玻片和载玻片，他们会自行补充耗材并把它们放在家里。"

当然，这些学校的设备即便水平精良、维护精心，其实际水平也未必更好，因为有无显微镜或培养箱这些事，并不影响他们能够招揽进来的生源水平。无论美国国家医学教育委员会如何强制规定学校的设备经费，这些毫无戒心，被广告、赠品或街头推销员[1]忽悠就入学的可怜虫们其实根本不具备掌握现代医学的素质。而生源广进的唯一受益者就是教员们——一般是指有"正式教职"的一小群人，有时亦指"拥有"或"经营"学校的负责人。助教们也可以凭借人们所谓的"狐假虎威"间接获利，他们的职业地位会给这些野性未脱的男孩子们留下深刻印象，而后者将来很可能会在面对自己的第一批病例时寻求这些"顾问"的帮助。一所这类学校的"负责人"曾简要地为他的方针做出解释：有人问他"你给了你的教员什么呢？"，而他的回答是"头衔"。

那些商业化不那么明显的学校，总是声称医学教育不再是一门划算的生意，运营下去不过是为了帮助"落后街区"而已，但这显然是一番谬论。我们前面已经明确表示，落后街区应该得到更好的医学院，且这一论调本身就不能使人信服。每年有几十万美元投入这些学校，而在大多数情况中这一投资都已经持续了很多年。这些钱都花在哪儿了？简直看不出一点效果，毕竟在大多数学校几百美元就够把校舍和设备翻新一遍了。

当然，令人不齿的商业化医学院不能遮挡人们业已取得的成就：已有30多家医学院拥有现代化的建筑，建设了设备精良的实验室教授医学科学。而20年前，这里还是一片空白。由此，亟待解决的问题主要集中在两个方面：一方面，要强化现有的优秀医学院校，并根据实际需求谨慎建设新的医学院；另一方面，要借助法律和舆论的所有力量，粉碎利用人们的无知和罹患的疾病来谋财的企图。

1　杰斐逊帕克医学院和芝加哥的班尼特医学院都有雇佣这类人员。

招生标准对课程设置的影响 *

第一年课程设置

西储大学 每年32个教学周（招收大学毕业生）			纽约大学 每年32个教学周（招收四年高中毕业生）		费城内外科医学院 每年32个教学周（招收高中同等学力学生）		亚拉巴马大学 每年28个教学周（几乎没有学历要求）	
解剖学	讲课	实验	解剖学	课时数	解剖学	课时数	解剖学	课时数
比较解剖学	24	48	讲座及习题课	96	讲座	96	讲座	56
描述解剖学	84		示教	96	示教	96	习题课	56
内脏学		32	实践课	360	习题课	32	比较骨学	120
神经学		72	组织胚胎学		解剖实习	98~144	实用解剖学1（全实验课）	144
解剖实习		216	实验课	128	组织胚胎学		无机化学	
显微镜使用技巧		16	讲座及习题课	64	讲课	64	化学物理学	112
组织学	24	32	生理学		实验课	96	化学实验	168
显微解剖学	40	80	讲座	48	生理学		生理学	
胚胎学	40	80	习题课	32	讲座	96	（第一年不安排）	
生理学和生物化学			化学及物理		实验课	128	生理化学（部分实践课）	22
实验生理学	16	64	讲座		化学		生物学与组织胚胎学	
生物化学	16	64	无机化学（2/3）	96	讲课	160	实验	196
有机化学	64	112	有机化学（1/3）		实验	96	药学讲课	28
			习题课	32	普通病理学			
			实验课	112	讲课	64		
			细菌学实验课	64	卫生学			
					讲座	32		
					习题课	?		
					药物学			
					讲座	64		
					习题课	?		
					临床药学			
					讲座	32		
					实验	64		
			总课时	128	习题课	?	每天下午2~5点，每周6天，持续8周	
			习题课总课时	64	外科包扎及换药		课时根据通知和课程表计算，详见观察报告	
			实验课总课时	112	实践课	32		

注：* 每一类都选取了典型学校作为代表。

105

第二年课程设置

西储大学			纽约大学		费城内外科医学院		亚拉巴马大学	
解剖学	讲课	实验	解剖学	课时数	解剖学	课时数	解剖学	课时数
描述解剖学	84		讲座及习题课	96	讲座	96	讲座	56
解剖实习		144	示教	64	示教	64	习题课	56
应用解剖学	64		解剖实习	360	习题课	32	实用解剖学 1	144
生理学和生物化学			生理学		解剖实习	216	化学	
高级实验生理学	6	106	讲座及习题课	96	生理学		讲座	56
高级生物化学		32	实验	96	讲座	64	生理学	
讲座及习题课	72		化学		习题课	48	讲座及示教	86
病理学和预防医学			讲座		示教	?	实验 2	64
细菌学	40	82	有机化学		实验	48	药物学	
寄生虫学	14	28	生理化学	48	化学		讲座 3	28
普通病理学和病理组织学	75	145	毒理学		讲课	48	组织学	
大体病理解剖		32	习题课	16	实验	128	讲座	14
药理学、药物学和药物治疗学			实验	96	普通病理学		实验	112
药理学、毒理学和处方开具	19	38	药物和药理学		讲课	64	细菌学	
实验药效动力学	24	60	讲座	64	实验	192	讲座	11
系统药理学	12	6	习题课	32	细菌学		实验	88
诊断学		24	实验	63	实验	96		
小型手术及包扎术	30		病理学		卫生学			
外科练习课	60		讲座	16	讲课	64		
			习题课	16	实验	16		
			实验	128	药理学和药物治疗学			
			举例示教	16	讲课	96		
			初级诊断		诊断学：正常部分			
			诊断学	30	实践课	64		
			外科学		诊断学：病理部分			
			实践课	16	讲座	32		
			门诊见习	32	示教	?		

续表

西储大学			纽约大学		费城内外科医学院		亚拉巴马大学	
解剖学	讲课	实验	解剖学	课时数	解剖学	课时数	解剖学	课时数
					普通病因学及症状学			
					讲座	32	1 下午 2～5 点，每周 6 天，	
					外科病理学		持续 8 周	
					讲课	16	2 每周 8 小时（分 4 次进行），	
					实验	32	持续 8 周	
					外科发热及感染		3 每周只有 1 小时（讲座），	
					讲座	16	详见课程表	

第六章

学制设计：医院和医学院阶段

第三、第四学年

在完成两年的在校学习、即将迈入三年级之际，一名训练有素的医学生应基本达到以下水平：掌握人体的正常结构、体液的正常组成、组织和器官的正常功能；熟悉常见药物的生理作用；认识主要的结构异常，并初步了解其对直接相关的器官、组织以及机体整体产生的影响。进入三年级后，医学生们开始接触诊断学，在教室里与同学互相查体来学习听诊器的使用和触诊、听诊、叩诊的技巧，让自己的耳朵和手指适应并记住从健康的胸腹部听到的声音和摸到的"触感"。病理学课程会带领他们深入认识一些基本的临床医学术语，如此便不必再单独开设一门"医学基础"课了[1]。

教会学生如何通过亲身研判患者来掌握病情信息依然是重中之重。此等信息分为两类：一类是间接获取，即通过显微镜观察或其他方法来研究排泄物、分泌物和组织等；另一类则是直接在病床旁观察得到。医学生必须掌握统筹分析两类信息的技巧，从

1　如果在教学中运用得当，病理学在美国医学教育课程中的时序位置将使美国避免德国所遇到的同时开设病理学和临床医学课程的困扰。"在美国当前的教学工作中，普通病理学和病理解剖学的教学是与临床见习同步进行的。因此，第一学期的临床教学收效甚微……我们应先让学生们清楚地掌握病理概念；在那之后他们才能比较容易听懂临床课程并从中获益。我认为将普通病理学和病理解剖学的课程提到临床课程之前是绝对有必要的。"冯·斯特兰普尔（引用同上，第16、17页）。

而对面对的各种病情信息持有整体认识。诊疗的智慧恰恰就体现在这一归纳推理过程上：医学生最终要学会将在药理学实验室中学到的基本原理应用于某一特定临床情境，从而分析得出适合诊治患者的治疗方案。

难免会出现一些争论，关于实验室检查和床旁观察的科学质量和诊断价值孰高孰低——这不免显得有些荒唐。总会有基础医学的拥趸坚持以实验室检查结果为准，认为病理学是一门真正的、纯粹的、几近精确的科学，而观察患者本身得到的数据既不真实也不单纯，更谈不上精确。以显微镜为武器的病理学家和摆弄听诊器的临床医生，到底谁更有发言权？这变成了一场各不相让的行规之争。其实，这场争议中的双方就好比两位在岔路口碰面的中世纪骑士，为了争论一面盾牌的正面是什么颜色而赌上性命——两人都执迷不悟，忽视了盾牌其实有两面；非要在实验室检查和床旁查体间分个高下，就和争论盾牌的哪一面才是正面一样毫无意义。两方数据对临床工作都是不可或缺的，同时相辅相成。核心信息点可能由其中任何一方所揭示，但临床医生必须综合所有相关信息进行诠释和判断。诊断的科学性并不取决于获取信息的来源和方法，而是取决于观察、推断和结论过程是否严谨和全面。科学的本质是科学方法——是不遗余力收集全部相关信息，更是细致入微地分析信息之间的关联并得出其重要意义的过程。在某些方面，实验室设备可以弥补我们感知功能的不足，增进我们对事物的认识。即便如此，我们也不应舍弃或轻视自己的感知功能，因其能够指引辅助工具的使用方向。只要我们感知到的信息确实与被观察事物相关，任何信息都可以是科学数据。对基础实验室或临床的任何一面偏听偏信，都是违反科学原则的。而办好医学教育的秘籍，就在于如何将两者融会贯通后传授到你们的培养对象——那些年轻的毕业生们——的脑海里。

如果创建实验室的目的仅限于为解决某些实际问题采集数据并寻求实用解决方案，那么严格来讲医院和诊所也不过是某种实验室，因为对于科研而言数据是来自于显微镜下的装片还是躺在床上的患者并无二致，临床操作或实验的具体性质同样无关紧要：

从科学逻辑角度讲，给患者服用一剂甘汞、做一台阑尾手术或用电流刺激蛙脑的某个回路没有本质差异，或说三者遵从的逻辑如出一辙。每种情况中都有建立在合理观察基础上的猜想等待实验验证。这些猜想可以明文表达或是暗藏玄机，既可能是科学理论也可以是临床诊断。如果有足够正确和充分的事实证据支持或否认这一猜想，这次实验就成功了；反之，则要汲取此前失败教训再做尝试。从这一角度讲，临床一线的医生和做理论研究的科学家其实是殊途同归，医生在设法治愈史密斯先生的消化不良，而科学家则通过研究蛙脑功能找到病因。

据此，我们对临床教学提出如下结论：在这一过程中，医学生需要从患者身上挖掘、收集信息并对信息做出评价，因此他必须面诊患者。在排除个人因素影响后，这种能够在学生和患者之间形成紧密主动关系的临床教学方法效果极佳。所谓紧密是指消除所有妨碍直接观察的障碍，而主动则既指给医学生提供学习机会，还要让其对患者负责。

临床教学的发展史与解剖教学的发展史如出一辙。早期的教学方式就是课堂授课：告知学生临床上可能遇到的问题以及相应对策[1]；后期发展为演示教学：教师在环形剧场或病房里把值得注

---

1 读者们不应误认为这种教学或医疗方式已经销声匿迹了。下文引自《芝加哥夜间大学公报》第三卷：第 24 号 169 页："一对最近刚从阿肯色州回来的新婚夫妇和他们的宝宝据说都染上了疟疾……孩子的祖母来找我就诊，想开些'治寒战的药'。她说他们每天要打三次寒战……我给孩子开了一单位的吐根。她说孩子妈妈每天上午大约十点钟的时候都会出现寒战，同时伴有严重的咳嗽造成右半身疼痛……我给妈妈开了 200 单位的泻根。她又说孩子爸爸打战的时间不定，发热时有烦渴，打战前和打战时都伴有咳嗽，退热后大汗淋漓。我给他又开了 75 单位的漆树毒素。这些药物对母亲和孩子药到病除，服药后再无寒战；但对孩子爸爸几乎没什么效果，他的寒战数日后复发，出现了新的症状且病情加重，药物治疗不见效果。在他本人来就诊时，我发现他在打战时咳嗽，但之前却不咳；而且他在发热的时候和打战的时候一样畏寒，一度怀疑类似士的宁或漆树毒素中毒，但他的其他症状排除了这两种可能。在几个小时查阅手头上的所有文献之后，我确定这是一个并无文献记载对症药物的复杂病例。因此我根据哈内曼大夫的建议，让他口服奎宁（1 单位）进行治疗，但他在 24 小时后又开始打战。这一次最明显的症状是打战时的极度口渴和大量饮水，但在处于发热和出汗等其他状态时则毫无口渴，滴水不进。寒战时的畏寒症状也可以靠暖炉取暖缓解，因此总是待在暖炉附近。要牢记……对于只在寒战期有烦渴和大量饮用冷水的患者，吕宋果是唯一有效的药物。我给他开了 1 单位的吕宋果，每隔两小时服一次直至寒战消失。事实上他只吃了一次就再也没有打过寒战了。"

意的东西指给学生看，在这种环境下只有挤到前排座位的学生[1]才能看得比较清楚；再后来临床教学就变得更加科学了：医学生全身心投入接触病患——自行采集数据、解读和提出治疗方案，并承担责任，教师全程监护上述过程并在结束后要求学生回顾说明。在此等情境，教师不再是一眼泪泪喷涌知识的喷泉，也不再一味炫耀自己的远见卓识，而变成了学生与疾病艰难角力过程中的助力或辩方对手。

　　课程架构的核心是临床内科教学[2]，其重要性对于美国医学教育可谓至高无上。一所医学院的临床资源是否充沛，本质上取决于内科门诊量；而内科教学培训的水平高低则取决于运用充沛医案的系统性和充分性。要抽样调查一所医学院校的临床教学水平，首先就要考察其内科门诊，了解可供教学的患者数量、患者病情的全面性以及医院的相关管理水平等情况。据此因素即可判断：①医学教师教学的延续性；②医学生跟踪观察具体患者疾病进展的紧密程度，以及③医学生使用临床实验室的便利性。如果一所医学院拥有以上条件，则其是否能够通过所拥有的临床教学机会获得其他资源就已经无关紧要了。当然，符合上述要求的医学院应该已拥有了其他必需的资源。以上观点的核心在于强调良好的临床资源对于内科教学是不可或缺的；在我们的调查中发现，这方面有短板的学校都存在致命的结构性缺陷。再出色的课堂教学也无法替代临床教学的作用。某些医学院校也许能让学生通过所在州教育委员会的笔试或其他考试，但无法证明自己能在缺乏临床条件的情况下办好医学教育。一间一周七天都在环形剧场有手术演示的大型外科机构和患者往来如织的五官科门诊部都可称之为同业翘楚。但对于内科临床教学来说，临床教学资源是否充沛

1　这种教学方法依然常见于内科和外科学系。由于病房设计的迅速改进让床旁教学成为可能，此教学方式正在逐步被医学教育所扬弃。尽管其实际价值不高，但迄今仍为外科医生所青睐。

2　"德国的大学将内科视为临床教学的核心。该国的医学教育遵从医学整体观的原则……各种医学亚学科之间都存在必要的相互依赖关系；从这一角度讲，内科学可谓是所有其他临床医学分支的源头。"莱克西斯（W. Lexis），《德意志帝国教育》第1卷138、139页（柏林，1904）。

才是至关重要的。在美国各州教育委员会的考试能够真实可信地暴露医学院校的临床教学条件缺陷之前，仔细核查每所医学院在此方面的情况是极为重要的。时下一间医学院的临床教学资源是否充沛，完全仰赖其管理层的良知和理智。而美国各州当局尚未采用审批机制，无法强行关闭不具备临床教学条件的医学院校。

医学生的临床学习可以分为四个部分。①内科学：可涵盖儿科学和感染病学；②外科学；③产科学；④其他专科：如眼科、耳科、皮肤科等。一所教学医院一般由多个住院病区、一个临床实验室和一间解剖学教研室组成的：住院部各个病房会收治本科室患者，每个病区均由一位长聘全职人员负责系统规划和管理；临床实验室与病房的组织形式类似，且与病房保持着密切联系。医院的临床实验室与医学院的病理实验室并不相同。"内科门诊部需要一间配备化学、生理学、病理学和细菌学检测所需设备的实验室，不必像医学院对应学系的实验室那样装备齐全，但要满足临床工作的特定需求。[1]"在临床实验室获取的数据价值使学生们值得花时间在这里学习。临床实验室是医学院临床学部和基础学部两者之间的桥梁，因此必须与两者近在咫尺。临床带教医生必须能够方便及时地获取检验报告，而不应为此而长途跋涉。经治病患的医学生经常需要传送血、痰和粪标本并获取检验报告以做出诊断，应帮助他们在医院院区内完成此项工作而不是频繁进出院区远途运输。如果医学生就学期间没能养成了充分利用实验室检查的习惯，在成为实习医师和年轻临床医师后也不会在做诊断时参考相关结果[2]。在进入临床实验室后的初期，医学生首先要接受临

1　亨利·克里斯蒂安（Henry A. Christian）著"临床实验室"，载于《哥伦比亚大学季刊》第11卷第3号339页。

2　"我们已经认识到了实验室为每位临床医学生配备设施齐全的独立工作空间的必要性。在建设这一组织完善的实验室的过程中，大学并不是竖起了一座多余的建筑……它只是满足了一种切实存在的需求。将实验室以如此紧密的形式与医院——尤其是药房——联系到一起这一举动为实验室进一步添置设备、增进能力提供了可能。实验室应当成为本科生的实践中心，他们会在这里练习许多在未来的医学职业生涯中必须会做的操作。"乔治·多克（George Dock）说道，"写于宾夕法尼亚大学医院临床实验室启用之时。"《宾夕法尼亚大学医学公报》，1909年8月刊（略有删节）。

床显微镜使用的理论培训，然后才能称职地解读其所经治"病例"的实验室检查结果（下文将有详述）。尸检室和临床实验室一样都是完善医学教学课程不可或缺的组成部分，这里会不断产出值得纳入课本的知识。"疾病本身变化无穷，而良好的诊断认知水平只能源自持之以恒的病理解剖研究。病理解剖不仅对培养内科医师的诊断水平功效独到，还能帮助他们自纠其错。他们能够借此充分汲取教训，从而始终保持如履薄冰的谦逊态度"[1]。

在组织架构和设备方面，教学型诊所与教学医院遵守同样的标准，且建设布局必须将教学用途考虑在内。诊所一般包括一间宽敞的候诊室及多个与其相通的独立诊室；其空间充足、环境整洁、采光良好，专供不同专科使用。诊室里的器材设备等配备齐全，且设有记录系统可供工作人员记录随访每名患者的病情，便于将具有共性的病例归类汇总。每个专科学系都必须组建一支健全的教学队伍；候诊室也必须有一名医师值守，将患者分流到对症专科诊室就诊。临床实验室选址必须考虑就近原则，争取尽快进行必要的显微镜下检查。

从教学角度看，住院部和门诊部在许多方面都不尽相同：小手术、较轻的内科疾病以及多数眼耳鼻喉和皮肤病等疾病的患者通常不会考虑住院，而是主要在门诊诊治；但门诊患者的疾病控制情况常常不够理想，因为有很大一部分患者从未遵医嘱回院随诊。因此，门诊部可以为学生提供接触各种病患的机会，但相对难以追踪疾病的发展。在门诊部，医学生们能够迅速掌握初步的问诊查体技能，但他们只有在住院部病房才能学习了解疾病的病程变化以及机体对治疗措施的反应。门诊部只在"工作时间"启用，这一点限制了医师的成长速度；而住院部患者在接受治疗期间一直住在病房，医师随时可以对患者开展观察研究。显然，门诊部再大也无法完全弥补住院部太小的缺陷。

各间医学院的三年级和四年级学生在门诊部和住院部接受临

---

1 奥斯勒语，第 144 页。

床教学的时间安排有所不同[1]。无论课程安排如何，医学院都必须将三年级和四年级学生的临床教学时间错开，因为同时开展两个年级的临床教学会不可避免地出现临床材料短缺、教学组织混乱或是二者兼而有之。至于其他方面，则并无一定之规。重中之重在于让医学生们能密切接触患者，并逐渐培养其处理病情的能力。

　　首先简要探讨门诊部的问题。各个班的学生会被划分为多个轮转小组，每个小组均依照安排先后在各科门诊见实习。各轮转小组均配有不同的带教老师，且每个小组的规模不得超过十人，而且越少越好。来到门诊部后，医学生们马上就开始学习采集病史、体格检查、检验血样和痰样等，并综合以上途径得到的所有信息做出诊断，并提出治疗方案。带教老师会全程旁观，以提问、批评或建议的形式纠正错误和激发思考。整个过程都有相应的病历记录，而医学生所做的工作也会直接或修改后被纳入病历记录。在外科门诊，医学生很快就得承担起包扎、缝合伤口和施行麻醉的工作，而在位于条件优越的大城市中的医学院，学生们还能掌握相当程度的产科门诊技能。在这些情况下，医学生不仅丰富了自己的经验，还学会了在未来工作中可能遇到的不同状况的应对之策。考虑到健康无价、责任重大，医学生当然应在带教医生指导下工作，但这一要求在一些条件较差的医学院可能无法保证。尽管产科门诊工作能给医学生增长见识，正规产科培训也不能省略：它无法替代在理想的住院部条件下接受的严格技能训练。年轻的医师只有在妇产医院才能真正掌握产科技能并了解其重要性。这类技能培训希求在医疗实践中达成的基本目标，即在最恶劣环境下也能保证产妇生产。在皮肤科和眼科等专科，直接授课主要

1　根据美国医学会教育委员会制定的课程方案，在医学院四年的 4100 课时中有 1970 课时会用于解剖学、生理学、生理化学、病理学、细菌学、药理学、毒理学和治疗学的教学——换言之，这些课时会用于前两年的科学基础课程。临床教学占了剩下的 2130 课时，具体分配如下：

内科学（含临床病理学及儿科学）	890 课时	眼科及耳鼻喉科学	140 课时
外科学	650 课时	皮肤科及梅毒学	90 课时
妇产科学	240 课时	卫生学及医疗法学	120 课时

是在门诊诊疗期间完成的。当然，也可以说医学生对这类专科疾病的认识主要得益于三年级和四年级期间在门诊阶段的反复观察；而完全掌握某一专科的内容，当然还需要经过研究生阶段的学习。但是医学生必须能够熟练掌握如何处理紧急情况，并知道何时何地需要寻求上级医师的帮助。

四年级医学生在医院内的学习工作与在门诊部完全一样。整个班级会再次被分为若干小组，每名医学生都会被指定负责一组病患，并为每个患者的病情提交完整报告。他的工作包括采集病史、查体、镜下检验及其他临床实验室工作，进而做出诊断并提出治疗方案。为了完成这些工作，他可以随时接触病房中的患者。从患者入院当天到出院的全周期内，他要持续不断地观察他所负责的患者。在经治患者死亡后，他和对治疗过程负有最终责任的上级医师会像托马斯·邦德所生动描述的那样，与同事一起前往尸检室，为解释尸检结果贡献自己的见解。临床教学也在密切跟随病情发展做出改进。每隔一小段时间小组就要对病情进行重新评估。在医学生报告患者病情时，所在小组其他成员（包括患者）都会在场，而这份报告同样也会成为正式病历的一部分。每一次报告的过程也是医学生接受监督检查的过程：临床实验室的负责老师主要监督和评估他在实验室的工作，而临床导师会检查他展示的所有材料，后者还会指出其中存在的疏漏、谬误和阐释不当之处。学生可以获得一次申诉的机会，他可能会在第二次尝试后认识到自己的错误所在。当然他也可能会更加自信，并让带教老师重新审核后自认其错！在完善的质量控制下，这些医学生们有望熟练掌握技能，成为称职的执业医师。只不过他们仍然需要在学习中积累经验，在离开校园后持之以恒地学习。这一过程应该是一种受控的、系统化的和批判性的体验，这种体验与那些严重倚赖课堂教学或演示所培养出来的医学生所经历的肤浅、无济于事的"体验"截然不同。目前后者的医学成才之路过于漫长和昂贵。

在外科病房中也可以实现类似的教学安排。医学生可以在其经治"病患"的手术中上台协助，并在术后跟踪病情变化。产科训练也可遵循类似的路径。医学生在人体模型上接受基本训练后，可以先担任助手，再在导师的指导下诊疗相应病患。他们可以在医院病房学习正确的患者管理及病情处理方法，再通过定期参与门诊教学进一步丰富自己的经验，从而有助于他们处理实际工作中遇到的各种棘手状况。儿科和感染科教学的时间安排和组织方式也与此类似。通过这样的轮转方式，医学生们就可以在两年内进入所有专科实习，与患者密切接触并承担责任。

上述教学方式必然会采用演示教学法：每次都从五人小组里指定一名学生负责探查和诠释一个患者的病情[1]，而到了下一个病床的患者时则换一名学生扮演主要角色，以此类推直到每个小组成员都有机会担任主角。这个小组中始终有四人作为演示教学法的观众，但也能够比较直接地与患者接触。为解决教学时间有限的问题，必须广泛采用演示教学法：让多组学生参与查房，期间带教老师结合患者讲解各个病患展示出的数量繁多且种类各异的主要表现。但是这种方法的不足之处也很明显：对于一门需要较长时间才能掌握的学科来说，这种方法缺乏教学的直接性、可靠性和系统性；最佳效果也仅限于帮助学生们熟悉患者的症状，以及某一单一症状、多种症状的综合表现以及相互之间的关系。虽然学生们可以借此看到疾病的许多典型表现而获得非常重要的体验，但依然无法与持续观察某一病例的发展过程和治疗方案的效果带来的成长等量齐观。举例而言，物理学教员可以带学生们参观一间大型实验室，分别用十多种实验向他们演示静电引力或其他单因素物理规律的效应，用这种高效的方法让他们对这些物理作用的倾向或效果产生深刻印象。即便如此，其教学效果也会大大逊色于让学生自己有始有终地进行实验，因为在实际操作中除了静电吸引作用之外还有很多其他因素会参与进来。除非教学要求极其严谨，演示教学法可能无法有效地激发学生独立思考：学生们只能边听边看，被动接受知识，导致学习态度更为消极负面。最

---

1 在一些学校两个医学生负责一个病例，其他规定则保持不变。

后要指出的是，专家们在带教时往往蜻蜓点水式地诊视一个个的病患，而且只能将有限的精力用来重点讲解选定的疾病关键特征。如果不对这种做法予以纠正，学生们往往会浅尝辄止地检视病情和草率地给出诊断，这一弊病正是时下医疗工作中常见且必须秉公处分的。演示教学法除了在病房有用武之地，亦可在教室或小型环形剧场等局限空间内进行，以便面向更多观众讲解更多病例。但是其价值随着教学空间的扩大而递减，而人们的参与感也随之降低。讲者与听众之间的距离越远，教学效果越差。"听众围成的圈越大，教员就越难能保持所有听众的注意力。距离稍远的人们只要没法看清和听清讲解内容马上就会走神，导致其无法理解课上所说的诊断过程的逻辑思路[1]。"这一说法在环形剧场手术示教中尤为贴切，且这正是演示教学法被公认为教学价值十分有限的原因。

其他教学手段也各有用武之地，大班讲课或讲座的教学方式也不应被弃之如敝屣。个案病例之间并无逻辑关系，而医学生又往往缺乏将纷繁芜杂信息进行归纳概括的能力，且床旁教学的时间非常有限，不利于他们全面有逻辑地梳理思路。因此，就需要经常举办与临床体验有关的基础知识讲座，来帮助学生对所学内容进行总结、扩充和系统化。日积月累，医学生们的医学直觉就会大大加强，能够识别出只在课堂上听过而病房里可能没有过先例的罕见疾病。然而讲课和讲座无论用于何种目的——是用来将第一手知识还是填补知识空白——都只有安排在培养计划里相对较晚的时间才有教学效果。在获得实际体验前，教授这些内容并无益处，只能给医学生填鸭式地灌输晦涩难懂的概念。

一群颇有天赋的哈佛人拜其哈佛大学法学院的经历所赐，创造出了一门能有效培养推理艺术的课程，它正好可以用来教导医学生如何收集信息，为诊断学的学习打好基础。因此我们建议，应该为那些尚未养成严谨逻辑思考习惯的医学生们开设如何基于已有数据开展归纳推理的正规培训。"面对这般的数据：其意义何

1　冯·斯特兰普尔，引用同前，第 23 页。

在？应该如何使用？"这就是案例分析教学法的精华所在——这种方法可与课堂教学水乳交融，其强度可以适当调校以促进学生间的观点冲突、思维竞赛和求知欲，从而有力地加强教学效果。不仅如此，这种方法可谓事半功倍，以极低的时间精力成本让为数众多的学生受教于为数甚少的良师。

医学院课程还有另一个用途：培养医学生使用"文献"；当然，这同样是对基本感官经验的一种扩充。每个人的个人经验都无法面面俱到；然而，人们如果无法生动深入地认识及亲身体会事物的性质和意义，也就无法有效运用他人的间接经验。医学生们可通过认真采集和保存记录的方法，厘清个人经验；而导师提出的建议则可以帮助医学生发现问题，从而有针对性地查阅和利用文献。非正式会议和讨论之外的空闲时间很适合医学生们阅读在相关领域重要刊物上发表的完整病例报告或摘要。通过以上方法，可以帮助医学生在参与诊疗实践的同时阅读大量期刊和"追溯"过刊文献。

如何将三四年级医学生的时间妥善分配在管理患者、管理病房、示教和课堂练习以及讲课讲座之间？这个问题值得思考。总课时数本身就具有一定弹性：医院可以看作一间全天24小时开放的实验室，依具体病患情况不同其运作会受到一定的限制，而且学生们可以在正规教学时间内外随时利用病房条件进行学习。卡伯特和洛克就曾对分配时间的原则有过如下明确阐述，"学习医学与学习其他事物并无本质区别。如果一个人准备花一百小时来掌握骑马或是公开演讲的技巧，那他可能要用其中一小时（分成几次上课）去听课学习该如何去做，用其中四小时来观摩老师的演示，而用其余95个小时进行练习。起初还需要手把手监护，后期仅需一般性照看即可"[1]。

如果要将上述教学方法付诸实践，医学院与教学医院之间需要如何相处呢？答案是和医学院与其他教学实验室间的关系完全

---

1 理查德·卡伯特及埃德温·洛克："临床医学各学系的组织"，《波士顿内外科杂志》1905年10月19刊，第9页。

一样。这就和一类实验室完全可以被借用来做其他学科的教学科研是同样的道理，大学的物理学教授可以和本校的临床医学教授一样在实验室教学，只不过教授的是物理学课程。学生们在实验室里过分谦恭礼让未必有益，因其将教学限定为演示性质，甚或受到更多清规戒律的限制。如果医学生属于可有可无的角色，他们就很难融入所在医院的运作。其实，医学院对教学医院的管理不应受到学期的限制，教学医院也不应成为医生们画地为牢的禁锢之所。如果我们要将病区、门诊和实验室视为一个有机整体统一管理，就需要实现医学院与医院间关系的持续性和无障碍性。患者的权益始终是需要考虑的首要目标，必须采用恰当的教学模式以保障而非损害患者权益。因此临床教学主管必须富有智慧和同情心；每年的临床教学团队都必须完全由在职医护人员组建。每个科室均须由一位主任负责，配备助手的人数须依据医疗服务量、专科细分水平和受训的学生人数而定。医学院的内科学教授同时担任医院的内科主任，外科学教授担任外科主任，而病理学教授则是医院的病理学家。这样就将医学院和医院紧密融为一体。双方的助理、实习生和医学生可以携手合作，收集整理数据和编写病历记录。而医学生们自然融入为医院的有机组成部分，这不仅不会带来麻烦，反而可以通过医院高效有序的日常工作接受完整而规范的培训。在一名医生的成长过程中，确实存在一个可以通过观察进行学习提高的阶段。但在达到这一阶段之前他必须首先接受充分的实战培训。这一培训阶段应该尽可能在医学院就读期间完成，否则就只能在行医初期边学边干。在后一种状况下，其临床培训缺乏指导老师，可能难以避免差错，也不能保障患者权益。

以上阐述的医学院与医院间的理想关系除了在唯一一所大学附属医院得以实施外，目前在美国尚未深入人心，遑论全面普及。我们所面对的问题，不仅从未困扰医院和大学都统一由政府管辖的德国，也未见于医院与医学院同步成长发展的英格兰和苏格兰。美国则仅有约翰·霍普金斯大学、弗吉尼亚大学和密歇根大学等少数几所有幸走上正轨，大部分医学院都是孤岛般的教学院系。

他们只能仰赖医院恩赐一些演示性教学机会，这些医院多为市政当局或慈善机构为临时收治患者而设立的。前一种医院多受政府政治因素影响，而后一种医院则过于谨小慎微，妨碍了医院和医学院间建立从属关系的可能性。经费不足影响实验室的建设，而医学院校间的竞争则进一步摊薄和限制了医院可供分享的教学资源。最后，医学院生源素质低下的因素构成了难以逾越的障碍，无论使用何等教学方法都很难将其培养为能够在病房里独当一面的医生。

但是目前的情况已随着先进理念普及而得到改善：医学院的生源素质有所提高，而且无所不在的竞争也加速了医学院的整合进程。即使如此，仍然有一些难以克服的困难：由慈善组织独力支撑的医学院必须精打细算锱铢必较，且往往不为当地医学界重视，因此基本都无缘于充足的教学设备、高效的组织运营和持续的医疗服务。为医学院提供教学条件的住院部和门诊部必须具备足够规模，方可为医学生们提供基本的训练环境，并为各专业教师们提供开办讲座的条件。每个学系都需要拥有自己的住院病区和足够的配套设施，以便收治教学用的典型临床病例，并且收治其他病患供教师在最佳条件下研究课题。除此条件外，当地其他医院也许也能为高年级学生提供不少示教资源。但是要再次强调的是，医学院所在地即便有再多的此类辅助性资源，也完全无法替代教学医院的地位。如果医学院不能完美地控制利用这些林林总总的辅助资源，即使示教资料再令人满意也可以不纳入考量。要是没有这种教学医院，医学院甚至都无法组建起一支严格意义上的临床教学团队。

医学院通过实现对医院的管辖，彻底改变了与其临床部门之间的关系。而在没有控制权的情况下，一所医学院招聘的物理学教授或是在外拥有自己的实验室，或是每天都请假到其他机构的实验室工作。而医学院为了能够偶尔使用一下医院的住院病房进行教学，不得不用教授头衔来与医生做交易！当医院从属于医学院后，医生的教学职称评定改为以胜任力、名望和技术水平为准。大学医学院可以擢升表现优异者，也可以引进外单位的杰出人才，而教学医院的医生们能否享受这些待遇则由所在大学裁量决定，而不是荒谬地放任自流。引进人员会接受以下条款成为教授：他们会在招收本科毕业生的院所——即毕业后医学生进修学院——担任教职，并一身二任，既是教员也是研究员。

不涉及前沿进展（non-progressive）的临床教学这一概念本身就存在矛盾：展示给初学者看的那些病例有他们各自的特点，但无法覆盖临床实践中不断出现的新问题。每一种现行的治疗方案都会有些问题悬而未决。要是你们的大学教授在能完全掌握住院部、操控着数间他主持筹建的实验室、拥有一票即便他缺席也能如臂使指的属下的情况下都做不出什么贡献的话，那谁还能来推动研究、改进现状呢？在这方面唯有德国引领潮流，其临床医学因此得以蓬勃发展。但美国则欠缺这些条件，拖累了其临床医学的进步。设立专门的临床医学研究所势在必行：日常医疗工作牵扯了临床教员相当大的精力，也在一定程度上影响了其可能承担的教学和科研工作。虽然临床医学遇到的棘手问题极其复杂多变，但其中蕴含的丰富研究素材恰好可供大学教学医院及其实验室施展身手。若无诸多上级医生提携引路，一名年轻医师即便再医技超群、饱读文献也无法成为与时俱进的临床医生。

我们所说的与大学教学医院紧密联系的实验室，并不仅限于前一章讨论的基础实验室或刚刚提到过的临床实验室。前者研究其专业领域的重大课题，而后者则服务于一间医院的日常业务。为充分满足临床研究工作需要，实验室人员必须有充分的人才储备，以便在临床医生提出需求后及时调遣实验病理学家、实验生理学家或是临床化学家，统一调度上述各科室的资源以解决具体的临床问题。这些科室中的实验病理学和实验生理学水平已获得公认，而亟待提高的应该是临床化学领域，这方面美国还相当落后。

在其他方面，临床教授的待遇也和一般的大学标准相看齐：其薪酬与其他学科的教授一般无二。如此调整后其薪酬不高，远不及可从其他机构获得的收入——学术界的薪资待遇向来存在这一问题。然而，医学教授会像物理学教授一样牺牲个人经济利益这一点是有内在原因的：他们同样都是为了从事教学和研究工作而做出了自我牺牲，我们只能希望将来他们的能获得更好的待遇作为补偿。从事教职的临床医生大可不必在职业发展上作茧自缚：他们可以妥善处理此事，在保持与医院紧密关系的同时从事医疗顾问工作，但前提要是避免将时间浪费在无足轻重的小病上。因为类似的理由，其他大学设施也只会为那些需要高精尖技术帮助的人群提供服务，从各方面来讲只有最优秀的人才能有效地解决疑难问题——无论是实际问题还是其他问题都是如此。但是医疗顾问服务将行业或商业利益置于科学精神之上，会对科学研究精神和医疗服务质量产生同样严重的损害。大学医院、教师薪酬等做法所产生的影响，使得临床医学被视为某种可以高效培养产出的商品，而忽视了对理想主义情怀的培养。而如果缺乏人文情怀，俯拾即是、高薪厚酬的医疗顾问们所提供的东西恐怕只能堕落为供过于求且廉价的"诊疗服务"[1]。

美国医院目前的资金来源并不雄厚，远不足以独力长期维持与医学院临床学系相当的实验室，并配备一支具备临床医学专业背景的研究型师资队伍。25 年前，同样的经济收入足以为 30 所医学院配备全套科学实验室。如果我们的医学院数量缩减到恰能满足实际需求的水平，给医院配备所需设备的费用总额就不会是如此天文数字了。而且现有医院还可以进一步扩充其教学设施，供高年级学生教学使用。不言自明的是，办学有方的医学教育可以造福四方——可以培养出更好的医生惠及广大公众，也可以提高医生的诊疗能力而惠及患者。基恩博士（Dr. Keen）说，"根据我从医近 40 年来在 6 家医院做过外科医生的经验，还从未见过一例因为教学造成患者受伤或恢复不佳的案例。另外……谁敢在值班时玩忽职守呢？无论是在病房独自开具处方或与两三个助手进行手术，其一举一动都在众目睽睽之下，都会对可能出现的疏漏高

1　见格里厄姆·拉斯科（Graham Lusk）1909 年 4 月 17 日在《美国医学会会刊》第 1299、1230 页上发表的《医学教育》及梅尔策（S. J. Meltzer）1909 年 8 月 14 日发表在同期第 503–512 页上的《临床医学的科学》一文。

度警觉……在杰斐逊医院工作期间，印象中我始终在四处奔忙，脚不沾地。[1]"经验丰富的班菲尔德小姐（Miss Banfield）从患者和护士的角度出发提出了同样的观点："其实对于一间管理有方的医院来说，与医学院合作可以对患者起到保护而非损害作用，因为医学生的存在会给医院带来生机和活力……总的来说，我认为教学医院患者可以享受比其他医院更好的护理水平，这是因为包括教授在内的所有医务人员都执行统一的标准。[2]"1905年时曾专门成立过一个委员会调查伦敦地区医院和医学院间的财务关系，他们在结论中提出如下观点："我们发现，在年轻学子求知的目光注视下，医生们在操作时会更加谨慎小心，且能减轻他们在日常医疗工作中产生的压力。[3]"

　　人们对于教学医院应该具备何等规模并无异议。如果病床数量低于200或300张，即便始终住满患者也很难满足教学在患者人数和疾病谱多样性方面的需求。一般认为，拥有400张床位的医院可以满足一所有500多名在校生的医学院的需求。最重要的标准在于教师必须能够及时获取所需的临床资料，而且这些临床资料的门类必须种类丰富而有代表性：一间塞满眼科患者的门诊部对于内科和产科学系的教学毫无意义；75例阑尾炎手术也完全无法弥补没有伤寒、肺炎或猩红热病例的缺憾。医学院的规模与教学医院的规模之间存在必然关系，尽管后者规模不应完全依据在校生的人数增减。尽管200张病床可满足100名医学生教学用，但这并不意味着20张病床就够10名医学生教学用。25名医学生所需要的临床资源基本上和一百名医学生所需要的相差无几。此外，也应综合权衡扩建医院的利弊。如果一间大学医院能与大学和实验室形成稳定的科学联系，做到麻雀虽小、五脏俱全、管理

1　基恩（W. W. Keen）著《公共医疗机构受托人的职责》，1903年发表于《美国内外科医师交流会》。

2　莫德·班菲尔德（Maud Banfield）著《美国医院管理中的一些未解决的问题》，载于《美国政策和社会科学》第351号第46、47页（略有删节）。

3　来自委员会报告。爱德华国王医院伦敦基金会资助出版，乔治·巴雷尔（George Barer）起草（通讯地址23 Furnivall Street，Holborn）。

精良，它就能够满足一小群医学生的需要，比起那些大而失当的老旧市立医院更能达到现代医学教学效果——那些地方将"医学生们"视为碍手碍脚的擅闯者。在前一种环境下受训的医学生因医院规模较小导致的不足可以在医院工作学习一年后迅速得到弥补，因为他已经掌握了工具的用法，只是需要更多的联系。而后一种医学生的培养缺陷则可能永远都无法弥补。我们希望初级医学教育的组织可以变得更加有效而经济，且公众在这方面的认识可以有所进步，使这一希求能尽快得到落实[1]。

在上述本科生教学的基础上，医学院还必须继续提供进阶或毕业后教育的机会。这种教育机会有两大功能。第一，各个专科都需要系统而完善的毕业后培养方案，而这一方案是要建立在扎实的普通内科训练功底之上的。而这些专科数量的不断增加，也得益于日益种类繁多且效率更高的设备对专科细化的促进作用。在保证添加的专科教育不会妨碍本科医学基础教学的前提下，专科细化的趋势可以提高效率而有益无害。此外，经历了长期临床磨炼的小城镇医生会定期回到这些毕业后进修学院，从知识源头汲取营养。他们希望了解医学前沿的进展，在短期内学习掌握本专业专家所编写的大量丰富而有趣的教材。出于以上两个目的，位于大城市的大医院必须保持足够的开放性，以便在现行管理架构下稍加变通就能充分利用其丰富的患者资源。随着医学教育的竞争性和逐利性逐渐消失，阻碍病房开放性的障碍大多都会消失。毋庸置疑的一点是，"教学团队"的竞争行为和生源质量的低下导致的医学毕业生就业受阻远算不上唯利是图型医学教育造成的恶劣后果中最严重的一种：由于这类恶性竞争的存在，在病房近距离学习的权利不得不分给这些能力低下的学生，从而拉低了资源配置的整体效率。

1　在美国，医学生见习前需要学习四年的医学课程。在德国，医学生要先在大学度过五年，再在医院度过第六年；在英国，"近期医学总会授权发布的官方统计数字显示，受调查的 1111 名医学生的平均上课时长是差三星期满七年；只有 14% 在短短五年内成功拿到了毕业证书，35% 花了六年，18% 花了七年，而 13% 到了第八年才拿到。没有给出剩下 20% 的人拿到学位的时间，很可能根本没有拿到。从另一个角度看这些数字的话，我们可以发现到了第六年末只有不到一半的人拿到了注册执业所需的证书，到了第七年末也只有三分之二。"《英国医学杂志》1908 年第五节第 634 页。

第七章

课程安排：医院和医学院阶段

第三、第四学年

对医学院的最终评价仍然要落脚在培养出的临床医生水准上。而这是一场在开枪之前就注定失败的战斗：学生的平均智力水平偏低，实验室训练不符合现代医学的基本特征，严重者甚至会影响到下一阶段的临床培训。现有还算合格的医生是在既往极不完善的条件下培养出来的。我们再次重申，虽然训练不佳的学生仍然会在考试或测验中拿到高分，但没必要强调测验的优点以反驳我们努力阐明的论点。医学院试图证实他们没有的设施的不重要性恰恰反过来证实了其重要性。称职的教师在担负起化学、物理或生物学的教学责任之前，需要确认学校提供过这些学科的教学设施。他不能确保在没有实验室或相应设施的情况下，学生就能成功掌握这些科目。尽管对个人来说，发生任何事情都确有可能，但一般来说，年轻人在有充足设备的实验室中要比在空房间中能得到更好地培养。临床医生也同样如此。经验造就医生的时代已经过去，更不用说这是患者在为此付出代价；此外，国内每一家薄弱的医学院都有毕业生在竞争激烈的考试中打败了优秀的医学院毕业生，通过了执照考试或者获得了医院的面试。医学生的老师们需要获得可观数量和种类的急性病例，才能让临床医学专业的年轻学生得到充分培养。没有这种医疗条件的学校无法教授现代医学。

在实验室方面，我们没有发现任何令人满意之处。在20年内，实验室建设工作进行得如火如荼，其近期乃至未来发展都蒸蒸日上。一群实验室人员接受了培训并来到全美各地。他们知道自己的地位和工作职能，以此为凭向大学管理层待价而沽；若资源匮乏时，他们也会向现实妥协，但大学的愧疚态度反而渐渐让其放飞自我。临床方面前景堪忧。这个专业本身在很大程度上仍然需要接受教育；临床教员反而成了大学管理层想要发展良好临床培训的阻碍。因此，大学校长即使没有听到抱怨，也会惊讶地发现：那些不安全的、分散的、或公立或私立、或大或小的社区医疗机构并不能满足建立在现代实验室工作基础上的临床工作的基本需要；外科诊所也并不能代替内科诊所。因此，临床教育改革往往进行缓慢：经过良好训练的临床教师人数不多，能够自由教学的场所也同样受限。在现代实验室中受训的学生们进入因循守旧的临床部门，最好的结局也是效果减半，这还要在很大程度上取决于环境的逐步改善。

这里要再次提到，仍有几所学校符合前一章提出的规定。我们强调临床教学的支柱必须是医学教学发展较好的医院。教学医院的具体状况可能有所不同：可能是通过社会各方协调和合作捐赠建成[1]，或是州政府通过州立大学为医学院提供支持[2]，有时则和医学院是真正有效的附属关系[3]。关键点在于：①医院规模必须足够大；②医院必须配备密切交织的教学和工作区，而且和医学院的基础实验室一同运作；③学校教员和医院职工是同一批人，雇员在进入学校的同时也自动成为医院一员；④教学安排必须由教师自行决定并判断，采用这样的监督以保护每个患者的福祉。

---

1 约翰·霍普金斯。

2 艾奥瓦州密歇根。

3 湖畔医院（Lakeside Hospital）和西储大学（克利夫兰），新捐赠的巴恩斯医院（圣路易斯）和华盛顿大学也有同样的关系。

早在 1869 年，密歇根大学医学系将一座能够容纳 20 名患者的住宅改造为教学医院，历经多年，简陋的居所早已发展成为一座有 200 张病床的功能完善的大学医院。只要符合患者的福祉，这里每位患者都是教学案例。医院的工作人员是学校的教员；其服务部门的病房就是教授的实验室。查房和"环形剧场"被用于示范教学；不过更好的是，医学生们要分管具体的患者，他们需要在床边和临床实验室工作；医院为传染病患者提供了隔离病房，产房由产科教员和高年级学生共同管理；最近，一座建造和管理完全现代化的精神病医院已经投入使用。艰苦的环境当然也会带来困难，但州内推行的自由政策已经将其降至最低。安娜堡人口稀少，必须从其他地方吸引或转诊患者。参考这里的发展，我们就能够制定医院可以运行的条件：现代化的设备、带薪的临床职工、清晰的发展理念和精心的培育。具备这些条件，在美国小镇就可以和在德国小镇一样建成大型诊所。州立大学医学系和整个州的医院可互为补充，但建立费用相对较高，但这起码比医学系和大学分处两地，甚至医学系[1] 位置偏远总体而言更为实惠。不过，我们现在应该创建多少这样的机构就是另一个问题了[2]。

约翰·霍普金斯医学院这个备受青睐的幸运儿，其医院获得的捐赠足以保证从开始建设时就进行全面设计，最近得到的大额捐款更是让这个综合医院扩增了结核、儿科和精神科的独立门诊；病房、药房、临床和科学实验室都同时具有教学和慈善的双重功能；临床科室架构也是如此。在国内没有其他任何地方像这里一样，建设者的理念始终如一，又将此令人钦佩地落入现实。学生在医院运行中起到举足轻重的作用：学生遵循苏格兰和英格兰医学院流行的令人赞叹并长期践行的方法，作为见习生协助临床工作、手术工作；在不同的科室，学生都作为指定的初学者，从头

---

1 上文讨论了实验室和临床的教学内容。关于远程教学内容可以参加本书下部中的得克萨斯大学、印第安纳大学、康奈尔大学部分。
2 类似这样仍未发展好的医院目前和一些其他州立大学有联系：艾奥瓦大学、科罗拉多大学、明尼苏达大学、得克萨斯大学。细节在本书下部中的具体机构描述。

到尾跟进患者病程发展——直到恢复或者尸检。

其他医学院为什么没有利用与医院的有利关系带来同样有效的组织？困难并非不可逾越，在某地可能只是缺少资金，在另一个地方可能是传统阻碍。除非两个缺陷被同时解决，否则上述机构也不可能做到尽善尽美。如果医院和独立医学院建立专有的、排他的关系，大学方必须提供资金，使其能独立于地方专业。除非同时满足这两个条件，否则现有临床情况无法彻底改变。三所费城的医学院（宾夕法尼亚大学、杰斐逊医学院、内外科学院）、两所巴尔的摩医学院（马里兰大学和内外科医学院）和一所芝加哥医学院（拉什医学院）[1] 能够独立的、完全控制规模或大或小的优秀医院，在卫斯理医院和西北大学[2]、罗斯福医院和哥伦比亚大学的利益双方之间，想要这样的亲密关系也是同样可行的。在后者的案例中，医院不愿全心投入是完善关系的最大障碍，虽然这种关系能为所有相关人员带来不可估量的优势。当然，如果刚刚提到的大学医学院能够完全控制教学，那么就可采取任何解决问题的手段，在科学和教学基础上重组其临床学院。董事会开明的行动正在迅速完善令人钦佩的湖畔医院（克利夫兰）与西储大学之间的联系。圣路易斯的新巴恩斯医院和儿童医院已经为华盛顿大学重建医学系做了很多工作。麦吉尔大学、多伦多大学、曼尼托巴大学和杜兰大学实际上都安全的临床设施，足以提供教学。值得注意的是，上述学校并不拥有这些提供临床教学的医院。因此，西储大学和湖畔医院之间的关系证明了大学医学院和私人医院之间建立良好工作关系的可行性；多伦多则证实了大学医学院与公立医院之间建立工作关系的可行性。从技术层面讲，两边的董事会都不能放弃控制权；他们必须批准任命雇员；但董事会不同的行事方式可能带来其他问题，或是管得太少而变为放任自流，或是管得太多而变为多管闲事。在引用的两个例子中，董事会的控制权流于形式；因此，两个珍贵目标都得到了最有效的提升。鉴

---

1 但在这种情形下，必须首先获取患者同意。
2 现在，卫斯理医院的诊所并不仅对西北大学的学生开放。

于这两个例子，也许有必要请求现有医院和合格医学院之间达成谅解。私立或公立医院的管理和融资由董事和委托机构负责，那么即使两项任务不完全等同，为什么不能把医院的医疗行为和病房中的教学行为安排给医学院全权负责？这些功能彼此完全不同，所以没有理由不支持两个渴望在各自领域做正确事的聪明人团体不这样合作。当然，如果董事时不时地在保障教师安全方面否决大学提议或在治疗患者方面否决医生提议，那么情况将变得无法容忍也不可理喻。这样事情曾经有过先例，如儿童医院的某女性董事禁止施行腰椎穿刺。发生这些事情并不奇怪，任何一方的想法都有所在领域的局限性。然而，现在对于董事应该做什么以及大学应该做什么已经确信无疑；另外，现在对于扩大实验室规模也是一个好机会。到目前为止，用于教学的医院名单并不长。不过，也许通过增加规模不大、本身拥有教学医院的医学院来延长这一清单。弗吉尼亚大学即使如此。这个机构长期以来仅有授课教学，刚刚着手建设一座现代化的临床学院。这家全新的大学医院拥有 80 张病床，虽然规模不够但其快速发展值得预期。密歇根大学已经展示了如何解决医院规模不大的问题；同时，学校的情况使得以下成为可能：临床和科学研究实验室之间联系紧密，医疗作为一门专业蓬勃发展以至于学生经历的差异不会对教学造成影响；种种迹象表明弗吉尼亚大学完全符合这两点。

　　但是，绝不是每家医学院拥有的医院都能用于教学。医院的细节需要经过详细确认。在多数情况下，医院是私人机构，通过运营和学费来获取利益；医学生被大学医院的广告所吸引，而并不能享受任何好处。巴恩斯医学院（圣路易斯）毗邻百年纪念医院，"它能提供的临床设施无人能超越，甚至鲜有可及者"，但实际上除了一层楼中一部分外，整座建筑都是私人病房[1]。失去控制的地方，理想必将发生改变。医学院拥有医院，并不能表明教学环境一定良好。不明智的任命可能会折损工作效率；咨询门诊的繁

1　林肯纪念大学医学系和它隔壁医院以及堪萨斯城的大学医学院和大学医院、密尔沃基医学院和三一医院之间也是类似的关系。

荣可能对科研热情是致命的打击；任人唯亲可能导致机构无法壮大。另一方面，有些临床医生尽管面临各种困难，仍可以保持热情——设施匮乏、服务期限不稳定、缺乏共情。然而，无论这样那样的事件，都不会有损于这样一个观点：教学医院对于临床教学至关重要，如果没有教学医院的存在，医学院整体教学水平将会下降极多。

一些最好的学校，即使没有可以被称为附属医院的医院，也并不缺少临床资源。芝加哥的拉什医学院、西北大学、内外科医学院，纽约的哥伦比亚大学、康奈尔大学、贝尔维尤医学院，波士顿的哈佛大学、塔夫茨大学，并不难获得临床资源。其中一些学校所拥有的资源远超其所需——甚至远远多于一些大学医院希望能拥有的资源；但是他们能够获取资源的途径——虽然每个地方情况都有所不同——可能会对教学政策的自由度和连续性有所损害。我们在临床中的失败和德国医学院在临床中的成功都可以证明自由对于科学进步的重要性——大学在选择教师和地点方面的自由，教师在为选择热爱领域方面的自由。人为阻碍通常会导致无法革新。

上述机构的临床教师必然只能在当地专业人士之中选择。这一限制是其他任何学系都无法容忍的，医学界也对此多有怨言，不过他们还要受到经济上制约，不得不屈从于现状。这里并非是要臧否这些大城市的执业医生：他们无疑和其他地方的好医生同样优秀；但他们不是老师，他们既没有时间，也没有兴趣进行富有成效的教学。如果他们真的对临床科学和专业发展同样感兴趣，可以将其作为一个整体来改善医院教学方面的情况。事实上，专业的优越感和机构竞争让医学院的教职并不稳定，在医院进行的教学经常因此中断，使得医院领导层不得不精简教学以避免摩擦；医院员工对外来者非常排斥，尽管外来者也都是同一小镇的居民。在这样的情况下，不可能实现在临床中满足病理学、生理学或化学的实验室教学这样的理想状态。这让期望值降得更低。从学校方面讲，丰富多样的临床"设施"成为争夺的资源；公立医院成立分院，超负荷提供服务以广泛获取利益；私立机构彼此合作，互惠互利以促进繁荣。在芝加哥，库克县立医院每六年举行一次竞争性考试，医学院与其中成绩优异者签订协议，让他们在规定期间在病房间轮转。不允许开展床旁教学，患者们被推入教学病房或者用于授课的环形剧场；任何人都可以通过买票进入感兴趣的诊室。学生们有了绝佳机会见到不同病症，但是失去了观察病例发展过程以及将实验室发现和临床症状联系在一起的机会。至于教授们，时间在轮转中匆匆而过，科研是不可能进行的。在贝尔维尤医学院（纽约）、哥伦比亚大学、康奈尔大学和纽约大学，每个大学都有"分部"，但在分部中，大学并不占据最高地位。医学委员会由这三所学校的全部访问职员和第四"分部"——外来者们——构成，限制了利益相关方的自由；但是最终权威却在落到了非专业的委员会中，例如哥伦比亚大学最近就被委员会否决了分部建议。在波士顿，哈佛大学和塔夫茨大学都不能主动聘请医院员工来填补教学职位。医院内职位由资历较高的人任命，而学校几乎不可能打破这条规则。和纽约一样，在波士顿，大医院倾向于拥有自己的病理科，与医学院相应部门的关系显然无法稳定。钱和教育机会就这样被浪费了。

一般来说，教学场所每 3 个月到 4 个月轮转一次，医院有时会为学生提供实验室开展临床工作[1]。这些机构都提供额外教学机会。然而，总体而言，额外的临床教学是碎片化的、不确定的；医学院没有统一的建制，也不是独立部门或有架构的实体组织，临床实习生可能被某个老师雇用 3 个月，然后在短暂任期结束后，被继任者一脚踢开。只要为验尸官颁发教职就能够提前获得新鲜的病理标本，但是病理学教授可能在找遍整个城市后都找不到进入停尸房的门路。就算有数个内外科教授，也并不能为了同一个确定目标团结一致，只能同样服从于短期受聘医院的霸王条款；

1　在某些地方，轮转持续时间长一些，有时候是老师们内部安排，有时候是个人之间。这些改变尽管受到欢迎，但是远不能解决难题。

或者只能鞭策学校，因为医学院不可能不考虑到临床机会而站在教授的对立面。医学院和老师间正常的关系被倒置了。问题不是"谁是好老师"，而是"谁控制了医院教学？"在大城市中一般有十几家医院，每家医院都有工作人员；还有几所医学院，每所医学院都需要自带"临床资源"的教职员工。竞争十分激烈：每个医院持有人都立刻会发现自己是内科、外科或其他什么专科的潜在教授。抢位结束后，战利品以"向该校学生开放"的形式出现在招生简章中。因此，医院职位是有价值的"李子"，回馈给医院持有人以医学院的排名，医学院排名在许多地方仍然极具商业价值。结果就是，我们讨论的学校由两个毫不相似的部分拼凑而成：实验室是一部分，而临床则是另一部分。实验室人员是外来的，这样的流动使得生产力提升；临床人员大多是当地的[1]，除了某些特例外，大多安于现状无所事事。这两个部分几乎没有交集。而学校的弥补措施就是简化学生可以看到的临床资源的数量和丰富程度。

当我们进入下一节之前，我们还再需讨论一点这些大型医学院的问题。现在是每况愈下，医院管理正在变得越来越冷漠无知，使医学院都处在焦虑的状态。事实上，对此也不应该期待太多。"在我所知道的医院管理人员中，除了极少数的医生之外，还有前报社记者、选区政客、瓷器厂员工、各种职员，以及各种各样的神职人员……为了减少当地人的不满，有时还任命妇女委员会……'女性天生的管家特质'大概就是委员会成员唯一具备的知识。医院的管理组织和管理几个女佣或健康人之间完全不同，由委员会来管理细节只能造成更多不便"[2]。

这些机构仅仅是患者的寄宿之处，医生造访这样的机构和造访私人住宅是相似的，只是在私人住宅中医生仅看1个患者，而在这里需要看20个。这仅仅是批发和零售之间的区别，更不用说

1　短短几行就可以完整列出在外地为本地寻找临床教师的学校清单：约翰·霍普金斯大学、密歇根大学、弗吉尼亚大学、耶鲁大学、杜兰大学、宾夕法尼亚大学和华盛顿大学。这些机构从其他地方招募了20～40个临床教师；在美国或加拿大大约有4000个执业医生。

2　班菲尔德，引用同前，42、43页（有删减）。偶尔有热忱的感觉，例如在托皮卡。

从科学角度来看，这样的出诊其实在同一水平。医生通过各种讨价还价来安排访问人员，医学院则充分利用这种机制。小团体偶尔也会控制局面，明面上条件合适并不是唯一或者主要的考虑因素。一所资源丰富的医学院可能明天需要面临短缺局面。托莱多大学医学院刚刚因为当地政治变动而失去主要的临床支持。明尼苏达大学幸运地在当地削减了特权后，重建了一家自己的医院。费城女子医学院毗邻一所医院，其教员曾经是医院职工，现在他们之间没有商业联系。芝加哥赫林医学院（顺势疗法）和一所顺势疗法医院相距很近，甚至有一座桥连接；两地。但在医院门口却挂了一块牌写着"学生止步"。在奥尔巴尼，政治起着决定性作用，为了将控制权捏在奥尔巴尼医学院主导集团手中，最近增加了教职员工规模，所有新成员都是当权方的拥护者。圣路易斯市立医院和丹佛县立医院，坦诚来讲就是"政治相关"[1]。员工可以出于个人或者政治的原因被任命，也能因同样原因被撤销。不确定性的关系提供了更多的可能性。例如，罗斯福医院位于哥伦比亚大学实验室对面，曾完全附属于大学；但是这种关系却在逐渐淡化，不论从哪方面考虑都是令人遗憾的事情；但该医院从其他方面得到了充分的补偿。乔治·华盛顿大学的医学系通过这样的措施保护自己："如果临床教师在学期结束前停止了临床教学，则也会被开除职位[2]"。如果医学院开除了不好的教师，让他离开反而可能比留下他更糟糕；如果他坚持离开了，医学院则失去了他所拥有的"临床资源"。圣路易斯大学在买下它现在的医学系时，签约留下了临床教授们继续担任同样的职务。任职期满后，医学院可以选择不再续约，然而需要付出代价，即砍掉相应数量的门诊。一些地方通过让医学院教员在医院中服务，从而使联系更加紧密，正如在莫比尔、伯明翰以及查特努加。但总体来说，医院雇员由不同人员构成，任命原因很难分类。有人代表医学院，有人不代

1　在新斯科舍省哈利法克斯也允许同样的事情。
2　医学院重组条例，第 3 部分。

表医学院；有人全年工作，有人只干几周；有人只在同一个病房中服务，有人在不同病房之间轮转；每个利益相关方都对现况不满。在纽约，古老教会之恶意外地遍地开花：一个人可以在多家医院担任职务，但因距离太远而无法完成任何职责；他没有放弃相关酬劳，而是以个人喜好或兴趣将其随意转租出去；这些写着名字的职务简直就像挂在他腰带上的战利品！医院没有管理政策；病房之间既不协调一致，也无彼此配合，和医生在私人住宅中治疗患者一模一样；只有当地的事故才让人们有所意识。

教学显然只是这些机构日常事务的其中之一。在其建筑中通常包括环形剧场，但是往往缺乏学生可以工作的临床实验室，不少机构两者均无。由于不能提供临床实验室空间，教学停留在被动展示的层面上。学生大概花两年时间来掌握某些医学科学。实验室教学在设计之初很大程度上是为了让学生在床旁检查中获得更多的事实。学生在实验室中学习到的血液，痰液，尿液等知识，都可以应用在临床中。他被教会了做既定操作，但在关键时刻，他们可能没有实际操作机会。首先，在很多附属于大学的医院，例如内布拉斯加大学医学院（奥马哈）、丹佛医学院、哈内曼医学院（宾夕法尼亚州）以及大部分南方医学院，都完全没有临床实验室。在丹佛，"细菌培养设备过少，不过实习生的水平也不足以操作器械"；在奥马哈，医学院的显微镜教员甚至无法从县立医院获取材料，当他想要展示胃内容物时，不得不自己解决。其次，在有临床试验室的地方，学生们则被规定禁止入内。这些工作都是由一个和医学院没什么关系的病理科住院医师完成的。他或实习生被允许在环形剧场或病房中展示病例。实习生和住院医师水平同样存疑，这和我们正在讨论的教学限制等原因息息相关。对于和圣路易斯、芝加哥、明尼阿波利斯市立医院关联的临床实验室，尽管资源丰富，但学生却不能使用。圣路易斯医学院、拉什医学院、芝加哥内外科医学院和明尼苏达大学的学生本应该获得最好的临床训练，但现实却并非如此。经常有人声称"学生把样本带回医学院检验"，克雷顿医学院（奥马哈）和洛杉矶医学院的学生可能会把尿液、粪便、胃内容物带上街车穿越城镇，转运路程可能有数英里远。在西南大学（得克萨斯州达拉斯），一名市立医院的患者被分配给四个学生负责，但这里没有临床实验室可以化验，他们必须把这些材料带回距离约 1.5 英里的医学院，但那里也没有临床实验室。

　　从教育角度来讲，一个管理松散的"学术"实验室，不能给具体的临床患者带来好处，一定会造成大量浪费。如果学生不把患者的临床症状和血细胞计数联系在一起，那么即使进行血细胞计数也没有任何意义。实际中，学生在临床上看到患者，看到症状，甚至听到心跳；在实验室里，他们检查尿液，计数血细胞，也许再检查人工制备的胃液。但两者依旧没有连在一起，学科仍然分裂。科学的实践习惯不是这样建立起来的，松散的习性也不能通过实习来矫正。学生更容易让老师失望，而不是感到惊喜。老师们通常也无法提供更好的指导。因此，这些学院毕业的实习生所写病历很少且没有系统性。布法罗大学的教学方法有缺陷，他们辩称说这样能让实习生得到更好的培养，但是布法罗总医院的劣质病案记录驳斥了这种说法。无论是谁负责，保存不佳的病历都能让人轻易看出床旁教学不佳。情况是这样的：患者躺在床上，教师、实习生和学生在床旁讨论病例。需要解决的问题一个个出现：现在需要详细了解患者既往史，现在是原来查体时发现的一个问题，现在是显微镜检查病程中的某个时间点出现的现象。如果床旁有完整、准确、系统的病案记录，床旁教学时教授就能抛出新的问题，学生提出困惑时也可以尽快解决。这就是完整病案记录的意义所在。但是很少有完整的病案记录，能供查阅的完整病案就更少了。在堪萨斯大学，莱恩医院（旧金山库珀医学院），没有统一方法来记录或保存病案，"有些人做得更好""这取决于个人"。在哥伦布的新教医院，斯塔林-俄亥俄医学院的毕业生就是实习生，病案记录属于护士的填表工作；在密尔沃基医学院附属的三一医院，情况也一样[1]。

普通医学院的附属临床机构由零散组织拼凑而成，其共有特征已在上文详述。这些临床附属机构可能在某地有个内科诊所，在另外一地有个产科诊所，在其他什么地方有个皮肤科诊所。教员和学生的数量也不成比例，福特汉姆大学有 72 名教员和 42 名学生，纽约女子医学院有 45 名教员和 24 名学生，托莱多医学院有 48 名教员和 32 名学生，奥克兰内外科医学院有 42 名教员和 17 名学生。因为医院比较分散，学生时间多浪费在往返路上。总而言之，我们这 150 所医学院大概授予了 4000 个教授头衔[2]。

想象一下，如果把学生送到一系列商店中，在不干扰工人的情况下观察所有工序，如此就能完成工程师的培养，这将培养出什么样的工程师！在医院中，现在的情况就是这样的。在所有这些医院中，没有任意两家授予教学同样优先的地位，而且教学非常不稳定，时间不能保障同时床位数也极少。这么发展下去，他们根本无法达到医学院建立自己医院的理想状态。不过，各地短板完全不同。圣路易斯的情况令人遗憾，市立医院有"不教书"的内外科医生，医学院有"不看病"的教授。镇上的六所学校，每所都有一个下午的教学时间，在课堂演示的前一天，教师必须

1　在全美不同地区都有类似的情况：在小岩城的内外科医学院和市立医院，病历就是护士们记录的表格；这也应用于孟菲斯的两所学校；在恩普沃斯医院，病历记录在包含所有信息的总记录上；在托皮卡，情形一样，同时这里并不记录实验室记录，也找不到物理查体结果。在堪萨斯城医院，病历由实习生编写，医生根本看不懂。在得克萨斯大学（加尔维斯顿）病历也并不完整；在缅因州总医院（波特兰）病历也是不完整记录极为粗放。

2　完整列表见下附件表格。实验室和临床席位之间不成比例的数量是有提示意义的。例如全职教授的数量如下：

机构	解剖	病理	生理	内科	外科（不含妇科）
康奈尔大学	2	2	1	5	9
哥伦比亚大学	2	2	1	3	5
圣路易斯大学	1	1	2	5	5
丹佛医学院	1	1	1	5	5
路易斯维尔大学	1	1	1	4	8
对比					
约翰·霍普金斯大学	1	1	1	2	1

从医学院前往医院选择两个演示病例——这事极为麻烦，任何人都不愿意干。教学包括指出病例的特点和需要做什么：在外科中，需要做的事情已经完成；在内科中，也不需要更多说明。不论哪种情况中，整个过程都是在纯粹假设下进行的。这些敷衍了事的教学经常得到应有的待遇：在圣路易斯内外科医学院，有人说："这是医院日，很多人都不去"；洛杉矶县立医院是两个大学医学系的主要教学医院，其中加州大学入学要求完成三年大学学业，但不允许学生们处理外科患者，教师"不得在可能将患者从病房转移的情况下进行床旁教学"[1]；这样来说，可以使用的病床有100张，每周有6个小时手术可供观摩，内科或许时间更长一点。在克雷顿医学院，学生们可以观摩手术，允许使用的病床有90张。在丹佛，学生"不太参与床旁工作"，他们只是看，时间固定在每天早晨8：30到10：00，据说是为了防止科罗拉多大学学生参加。孟菲斯医学院也有病房教学——一次参加人员可多达50个！

　　如果以上述方式描补问题，当然不可能遵循正确的师生比例关系。我们呼吁临床训练的基础必须是内科，但是这是大部分医学院的弱势所在。一所医学院可能共有100张病床，但是很少有超过五分之一的病床是内科患者。而大型学校的额外设施主要是外科领域的，总体而言，医学院所能提供的临床资源越少，那么其中外科占比就越大，教学价值就相对较小。当在环形剧场进行手术的时候，外科医生和助理环绕着患者，完全将注意力集中在这个患者身上，忘记了周围还有学生；而学生则懒洋洋地坐在那里，对下面正在发生的事情漠不关心。大部分学生仅能看到患者的脚和医生的头，只有在前面提到极少情况下，学生可以参与手术，轮流上台并成为手术团队的一部分——进行检查、近距离观察手术过程以及事后清理。增加外科手术的比例、缩小内科门诊的比例更进一步加剧了教学资源短缺。因此，临床教学越来越多集中在环形剧场中，实验室教学越来越多被淡化，床旁教学越来

1　洛杉矶县立医院规章制度，第4部分，第12条规章。

越被压缩。整个教学都变成了演示性的，并呈稳定增加的趋势。

在佛蒙特大学，低年级和高年级学生一起参加内科和外科临床教学，平均第一年每周在内科三个小时，之后每周四个小时。大部分教学是在环形剧场中完成的。达特茅斯医学院有 24 张病床的使用权限，大约有 80% 是外科患者。鲍登是新英格兰地区规模较小的医学院，在波特兰缅因州总医院开展临床教学，那里也是外科占主要地位。塔夫茨大学的教学资源比较丰富，但临床资源则局限在波士顿的门诊部和市立医院。堪萨斯医学院主要依靠三家医院，每周获得九到十个小时的指导，在这三家医院中的两家，全部是外科，而剩下的一家中，三分之二的患者是外科患者。在玫瑰谷堪萨斯大学医院，去年有 240 例患者，其中 190 例是外科患者，今年有 6 张空床位是为内科准备的。当然，医学院在其他方面得到了一定优待，尽管需要 2 年的大学教育才能进入医院，但这个小医院是医学院的唯一教学医院。斯塔林－俄亥俄医学院（哥伦布）同时使用几家医院作为教学医院，其中一家开放了 150 张床位，大部分都是外科床位；在另外一家开放了 40 张床位，大部分也是外科床位。底特律医学院拥有两家医院的使用权限，其中一家有 100 张用于教学的床位，另外一家则声称自己的工作十分之九是外科。埃普沃思大学（俄克拉荷马）在一家有 30～40 张床位的医院中进行临床教学，三分之二到四分之三的病例是外科患者。德雷克大学使用两家医院的 30 张床位，每周大约 12～15 个小时，在两家医院中，学生不过是被动地观察。芝加哥内外科医学院是瓦尔帕莱索大学的医学院，有一家拥有 75 张床位的医院，大约四分之一可以用于教学，20 张是免费床位。在查特努加，市立医院在 1908 年有超过 500 例患者，在奥古斯塔有大约 300 例，天普大学（费城）有一家医院超过 20 张免费床位；女子医学院（费城）则有 27 张；纽约折衷医学院每周两次向西德纳姆医院派 3 名学生。芝加哥内外科医学院去年有 167 例患者，西安大略大学（伦敦）每年只能接触到的床位少于 30 张，在三一医院有 75 张床位，大部分是密尔沃基医学院的一部分，十分之九是外科患者。

即使这样，我们甚至还没有列完临床无理限制的情况。通常只有普通内科病房和外科病房是完全开放的。很少医院有隔离病房，即使有也并非都允许学生诊视传染性疾病，因此这个非常重要学科的教学完全在教室内进行。这在一些要求完成两年大学学业才能入学的学校中如此，例如耶鲁大学和堪萨斯大学；在另一些学院中亦是如此，如纽约女子医学院、大学医学院（堪萨斯城）、斯塔林－俄亥俄医学院（哥伦布）、田纳西大学、贝勒大学和西南大学（达拉斯）、路易斯维尔医学院、小石城阿肯色大学医学院、孟菲斯医学院等。在奥尔巴尼，医院有传染病病房，据说学校可以使用，但"学生们有些害怕，所以他们从来不用"。但是演示做得最差的是产科，课堂式的讲座完全没有价值，模具的价值非常有限。学生需要训练和经验。作为患者的母亲和新生儿，其安全和舒适取决于训练有素的医生细心照护。这种实践是一门艺术，无法从缺乏监督的紧迫门诊工作中习得。原则、方法、技术和所需技能只能在配备充分的妇产医院中学习到，只有在此之后，学生才能被信任承担起门诊工作的责任。医学院总是存在类似的困难和限制。亚特兰大和洛杉矶的医院不允许学生进入产科病房；伯灵顿没有产科病房，但是"学生或多或少可以看到一些病例"；丹佛只有很少的资源；伯明翰的资源同样非常稀缺；查特努加每年只有"大约 10 个患者"，学生被"召集"来学习，但是由谁或者如何召集尚不清楚；哈内曼医学院（芝加哥）学生只能看着实习生如何工作；密苏里州委员会报告圣路易斯内外科医学院的一个 57 人的高年级班中，仅能找到 21 个不完整的记录；在佐治亚奥古斯塔，患者"总是晚上才来，而此时没有学生"；从 9 月 15 日到次年 2 月 4 日，夏洛特仅有 15 个病例；林肯纪念大学医学院（诺克斯维尔）没有门诊部，但是声称"课堂前有一些分娩"；范德比尔特主要依靠门诊患者；在美国骨病学院（密苏里州柯克斯维尔）的高年级班有 150 人，他们在两个月内有 8 个产科的临床病例；这些医学院中最令人扼腕的也许是巴尔的摩女子医学院都承认其"机会不足"。在路易斯维尔、托莱多、田纳西大学、堪萨斯城、堪萨斯大学、奥尔巴尼、耶鲁大学，产科都属于门诊工作，也就是说，学生和助产士受到同样的训练。在威拉米特医学院（俄勒冈塞勒姆），学生甚至没有这样的机会，因为"产科主要依靠私人医生，并且也非常危险，当医生愿意带学生时，他才能看到分娩"。

刚才提到过的院校中不少已经提高了入学标准，要求完成一到两年大学学业才能入学或者至少是这样期待的[1]。同时他们的临床资源仍然保持原状。毫无疑问，其中一些院校正在加快改进，比如耶鲁。其他一些则可能只是夸夸其谈，有一些甚至不进反退。当然，提高水平的学生也会相应要求学校提升临床资源。在实验室教学阶段，敏锐的人已经感知并察觉到临床培养阶段结果的劣势。平心而论，临床资源的丰富、精神和信念的改变应该能够确保入学要求的提高。两年大学学习足可以成为大学医学院的入学标准。在奥马哈、华盛顿、旧金山、托皮卡、密尔沃基等地，可以从当地专业人士中聘请教员。医学院附属于大学或将入学要求提高到完成两年大学学业并不会改变教职员工，只是给医学院带来了额外的压力。

高入学标准和良好的实验室阶段教学会给临床教学阶段带来明显的压力，特别是校区相距较远的院校。我们已经考虑到了实验室阶段不与临床相结合的院校困境。两者似乎无法融合。两年临床教学是否能够给实验室教学带来实质性的改变，效果也仍存疑。加州大学旧金山分校[2]、内布拉斯加大学奥马哈分校[3]、堪萨斯城的堪萨斯大学[4]、鲍登医学院波特兰分校[5]等提供后半阶段的教

---

1 堪萨斯医学院、达特茅斯、耶鲁、克雷顿、丹佛、哈内曼（芝加哥）、斯塔林－俄亥俄、密尔沃基医学院、威斯康星内外科医学院等。

2 前半部分在伯克利，后半部分在洛杉矶。斯坦福新生短暂的在旧金山进行后半部分的医学课程教学，前半部分在帕洛阿尔托进行。

3 前半部分在林肯进行。

4 前半部分在劳伦斯进行。

5 前半部分在布伦瑞克进行。

学。美国医学传教学院的校区之间距离颇远，在巴特克里和芝加哥各有一处，但是没有一处能提供完整的一年教学，每一年的课程，学生都要在两个城市之间奔波。不仅如此，在芝加哥，不同部分的临床教学也要在不同地方进行。这些上课地点之间没有联系，和巴特克里的实验室部分也毫无关联。实际上，独立校区的临床教学进行得并不好。临床的活力取决于和实验室的紧密联系，否则就是无根浮萍。迄今为止，这些地方还都没有实现行政层面或者科学层面的密切合作。如果有院长自由地在两边周转，则有可能形成一定程度的行政方面整合；一旦他成为其中一方的教授，另一方可能会反感这样的介入。科学角度的整合更加难以实现，在奥马哈或者旧金山的临床医生很难在林肯或者伯克利的实验室感到宾至如归。如果医生想要和实验室保持联系，则实验室必须在临床机构附近。在这种情况下，分离的校区更倾向于变成整体，例如得克萨斯大学加尔维斯顿分校、印第安纳波利斯的印第安纳大学分校以及纽约的康奈尔大学。事实就是高效的医学院是紧密结合的整体，实验室和医院地理上的整体性对于科学层面或教育层面的整合非常重要。相反，临床发展不佳也许是对多校区教学效果的一个警告，所以密歇根大学正在权衡是否将最后一年临床教学转移到底特律。即使两个校区在同一个城市中也不利于发展[1]。院校的分割也许是获得充足临床材料的权宜之计，等待整个学校选择最终发展地点，或者公然完全放弃临床教学而支持两年制的学校[2]。

　　与此同时，我们也不是没有和医院完全没有联系的院校，密西西比医学院绝对没有附属医院，也不在其他医院享有教学特权。佐治亚折衷内外科医学院（亚特兰大）、加州折衷医学院（洛杉矶）也有同样的困境。其他的医学院也并没有更好：例如芝加哥的三家夜校，其中之一（国立医科大学）只在学校建筑楼顶有两个孤单的患者，尽管其声称和一所私立付费机构有常规协议。夜

1　在芝加哥大学拉什医学院进行。
2　一些南方州立大学和科罗拉多大学也在同样的处境。

校希波克拉底医学院（圣路易斯）也经历了多种困境，还没有找到任何临床资源，不过它目前只有3年的历史，所以要等到明年才会因此陷入困境。林肯医学院（内布拉斯加）并不同意以下说法："林肯市没有穷人，因此学生没有固定在医院的时间，而是病例出现时才会去医院"，芝加哥哈内曼医学院在库克县立医院有两名外科医生和一个超过60张病床的医院，但是医院的管理者并不信任让学生进入病房，所以学生没有常规途径看急性病。丹佛内外科医学院的学生能够进入一家28张病床医院，"有一些是免费的"。小岩城的医学院打着阿肯色大学名义，与一家不是其附属医院开展合作。医院和院校一桥相隔，能够容纳25~35名患者，一些患者时不时会被运送到环形剧场进行手术或者演示。威拉米特大学（俄勒冈州塞勒姆）的医学院诊所在一定程度上是无形的，诊所是否开门或者在哪里开门"视情况而定"。学校时不时宣传自己和不同医院有联系，不过调查就会发现这些合作都是无根基或者秘密开展的。费城骨病学院则声称该城市医学院和医院在每个重要外科诊所都有免费病床。它的医院清单几乎有一页纸长，清单最上面是大学医院和杰斐逊医院，但在这里学生只有隐藏身份才能够进入，他们没有任何特权或者权利。波士顿内外科医学院声称学生在医院和院校中有平等教育特权和权利，这也是一个很勇敢的错误宣言——学生只能通过付费参加一些价值很低的公共门诊。

没有必要同样详细地描述门诊部条件：它们自然与医院情况相同。通常来说，同一个医生需要为两边负责，门诊部能够反映相同程度的智慧和科学。教学门诊需要足够的空间、设备、有组织的员工和完整的病历系统，以在该诊所完成必要的诊断性检查或者进行简单的治疗和手术，并使学生能够作为实习生参与。充足的患者是一个优势，因为它首先能够筛选案例，此次能够实现经典病例的重复演示。教学门诊部不应该无人运营，这应当作为基础，正如人不在现场就不能使用设备。节约时间对于学生和老师都非常重要，换班意味着忽视。运行良好的门诊部装备精良同时组织得当，当设备或组织不佳时，诊所的运行也将出现问题。并没有一般的规则规定停止的时机。纽约哥伦比亚大学内外科医学院附属的范德比尔特诊所代表了院校附属门诊的最好水平，提供了不论从学生角度还是患者角度来看规模和设备都足够的教学和治疗空间，建筑内有可以满足所有学生的工作空间的临床实验室，物理查体和实验室检查的关联也十分紧密。卡片索引保存良好，可以帮助保存使用数据。在1908年，有将近50 000名患者，160 000次门诊。西储大学运营的约翰·霍普金斯门诊部和湖畔医院门诊部也同样高效。纽约大学，三所费城学校和波士顿向哈佛大学与塔夫茨开放的门诊部，虽然不豪华但是在基础方面也十分充足。长岛医学院医院控制的波尔希摩斯诊所，波士顿大学医学院控制的顺势医学门诊部也在这类建筑、设备、机构组建良好的机构之列[1]。耶鲁大学有非常好的建筑，只需要每年投入不多就可以将其转换为高效的教学设施[2]。

　　第一次变革来自有太多患者需要照料的时候。此时记录比较粗心且不完整，患者的治疗也比较匆忙。数据的编辑和编排也变慢，如果学生打算养成细心的习惯，他们更倾向于也通常会表现出缜密的思维。缺乏系统性和工作流于表面通常同时发生。对于有经验的从业者而言，可以迅速地处理各种患者，其中可能有一些时不时出现的罕见的或者有趣的案例，如果一个学生在这样门诊部中开始临床生涯，可能足够幸运地搭建起属于自己的方法学和工作习惯。加州大学洛杉矶分校临床分部拥有很好的医疗建筑，其中有些房间很好，有些则不怎么好，病历比较简短也比较不受重视，报告没有经过编辑；对于门诊部良好运行、培养学生习惯并处理患者不可或缺的临床实验室，也有缺陷且混乱；外科手术器械包括锤子、蜡烛头一类的乱七八糟的东西在其中。在辛辛那提大学医学院，有按照字母表排序的卡片索引，但是物理检查的

1　有一些机构拥有小的、设备尚可的门诊，能够在可能的情况下做到最好。比较有名的例子是德雷克大学（得梅因）的药房和阿尔伯尼医学院的南端区门诊。
2　丹佛也有很好的门诊楼。

结果并没有列出来，也没有治疗建议的记录。斯塔林－俄亥俄医学院（哥伦布）有干净的门诊部和足够的值班人员，但却完全没有合理的病历记录；哈利法克斯医学院要求在市立门诊部中出诊，该门诊部有很少的治疗设施和教学设施，此外，大学也无权干涉它的运营。雪城大学也加入了市立门诊部，但是临床主任并不清楚他们到底是否有所收获。堪萨斯城的北部医院对观察或治疗良好习惯破坏的非常彻底，州立大学的学生参与工作，但设备和病历记录缺陷很多、令人困惑。巴恩斯医学院和内外科医学院共用一间门诊部，巴恩斯医学院声称他们每年会接诊 10 000 例患者，用于妇科和手术的房间尤其混乱，内科设施由又小又脏的房间和散乱地在书架上的几瓶药物组成。内外科医学院也有大致同样的特征：例如妇科诊室没有窗户、水或者任何医疗设备，又黑又脏；也没有病历记录；对于问题总是避而不答。事实是门诊部维护费用很低，除了药房的成本外，其他方面的花费都很少，更不要提教学了。通常也不能依靠年轻的志愿者来组建一支高效的员工队伍。如果要在教学中有效地呈现材料效果，就必须大大增加药房的支出。

这些学校在不知不觉中逐渐变成那些根本没有附属门诊部的学校：伯明翰医学院，院系又小又穷；奥古斯塔，没有病历记录，甚至取药的处方都没有编号；波特兰（俄勒冈）声称一天有 2～7 个患者；詹纳（芝加哥）声称晚上有 2～10 个患者；内外科医学院（芝加哥）大概全年有 250 个；折衷（纽约）医学院则有什么用什么；夏洛特使用编码松散的卡片，大多数是无法理解的，每天大约 4～5 个处方。在底特律顺势医学院，处方写在废纸上或者信封背面一类的地方，既没有编号也没有名字；在克利夫兰顺势医学院，医疗记录卡片保存在每个春天都会清理的鸽子笼里面。堪萨斯城折衷医学院即使不是雄心勃勃的也是有希望的，它的门诊部"大约每天三人"，他们希望做到"每天最多六人"。鲍登学院医学系使用波特兰门诊部，每天 8～10 个人：没有医疗记录或者处方文件；没有临床实验室，也没有那么多显微镜。亚拉巴马大学（莫比尔）是唯一有像样门诊部的南方医学院：最近州政府建了一座不错的翼楼供其使用。

仍然有大量医学院完全没有门诊部，其中包括一些我们已经熟悉的医学院。没有门诊为学生提供任何形式的教学，学生会进入到穷人家中辅助分娩、照顾作为家庭顶梁柱的工人们。格林尼治、佐治亚折衷、威拉米特、林肯折衷、医院医学院（亚特兰大）、美国医学院（圣路易斯）[1]、查特诺加医学院，西安大略大学都是符合这样描述的代表医学院。

在查尔斯顿的南卡罗来纳州医学院，纳入同样的课程是艰难的，代替医学院附属门诊的是罗珀医院，学生根本没有任何事情做。达拉斯的两所长久以来都没有附属医院的医学院现在正开始有一家；位于密苏里州拥有 130 000 人的圣约瑟夫的恩斯沃思医学院也没有任何实际的门诊。埃普沃思大学（俄克拉荷马城）也处于同样状态。如果他们的机会得到了合适的培养，不少机构都能够发展起来不错的门诊部。例如，坐落在 400 000 人口城市中的布法罗大学只有一个可怜的门诊部，通过抽样调查看出来大概每天仅有 12～15 人就诊，没有记录表格，病历记录断断续续且不规律。穷人们就算默默忍受病痛，也好过相信这些混乱的机构现在学生开出的处方。尽管令人十分震惊，但是刚才描述的情形仍有人为之辩护，医学院宣称：我们的毕业生通过了州执照考试，获得了医院的面试，在执业中成功。这确实是事实：但又怎么样呢？如果这样观点有用，那将会使每个医学院都故意减少设施以仅仅维持在最低水平之上。鲍登看不上之前提到的破旧门诊部，达特茅斯的学生即使完全没有门诊部也能够通过同样的考试；因此，鲍登可能会平稳地放弃门诊部中的教学。两者都不对，这件事情难道不是显而易见的吗？他们选择了错误的方法。医学教育当今绝对是一个问题，可能特别提出的是某些因素、问题的某一方面。我们确切地知道问题出在哪里，也知道达到设定目标的方

1 学校会告诉他们有一个门诊部，几乎每天会有人来。

法。很快就会证明，在大多数情况下所需要的医生的数量可以在没有实质性改变的情况下得到。那为什么要放弃呢？为了当地医生继续发展他们的专业事业？为了历史悠久的医学院可以继续培养稍微改进一下的培训医生的类型？

事实上，在本话题中提到的很多医学院都没有体现出任何打算弥补的征兆。他们整体上的混乱和他们的临床方面的匮乏一致：教室除了桌子和偶尔有的黑板以外什么都没有，窗户上都是灰尘和烟尘。在条件简陋的环形剧场中，学生徒然等待迟到或者缺席的"教授"，间歇性的开些玩笑或者唱歌。教学是没有教学意义的课本或者测验的演练，学生在没有患者、仪器、模型甚至模式图的情况下进行手术学习，而产科则是在没有人体模型的情况下依靠背诵，甚至在整栋楼里都没有一个人体模型。第三、第四年的学生经常在同一个班级中上课，在孟菲斯医院医学院，所有四年级的学生一同上课学习不同的科目。

最坏情况的讨论到此为止，有些医学院宣称即使附属医院较为薄弱又没有附属门诊，教学指导也可以是有效的。至少达特茅斯和鲍登是如此做的。让我们姑且承认事实如此，但从逻辑上来讲，如果这些机构能够一直提供临床教学，则他们的地位会更强。当他们能够提供临床显微镜教学时，他们就会进入完全不一样的价值观中。为此，他们需要近距离观察患者，将实验室数据和床旁数据放在一起，作为判断的基础，换言之，从今以后教学应该变得更切实具体，而不是抽象；更贴近临床，而不是授课教学。好的教学指导确实需要和临床相结合，我们并不特别关注结合程度[1]，或它为医学院增加的额外学分，但讲课并不能替代缺失的、有缺陷的或不平衡的临床机会。

---

1 附表的对比表格表明了学校不同年级的临床和教学分布，这个表格本身并非结论性，对于一些临床资源匮乏的学校，通常没有可以用于演示的素材，所以临床课程经常变成讲课。此外，对于"环形剧场"式的讲课，如果学生很少，条件也很好，那可能和床旁教学同样有效；但如果学生很多、条件也不好，那可能还不如讲课的效果好。

第三、第四年的对照表格

三年级

西储大学 科目	课堂	实验室	临床	纽约大学 科目	课堂	实验室	临床	内外科医学院 科目	课堂	实验室	临床	亚拉巴马大学 科目	课堂	实验室	临床
解剖				病理				解剖				解剖			
应用解剖	96			演示		64		应用解剖	48			眼耳鼻喉解剖	14		
病理和应用预防医学				应用病理学	32	64		病理及细菌学				病理			
大体病理解剖		32		细菌学		64		病理学	96			讲课与实验室	28	112	
尸检技术		10		药理学				细菌学	32			治疗			
卫生和预防医学	40			讲课	16			外科解剖	32			讲课	56		
药理学、药物学和治疗学				治疗				尸检	1			电治疗			56
药理学	84	20		讲课	96			治疗学				内科			
治疗学	32			内科				讲课	128			讲课与临床	56		112
高级处方书写		6		讲课	192			临床治疗			32	诊断学	28		
内科学				分节工作：医院、门诊和床旁			96	处方		16		临床诊断学			56
诊断学			68	临床				内科				外科			
内科和临床内科学	64		96	儿童疾病	64			内科与临床内科	64	64	64	讲课	38		112
临床显微镜学	35	105		外科				病理物理诊断			1	产科			
临床药物学		24		讲课	192			儿童疾病	32		32	讲课	112		
外科学				分段工作：医院、门诊和床旁			96	神经精神疾病	32	32					
病史采集	12			临床			96	病史采集		1					
外科诊断	20			儿童疾病	64			外科学							
骨折和脱臼	18			外科				讲课	192						
泌尿生殖系统手术	12			讲课	192			临床			128				
外科学原理	64			分段工作：医院、门诊和床旁			96	手术外科学与包扎		50					
临床外科学		64		临床			96	骨科手术			32				
外科病理学		60		手术外科		32		妇产科							
外科药物学		36		产科			96	产科	96		1				
眼耳鼻喉	32	24		手术外科		32		妇科	32		32				
妇产科学				产科				专科							
产科学	64			讲课	96			眼科			32				
妇科学	32	12		模型工作	8			喉科			16				
				分娩			3周	耳科			16				
				妇科				皮肤科			32				
				讲课与演示	32			医学法律与毒理学1	32			1 在课程表上写着"电" 2 三年级和四年级的学生临床部分一致 3 在课程表上每周只有一次实习			
				1 分段工作：未给出具体的时间 2 部分工作是在实验室中											

四年级

西储大学 病理和预防医学	课堂	临床	纽约大学 病理学	课堂	临床	内外科医学院 病理	课堂	临床	亚拉巴马大学 内科	课堂	临床
卫生学	24		学术会议	32		尸检	1		内科临床1		112
预防医学	20		病理化学	6		治疗			神经精神疾病	42	
医学法律	20		尸检		3	应用治疗学		2	热带医学	56	
内科学			治疗			内科			公费医疗	28	
内科和临床内科	96	96	会议	32		理论与实践	192		用药，所有科目2		28
诊断学		50	卫生	32		临床内科学		96	皮肤病	28	
病房临床医学		40	特殊科目	30		医学用药		2	外科		
床旁工作		32	内科学			儿童疾病		32	外科	70	
配药		50	课堂与临床	60	96	儿科用药		2	临床1		112
临床显微镜学	1		分段介绍		72	神经精神疾病	16	48	手术外科学		84
儿科疾病	32	50	神经学	32	12	皮肤病学	16	32	泌尿生殖系统手术		28
神经系统疾病	32	23	儿科疾病	48	20	皮肤病用药		2	医院分段介绍2		70
皮肤病学与梅毒	64	27	精神疾病	16		外科学			妇产科学		
医学伦理学、经济学与放射学	1		皮肤病	32	16	讲课	192		产科讲课	56	
外科学			外科			临床		2	妇科讲课	56	
外科诊断学	12		课堂与临床	92	96	泌尿生殖系统手术	16	2	其他科目		
实习课程	20		分段介绍		72	骨科手术		2	卫生与医学法律	28	
临床外科学		192	泌尿生殖系统手术	32	24	眼科学		2	耳与鼻疾病	56	
外科药物学		50	骨科手术	32	4	喉科学		2	眼与喉疾病	84	
病房工作，临床显微镜和病例分配		64	妇产科学			耳科学		2	眼科学		28
眼科学	32		产科学	34		妇产科学					
眼科药物学		50	妇科学		52	产科学	64				
耳鼻喉科		50	专科			临床产科与人体模型课程		2			
妇产科学			眼科学	32	16	妇科学	64	32			
产科学	64	1	耳科学	16	16	妇科病房临床		2			
产科学	1		喉科学	16	20						
人体模型课程											
临床妇科学		64				1 如可获得临床资源			1 临床向三年级和四年级学生开放.		
妇科药物学		50				2 分段介绍：具体时间待定			2 临床仅对四年级学生开放.		
课时可调整。											

第八章

从财务角度看医学教育

　　从财务角度审视美国的医学教育有助于充分诠释上述问题。已得到公认的事实是，正确的医学教育不应是营利性的，甚至不应按成本运营；但现实却是医学教育从未因此而停止"营利"。尽管舆论普遍认为医学院校属于慈善性质的机构，时下经营目的并非为了一己私利。但现实却与此背道相驰。美国最好的医学院校事实上无法收支相抵，他们必须严重倚赖其从属大学所收到的捐款或资源方可运营。但这种医学院数量在全美诸多医学院校几可忽略不计，而其他多数院校则以一种或更多方式"营利"，如果我们将"营利"理解为所得收入超过运营费用，如此诠释还算言之有据的，因为如果学费收入本身无法支付一所现代化医学院的运营费用，那么在教学实际支出（加上基本的或然支出）与整体学费收入之间的差额，即可被视为利润，而无论此笔款项用于何处。在最不堪的情况下，此笔款项金额巨大且全部被教师们中饱私囊。大多数院校虽然按年论金额不大，但逐年累积起来的数额也足以使其充满铜臭味。后者所获取的年终余额之所以能够被瓜分，主要是通过削减设备支出、让实验室教师们加班加点、完全砍掉某些部门、让某些科系停滞不前或拒不提高教学标准。其花招无所不用其极。例如仅就纽约州而言，阿尔巴尼医学院就有财力给本已富裕的临床医生们每人每年支付 500 美元；布法罗大学能够给大医院中的少数教授支付 1000 美元的"象征性报酬"；长岛医学院附属医院能够给其教师们分配 10% 的收入；贝尔维尤大学和医学院能够从学费收入中付给纽约的名医们大笔薪酬。但此刻实验室部门的发展则低于平均水平。但有些医学院校尽管存在瑕疵却依然值得嘉许，他们一方面坦承其无力支持高质量教学的成本，依然从不宽松的收入中节省大笔资金用于教学楼或设备而不是用于分红。此等做法所节省下的金钱，必然是以牺牲教学质量为代价。换言之，挖东墙补西墙的做法只能聘请滥竽充数的师资。学费收入低于教学成本的每分钱，都会进一步削弱教学质量。由于美国国力增强且愿意赔本维持所需数量的医学院，办医学院就得获利这一评判标准（即便盈利投入设施和设备），也日益遭到质疑。

时下大多数医学院均通过上述方式购置其设施设备。局中人往往无暇反思医学教育的意义所在，罔顾了如果学生支付的学费无法支撑高水平的医学教育，即便设施设备购置充分，教学质量势必在某些关键环节因资金不足而有所缺失。如果必须用学费收入来购置开办设施或扩建费用，那么在积累的学费足以购置之前，教学质量必然受到重大影响。

回顾历史，就可以发现纽约、费城、巴尔的摩、路易斯维尔和芝加哥等地的医学院校扩建和购置设施的由来：前期学生们所受到的教育远低于合理的科学水平，而此举的目的仅在于可用将来的学生们所缴纳的学费为其提供更好的教学。1890 年级学生为课堂教学所缴纳的学费，被用来支付 1900 年级学生的实验室授课大楼的费用。随着条件逐步改善，在一个实验室投入使用后，留存的学费被用来兴建第二个实验室。在医学院校的主要财源来自捐赠或税款之前，此等做法亦属佼佼者。因为常规的做法是既不考虑今日学生的利益，也罔顾未来学生的权益。因此，当务之急是推动那些财源有保证且运营良好的医学院校的发展，以及尽快关闭所有其他低劣的医学院校。

尽管程度不一，但各机构为了自身生存都欣然承认如此做法，内心执念其实是认为医学教育无论属于什么性质，本质上也是门生意。这一执念很难消除的原因在于，同城或附近的诸多医学院校之间以多多益善为原则的生源大战。商场交易的真谛就在于尽量降低货品生产成本，尽量提高真金白银的收入。而成本可以低到什么程度，取决于交易双方的距离远近和求胜欲的高低，而时下更多取决于客户的谨慎程度和人数。而此刻交易货品是否为教育则无关紧要，关键指标是招生办公室收到多少学费，是在无法无天的情况下被医生们中饱私囊的大笔金钱，或是略好情况下用于楼宇和实验室设备的小笔投资。换言之，即便医学教育存在社会公益性，那么也绝非私人或机构投资的理想目标。社会应该以最佳条件资助资助医学教育，而且法律应该做出规定，让私人或机构无法以低于社会所能提供的最佳条件参与医学教育。严重违反此项原则的情况曾经司空见惯、无法避免：全美各地都想获得医生，迫不及待、来者不拒。因此其聘请来的医生大多训练水平极其低劣。但强调此问题可谓无济于事，时下对我们最重要的是，确定在 1910 年这一年是否还需要对那些教学质量极差的医学院校网开一面，如果不是当下就对其采取果断行动，那么还要拖延到什么时间？

　　一所医学院校实际承担起其社会责任的成本到底有多大呢？在探讨这个问题前，必须搁置初期投资的问题。舍此医学院无法开张，而学费根本不足以支撑基建和设备购置的成本，甚或分期支付此类费用。医学院在开张时就必须在毫无债务压力的情况下拥有完备的实验室和临床设施。这些设施的重要性因具体情况而存在很大差别，医学院的规模、风格和教学与科研比例等问题，均与开办成本息息相关。可以在某种程度上，将在教学楼和设备的投资比重大小视为不同的偏好。但是对于每所院校而言，最基本的条件包括设施齐全的教室、配有各类设备的各学科专用教学实验室、可供每个教师单独使用的用具齐全的专用房间。这些设施之所以必不可少，是因为所需数量不大。用具的数量可以酌减，但不可缺失。学费收入明显是不足以支付此等设施运营费用的，因此不可用于此目的。因此，设施设备属于应该先期到位，而不属于探讨医学教育成本的范畴。

出于化繁为简的考虑，我们继续将实验室教学和临床教学分开讨论。时下医院的运营成本暂且还不构成医学院的财政负担，是否应该统一考虑尚有待具体案例而定。西储大学有条件避免此项费用；而密歇根大学则对此责无旁贷。整体而言，医学院在此方面的负担可以避而不谈。前一章所讨论的错误做法必然会引发负面效果。取缔那些徒有其表的医学院或避免新建此类医学院的最佳途径，无非在树立正确的观念，即医学院必须拥有自己的附属医院。那种主张医学院应该后者拥有自己的教学医院或与权属迥异的相关医院保持密切关系的说法，纯属天方夜谭。时下最佳的解决方案，就是拥有自己的附属医院而不是与相关医院保持所谓密切合作关系。当然，拥有附属医院势必增加医学院的预算负担。此外，预算负担问题也无法通过临时性预算单列而大事化小。因为此等做法势必引发，医院在不同程度上偏重医疗而削弱教学任务等问题。

涉及实验室教学的学年，简略而言涵盖至少五个科系：①解剖学；②生理学和药理学；③化学；④病理学；⑤细菌学和卫生学，其所占份额可在时限内进行调整。而此类份额分配调整不会对医学院的整体成本产生很大影响。就其内部成本效益计算而言，这些科系也会遵从相同的总体发展方向。各科系会聘请一名教授，全职从事教学和科研而且有权两者兼顾；多位助理，其人数随班级人数以及医学院对原创性科研的重视程度而定；一名科系秘书；理想情况下还会聘请一名技术员和一名技工，他们的存在有助于降低长期成本。在一所拥有 250 名在校生且条件较好的医学院中，科系的预算中每年可为其系主任支付 3000 ~ 5000 美元，2000 ~ 2500 美元给其首席助理，1000 ~ 1500 美元给其他助理，750美元给科系秘书，2500 ~ 5000 美元用于维护设备，包括购置图书、设备、材料、实验动物等。预算总金额从 9250 美元到 15250 美元不等，其中尚未包括一定比例的医学院管理的总体管理费用。

　　涵盖主要医学门类的大学医学系，即便条件不甚奢华，有效管理的年平均费用也不会低于 10 万美元到 15 万美元。当然，不同医学系的开支不可一概而论。解剖学和病理学的开支高于药理学和细菌学。两者均值并无太大出入，如果前者超支则可通过削减后者来弥补。所有学科的教学费用自然会逐年增长。即便总额一时未超支，但增长的趋势却是确定无误的。当然也会存在以较低成本实现高质量的教学的情况。在位于小城镇的小型两年制医学院中，教授们的薪酬较低，有时甚至低于一般水平。而且维护费用通常不过一年数百美元。但此类科系以此水平进行教学往往无法长期维系：其年轻教师们一旦发现自己陷入无望境地，自然会一走了之。那些故步自封的教师们也很快就会陷入知识陈旧的窘境，其教学水平无论如何认真也注定停滞不前。这些医学系要生存下去，就必须获得更加广泛的资助，在小型的两年制医学院中亦是如此。例如在康奈尔大学和威斯康星大学，其医学系的预算与我们推算的金额十分接近。一个大学的生理系如果其在校生为 25 人或以下，在不计创建时的设施设备投入外，需要为教授支付 3000 美元，为教授助理支付 1000 美元，为全班的基本用品支付 750 美元，250 美元用于进行装饰性的实验，300 美元购置书籍和期刊，600 美元聘请一名清洁工。合计需要支付 5900 美元方可凑合维持这几个学生的教学。那些不具备如此或更大财力的医学院并无继续存在的必要性，而连此等财力都不敷支出的医学院更应该尽快关闭。由此我们可以推算，一间管理良好的医学院的五大主要学系，如果在校生人数达到 125 人的话，在其开办后的前两年中每年如果预算支出不足 5 万 ~ 7.5 万美元，则难以维系。即使每个学生每年支付 250 美元的学费，预算赤字也将达到每年 31 250 美元到 56 250 美元。在我们所调查的诸多医学院中，大部分无力为其主要学系负担如此水平的预算支出。他们当然需要此等水平的资源，而且也在竭尽全力获取资金支持[1]。

---

1 下表中对比各德国大学的相应预算金额极具参考意义。尽管德国购置仪器、材料等的成本要远低于美国，但各大学在实验室运行方面的巨额资金投入可见下表：

哥尼斯堡大学（170 名医学生）	（马克）	布雷斯劳大学（189 名医学生）	（马克）
解剖学	16 349	解剖学	26 618
病理学	9 860	病理学	14 932
柏林大学（1107 名医学生）	（马克）	古滕贝格大学（189 名医学生）	（马克）
解剖学	57 436	解剖学	19 850
生理学	89 766	生理学	9 606

（摘自 *Etat des Ministeriums der Unterrichts und Medizinal Angelegenleiten*，1909，Beilage 6.）

更值得一提是在薪酬和实验室运营方面开支的比例，以及后者逐步提高的情况，以下为德国大学每投入 100 马克的投向分配表：

年份	用于薪酬的马克	用于实验室的马克
1868	45.95	37.07
1878	41.94	40.46
1888	36.00	47.18
1902	29.46	53.77
1906	27.93	55.45

（摘自 *Preussische Statistik*，204：*Statistik der preussischen Landes Universitaten*，1908，p.7.）

实际用于薪酬和实验室金额更能说明问题，下表为德国大学的总支出：

年份	用于薪酬的马克	用于实验室的马克	年份	用于薪酬的马克	用于实验室的马克
1868	1 786 108	1 440 955	1898	3 499 785	6 094 316
1878	2 959 187	2 950 103	1906	4 308 980	8 554 581
1888	3 305 125	4 331 649			

（同上，第 14 页）

也就是说，38 年来薪酬总额增加 141%，而实验室总支出增加了 490%。同期这些大学的在校生人数增加了 113%（从 1868 年冬季学期的 2771 人到 1906 年冬季学期的 5903 人）。鲍尔生（《德国大学》希里译，第 219，脚注）摘自阿道夫·瓦格纳（Adolph Wagner）1896 年的校长致辞。

柏林大学的薪酬和研究所开支体现了以下增长：在心理健康方面的研讨会支出（18 个）为每年 17 650 马克；15 个自然科学研究所等方面的总支出为 190 054 马克；10 个临床研究所的总支出为 617 691 马克。

年度	薪酬（马克）		研究所（马克）	
1811	116 550	71.8 %	39 294	24.0%
1834	193 650	64.6 %	78 434	26.2 %
1880	321 000	52.8 %	267 000	40.1 %
1896	865 000	30.9 %	1 481 000	52.9 %

前述普鲁士政府的出版物堪称典范，值得我们效法。这些数字细致入微地介绍了最近 75 年来其在教育领域的进步，颇具社会意义。而美国医学生面对的则是混乱不堪的局面。几乎无法从任何医学院获取具体完整的数据，而且也无法对各医学院之间的数据进行对比，除非投入巨大精力厘清其指标的内涵。德国的统计数据清晰地说明了，高水平的医学教育需要快速增加的资金投入。

临床方面的问题益发错综复杂。我们此前提到，医学院与其附属医院之间的关系必须与其和附属实验室完全相同，但是建立实验室却是仅供教学目的；而同时具备慈善职能的医院一方面需要医学院的经费支持，另一方面还要作为教学机构的有机组成部分，给人以教学是其唯一职能的印象。医学院必须为其实验室提供设备和运行费用；而医院必须另行融资以避免给医学院造成财务负担。此外，医院的开办费规模可谓大相径庭：如果盖一栋简单实用型的建筑，可容纳 200 名住院患者，辅以适当的教学设施，既可仅用几十万美元，也可能耗资百万。而其维护费用也会因具体条件和资助规模而差异甚大。在纽约市，一张病床一年的维护费用大约为 1000 美元；一间 200 张病床的医院动辄需要耗资 15 万美元以上。此项金额可以通过收治自费患者或获得慈善机构支持的患者而有所减少。一所医学院获得的临床教学资源可能存在地域差异，因此也未纳入所编制的医学院大致预算范围内。但必须明确指出的是，如果医学院所获得的单笔资助或州政府补助不足以支撑附属医院的话，医学院就必须独力承担相关费用。美国医学院广泛采用的各类替代选项、临时性措施和拼凑设施，均不应免除医学院应该承担的责任。

仅仅从医学院的角度来看，似乎如何支持其附属医院是件无足轻重的事情，但是必须公正地强调，如何确保医院获得足够的资源值得获得足够的重视。美国的医院不应因为是私立性质就完全由私人管理，或是属于公立性质而仅由政府资助，即便后者主要经费来源为财政资金。附属于费城各家医学院的教学医院与隶属于巴尔的摩各家私立医学院即属于此类性质。从管理角度而言，它们属于私营性质，但是它们也从州政府获得大笔补贴用于教学楼和运营支持。也有人对资助私立医学院的政策颇有微词，此类异议出于维护法律的目的。因为这种做法所引发的严重后果，是各家医学院和医院不择手段地恶意竞争，争相掏空各州财政。它们之间合谋而为，扩大了可供分赃的资助规模。各州或市政府完全可以通过向其资助的高水平医学院提供政策倾斜，加强其附属医院的病房服务。此举自会而非有损有助公众福祉，只要让管理妥善的康奈尔、哥伦比亚和纽约大学等自行管理其医学院和医院事务。而所谓的宾夕法尼亚方案，则建议原由各州官员负责的有关拨款和审计事务交由私营机构打理，后者的共识则是增加拨款额度和削弱监管力度[1]。拨款额度大小或多或少取决于初期的混乱程度。在所完成的慈善公益项目工作量和申请或确定的量之间并无确定关系[2]。按照这一政策，宾州去年从政府财政向私营或半私营医院拨款为 4 404 500 美元。

无论医院和门诊部得到的资助程度如何，临床年度的教学预算始终要由医学院资金支付。医学院的内科学教授担任医院的主任医师，而外科医生、骨科医生、儿科医生等也会分别担任类似的双重职务。大学医院承担其实验室的任务，其职员的薪水不会受到行医业务盈亏的影响，无论此业务是全科还是顾问性质，因为生意盈门的顾问业务对科研效率的影响同样严重。临床科室在教学和科研方面，必须与病理或生理学系奉行相同的理念，其组织架构和获得资助水平应该相同。他们也应该获得实验室的服务，因为内科研究员不仅需要门诊过，也需要实验室支持。其业务中的临床部分和基础研究相辅相成。病理学、生理学、生理化学教授们的工作相互协同。临床医生将这些教授们提供的资料用于更加具体的病情分析。无论是从事常规检查业务的临床实验室，还是基础研究实验室都要服务于临床医生科研的需求，因为后者更加贴近临床需求。

在此值得一提的是所谓的实质性捐赠理论。如果 10 位医生免费提供专业服务，其道德水准无疑是高于那些坐收红利的医生教师们的。但是前者坚称其所提供服务属于捐赠性质，因为受薪教师们会为此每人收取 3000 美元。所节省下的 3 万美元相当于 60

1　专家们对此政策的危害性众口一词。参见 Report on Subsidies, National Conference of Charities and Corrections, held at Washington, D. C. , May 9–15, 1901.

2　资助比例可以因为医院的"争取"力度从 12% 到 2 美元一天。在纽约市，"争取"（pull）已被禁止：医院可为其所提供服务获得一个固定金额的资助。但是，这种做法对于教学或产生不利的影响，因其催生了布鲁克林医师进修学院。

万美元的 5%（译者注：作者未注明计算方式的出处和依据）。他们为此主张，其行为等于给医学院捐赠了 50 多万美元。这种一厢情愿的计算方式将此类捐赠估算为 200 万～300 万美元的水平，但其实此类捐赠完全无法与信用良好的债券（good bonds）相提并论的。参与免费诊疗的医生教师们也许出发点不错，但教学和行医相比的收入可谓微不足道。草草了事的诊疗、潦草的病历以及一般化的临床服务即为明证。

假定一所医学院在其基础性实验室投入 5 万～7.5 万美元的话，也会为其两个学年的教学和科研投入等额的费用，以保证其临床医学达到同等的水平。上述投入还未包括医院和门诊部的维持费用。也就是说，一间拥有 250 名在校生的四年制医学院，在开办阶段就需要投入至少 10 万～15 万美元，方可将其实验室和临床工作保持在较好水平。随着医学院的在学生人数和实力的增长，其支出会只增不减。我们所推荐的预算水平时下看来颇为庞大，对于美国那些对于高水平医学教育及其应有投入一无所知的人们来说尤为如此。但随着人们对于医学教育认识的提高，业内自然会认识到此等规模的投入不仅并非庞大，甚至是颇为寒酸的。

如此规模生源的医学院如果学费收入为 4 万美元，则其至多支付全部费用的三分之一，而且前提是其附属医院和门诊部已得到足够的捐款和资助。自我安慰的人们认为，随着时间推移，这一比例会逐步提升，而且因为招生标准提升造成的生源损失也会逐渐得以"弥补"。但此等观点其实属于一厢情愿。那些始终保持高水准教学并且美誉度较高的医学院，认为费用的增长速度远超学费收入。他们始终致力于争取更多的经费来源以保持领先地位。此类医学院的数量一般与公众需求保持一定比例关系；数量和需求不会出现脱节的情况，无论比例高低。换言之，招生人数会持续缩减，而且生源会向少数医学院集中。大势所趋之下，那些以往颇受低水平生源青睐的医学院必须改弦更张，着手培育新的生源。这些医学院也许够慢慢设法缓过一口气，并且慢慢适应新的形势。但大多数只能关张大吉或在找到独立谋生求存之前走上

157

"合并"之路。我们的结论是，较受公众青睐的老牌医学院有望用学费收入冲抵三分之一到一半的费用，保持现代医学教育的基本水准；同时随着各校的学习逐步趋同，学费的贡献比率将递减。

将这一假定预算作为整体或按不同科系，与全美最好医学院的实际费用进行比对会有所发现。约翰·霍普金斯大学几乎可以作为最佳标杆：其医学院附属教学医院拥有充分和来源多样的资助，因此临床设施对于医学院本身不会构成任何负担。不仅如此，其临床教师们从一开始就是受薪人员，在某种程度上无须以家庭医生业务为生。该医学院 297 名在校生所产生的实际支出，每年超过 10 万美元。但是其临床教授们的薪酬则是由医院的资金支付。如果将后者纳入在内，则其总支出会大大超过我们估算的数字。学费收入不到此数字的一半。哈佛大学的预算更是高达251 389 美元，远超其 285 名学生的学费收入。拥有 389 名学生的密歇根大学在其内外科学系产生的费用达到 8.3 万美元，而大学附属医院的支出达到 7 万美元。拥有 312 名学生的哥伦比亚大学，其内外科医师学院的支出达到 239 072 美元，其中包括斯隆妇产科医院和范德比尔特诊所的支出。康奈尔大学（207 名学生）在纽约校区的费用为 209 888 美元，而伊萨克校区还要多出 32 840 美元，但其学费收入为 24 410 美元。多伦多大学（592 名学生）的医学教育预算约为 85 000，而学费收入为 64 500 美元。麦吉尔大学（328 名学生）的支出为 77 000 美元，而学费收入为 43 750。明尼苏达大学的预算支出为 71 336 美元，而学费收入为 16 546 美元。遵循相同教学理念的诸多小型医学院的情况也与此类似：耶鲁大学医学院的预算在 18 年前就高达 1 万美元，时下增为 43 311美元，高达学费收入的三倍，明显与其医学师资队伍的期望值和能力不匹配。康奈尔大学在伊萨克校区的两年制医学院投入为32 840 美元，还不包括取暖、照明和管理等费用。

此类医学院鲜有设置全部学系的情况，即便其实验室部门迄今也并非种类齐全。相对来说，也极少有哪家能够开办较大规模的药理学系，遑论预防医学系了。在其临床部门，滥竽充数的情况屡见不鲜。即便是崇尚先进教学理念的医学院，其拥有的资源也不足以支撑系统全面的运营。如果精心打造一个学系，其支出必然会突破我们的预算上限。例如，霍普金斯大学的解剖学系每年预算为 16 750 美元，病理学系为 14 171 美元（不包括临床实验室的 4791 美元）。哥伦比亚大学的解剖学系支出为 29 259 美元，病理学系为 18 400 美元，生理学系为 17 838 美元。康奈尔大学（纽约校区）的病理学、组织学和细菌学系的支出为 3.7 万美元，解剖学系为 15 895 美元，而生理学系则为 14 940 美元。此等支出水平过分铺张。恰恰相反，如果采用高效的现代化教学方法，将会轻易达到甚至超过这一水准。康奈尔大学在伊萨克校区（18 名学生）为解剖学系支出 9500 美元，为生理学系和药理学系支出 13 500 美元。纽约大学（408 名学生）为病理学系支出 15 000 美元；（圣路易斯）华盛顿大学（178 名学生）的解剖学系支出为 9640 美元，生理学系和药理学系支出为 8550 美元。威斯康星大学（49 名学生）的解剖学系和生理学系支出分别为 10 000 美元和 8100 美元。密歇根大学的解剖学系支出为每年 14 300 美元，而艾奥瓦大学则为 13 525 美元。力挺低成本办学者们宣称，大笔经费投入主要是用于科研目的，而且大学的医学教育面向的是将来都会去大城市行医的学生。但事实是，密歇根和艾奥瓦大学将这些资金投入到培养高中毕业生们，而后者都会返回其条件简陋的故乡行医的。纽约大学的生源也是高中毕业生，而且基本上属于教学性质。凡是临床医学教育中规中矩的院校，自然会获得相同的效果：例如在杜兰大学（439 名学生），其近期按现代标准组建的医学系，需要获得 9100 美元的资助。密歇根大学需要获得 7830 美元用于内科学，9405 美元用于外科学教学。每门重要学科都必须尽快获得足够的资助和支持；因为在所有符合标准的医学院里，即便其教学水平千差万别，将所有临床学习达致近似水平已是大势所趋。

第九章

除旧布新，彻底改革

鉴于改革将立竿见影地缩减医学院在校生人数并提高教学质量，因此除旧布新的必要性此刻已毋庸赘述。但即便医学院校数量已大幅减少，有些本应被自然淘汰者，依然在自身和所属大学的荫庇下苟延残喘，同时也面临寻求机构庇护的棘手问题。医学院校有的好景不在，有的对其私有或营利性质讳莫如深，希冀借助学术机构的荫庇而东山再起，或粉饰其唯利是图的过往。

本章旨在制定一个提纲挈领的改革纲要，指明未来发展路径，而并非要刻不容缓地大刀阔斧采取措施，对当下的改革进展置若罔闻。尽管拿出一份面面俱到、公正客观的解决方案确属强人所难，但我们所提出的理论性质的解决方案，应该可供议员们和教育工作者们在遇到具体问题时参考之用。

这套解决方案仅仅适用于目前和近期的当代人。对于未来30年教学需求如何发展，不在我们考虑之列。因其无法预料，也不必未雨绸缪。不过可以确定的是，当这些需求在良好的环境中如雨后春笋般涌现之际，定会迅速得到满足。因此，当务之急就是让纯属多余的医学院校无法苟活，从而保证一代人后能够以今日确立的良好方式培养出所需医生。为此等院校设法延寿的投入，比浪费更糟糕。届时如果它们依然大量存在，必然不容于传承和传统。必须确保未来的医学教育以约翰·霍普金斯大学为楷模，在新的基础上重新起步，摆脱时下见识水平的羁绊。

本报告为彻底改革确立如下原则：

（1）医学院应为大学下属学系，且最佳选址在大城市，其丰富多样的临床资料让匮乏问题迎刃而解。因此，位于城市的大学天然拥有建立发展医学院的地利。

（2）然而美国大学选址多为偏僻之地，往往由勉强可称为学院的机构发展而来。此等谓之遗世独立，实则置身荒僻之地。这种情况有时是政治势力之间博弈的结果。美国西部和南方的州立大学虽无资金匮乏之虞，选址却往往不尽如人意。例如，亚拉巴马大学位于塔斯卡卢萨，佐治亚大学位于雅典，密西西比大学位于牛津，密苏里大学位于哥伦比亚，阿肯色大学位于费耶特维尔，堪萨斯大学位于劳伦斯，南达科他大学位于弗米利恩；而俄克拉荷马大学最近选址诺曼市一事，则证明人们并未从历史中汲取教训。有些大学地理位置优越，却并无捐款创建的医学院，也不从事医学教学工作。而另一方面，为数不多的财源雄厚且科研氛围浓厚的大学，其下属医学院却因地处偏僻而诸多不便。当然，不应因条件所限而摒弃大学立校之本。美国自身和德国的经验都足以证明，上述困难并非无法克服。如果加大投入，即便条件不佳依然能够建好医学院：酒香不怕巷子深，求医之人不辞远近，距离对于寻医问药者来说，跋山涉水不在话下。无论贫富，都能千方百计寻求神医妙药和不老仙泉。对于此类院校的临床医学系来说，完全可以将其地理位置的劣势化为优势。正如位于艾奥瓦城和安娜堡的医学院那样，位于僻静之地有助于其倾力进行临床科学研究。如果院系远离大学本部，亦可通过在异地校区培育大学的学术氛围来实现教学管控。

这一要求的难度足以让那些资源不足或本无必要条件从事医学教育的人们望而却步。由于社会所需的大学数量多于所需的医学院数量，只有在当地没有合格大学来承办医学院时，方可考虑设置异地校区。如果同意前述章节的观点，则分校而治作为第三种解决方案完全可以不予考虑[1]。

（3）一个城市只应设立一所医学院。其实没有哪个美国城市拥有一所以上资金充裕的大学[2]——若我们认为重复建设地方性大学是不必要、不明智的，那么重复建设医学院只会更不必要、更不明智。多余的开支、不可避免的生源减少，招聘教师的困难、医院服务的竞争性干扰，无一不证明重复建设并不可取。也有人认为竞争可以刺激发展：据说是塔夫茨大学激发了人们创建哈佛大学；而小石城的第二间医学院确实促使当地的第一所医学院为其课桌和仪器投入了数百美元。但是，竞争也可能导致士气消沉；寻找生源成了医学院发展的障碍——而他们的主要精力本该放在提升教学标准上。波士顿、纽约、费城、巴尔的摩和芝加哥的几所医学院对此所持的态度即为明证。此外，同城德比式竞争所产生的激励强度，远逊于整个文明世界内各大设施精良、操守严谨和文化底蕴深厚的大学院系之间展开的全领域科研竞争。英国人曾经尝试过两种办学形式：一种是在较大省会城市开办一所医学院，另一种则是在伦敦开办十几所医学院。其试验结果倾向于尽可能减少设在伦敦的医学院校数量。若干美国城市已着手并校：在辛辛那提市、印第安纳波利斯市和路易斯维尔市内同时存在的多所医学院最近都"合并"了。合并之路在当地或是没有大学或只有一所大学的情况下并非难事。而在芝加哥、波士顿和纽约等有多所大学并存的城市，难度就大多了。总体而言，这个问题并非无法解决：可在多间实力雄厚的大学间实现合作办学；而实力略逊的大学亦可体面退出。若非如此，后者将不得不婉拒其力有不逮的项目，方可保全颜面。

（4）医学教育的彻底改革不应忽视这一基本情况：学生们多愿意在本州内学医，最好是在自己所在城市。有鉴于此，在条件允许的情况下应为特点相近的数个州设立一家或多家医学院。此

1　此处不考虑不完全学制学校，它和完全学制学校最大不同在于前两年教学上。本章主要研究临床教学的产出，而不完全学制学校对此影响不大。

2　芝加哥可以不在此例，因为西北大学位于埃文斯顿市郊区。

举的益处还在于可以因地制宜地开展教学活动，而且可从不同角度推动当地医学界的教育培训。例如，新奥尔良市可以重点发展热带医学，而匹兹堡市则可进行当地常见的职业病医学教育。至于效果方面，我们完全可以将现有条件纳入考虑范围。对于医学院校是否足以保持充分的医生患者比例的问题并未提上议事日程。鉴于美国当代人们尚无医生短缺之虞这一事实，我们完全可以将重点放在努力培养更高素养的医生方面。

但是上述原则却与今日美国的实际做法大相径庭。人们在开办医学院时既无视相关需求，也无视其是否毗邻优质大学和地理条件。而且那些徒有其表、可有可无的医学院在面对人们惊诧质疑的目光时，总是振振有词地辩解道，本市地处"交通枢纽"或"中心位置"当然得有所医学院方与地位相符。但其所谓中心充其量不过拥有5万居民，而所谓交通枢纽不过有座火车站。城中两者兼而有之，则其说法亦属勉强。以此类推，佐治亚州的奥古斯塔市、北卡罗来纳州的夏洛特市和堪萨斯州的托皮卡市都是"中心"城市，依此逻辑也应该设立医学院；而小石城市、圣约瑟夫市、孟菲斯市、托莱多市和布法罗市，则均属"交通枢纽"。对于当代人这种敝帚自珍的说法，只能用以子之矛攻子之盾的方法进行反驳：美国有48个城市拥有5万多人，却没有一所医学院。如果这种说法正确，我们得马上新建48所医学院。而能否设立医学院的基本条件（若非唯一条件）则是，是否依托实力雄厚的大学。而美国有幸拥有足够多的优质大学，其地理位置遍布全美，足以满足时下需求而违反基本原则。德意志帝国有84座城市的人口都超过五万，而其22所医学院中，只有11所位于这些城市。也就是说，有73个"交通枢纽"或"中心"城市里没有大学或医学院。而其他11所医学院也位于居民不足5万人的城市。根据医学院办学成功与否判断，3万人口的大学城比50万人口的普通城市（非大学城）更适合设立医学院。

显而易见，现有布局并未考虑美国当时的需求或最佳做法。1904年至1909年间，美国人口至少增加了500万人。在此期间，医学生人数却从 28 142 人减少到 22 145 人，降幅超过 20%。从 1900 年到 1909 年，平均每年培养出 5222 名医生。但到去年 6 月，这一数量下降到了 4442 名。医学院总数曾经达到峰值的 166 所[1]，而在 1904 年为止的 5 年内减少了约 10%。我们要解决的问题是，如何在数量降低这一大趋势下，趋利避害。

根据计算，美国南方每年需要新培养 490 名医生，而全美其他地区则每年需要培养出 1500 名。故我们每年必须培训出约 2000 名医学毕业生。按 10% 的淘汰率计算，2000 名医学毕业生大约需要 2200 名三年级生、2440 名二年级生和 2700 名一年级生，总共约 9000 名医学院在校生。按照各医学院年平均招生 300 人，平均毕业年级人数不到 70 人计算，30 所医学院即可实现这一目标。鉴于各校大多都能轻易加倍其招生和毕业人数，目前的余量足以应付当前需要，以及未来若干年的需求。只有在各校的培养能力不敷应用时，方可考虑新建的问题。

基于以上理由，可将全美划分为几个大区，各大区基于本地实际情况设立可满足其医生需求的医学院[2]。鉴于密西西比河以西的西部各州尚欠发达，美国东部地区应该为其承担部分培养医生的任务。我们这一建议当然有必要与时俱进：随着西部人口增加，大学数量和水平增长，供需将自然而然地实现东西部之间的平衡。新建医学院将更多落户于美国西部和南方，而不是北部和东部。当然，应该避免过分强调学医不出州的做法，而应该在照顾到公众利益的情况下，推出明确的优惠政策鼓励学生们在全美范围内自由流动。

（1）新英格兰地区拥有六个州，各州情况趋同且城市化速度加快。总人口在 1908—1909 年增加了不到 75 000 人。根据每新增 1500 人口需要一名医生计算，共需新增 50 名医生。期间约 150 名医生去世，因此新增 75 名医生方可替代其半数。所以总共需要新增 125 名医生。而两所医学院就足以满足这一需求，即一所中等

1　不包括骨病学院。
2　本章概括总结第二节中的详细说明，介绍各州医学院的具体情况和总体形势。

规模的医学院和一所较小规模的医学院。值得庆幸的是，无须降低医学院标准即可满足时下之需。哈佛和耶鲁医学院均为大学附属医学院，拥有充分的临床资料和财力，所需资源俯拾即是。把波士顿地区分割开并非明智之举。达特茅斯学院、鲍登学院和佛蒙特大学的医学院完全可以停办，因其无法短期内落实足够财力在当地设立足够的诊所。而且随着时代变化，即便最出色的课堂教学也无法弥补在产科、传染病和普通内科领域实习机会的缺陷。这些医学院的历史地位，在彻底改变的教学理念面前显得苍白无力。不过，达特茅斯和佛蒙特的医学院尚可和哥伦比亚市的密苏里大学那样，利用自己离医院较近的有利地理位置，在第一和第二学年里让学生接触临床，暂时可保无虞。

（2）毗邻大西洋的美国中部各州包括纽约州、新泽西州、宾夕法尼亚州、特拉华州、马里兰州和哥伦比亚特区。这些州的人口以每年30万的速度增长，每年需要新增200名医生；另外需要230名医生来填补因医生去世而产生的空缺，总共需要430名医生。纽约、雪城、匹兹堡、巴尔的摩等城市的大学具备各方面条件；位于纽约、费城和巴尔的摩的大学实力强大经营有道；位于雪城和匹兹堡的大学虽然条件略逊，却生机勃勃。这五处大学城无须牺牲任何原则，就不仅能为本地医学院提供支持，也能有力地支持欠发达城市的医学院。根据本计划，位于奥尔巴尼、水牛城、布鲁克林和华盛顿[1]等地的医学院肯定将被关闭，除非新建拥有高水平师资队伍的科研型大学。即便成功创建此等学术性机构，他们是否能够在付出多年努力后重建医学教育，仍属未知之数。他们在充分认识到开办医学教育可能遇到的巨大挑战后，定会驻足三思。同时上述大学城依然面临诸多难题有待解决：他们要制定更严格的法律来淘汰最差的医学院；通过关停并转化等手段将残存的乌合之众合为一体。这一思想必须成为全国的统一方针。但在纽约和宾夕法尼亚的独立医学院实力强大，足以构成顽

1　除了得到政府资助的霍华德大学（Howard University）外，其地理位置有利于为黑种人提供医学教育。

抗改革的钉子户，而无论此改革如何符合公共利益。

（3）美国南方其他地区更加参差不齐[1]。这里的私立医学院或大学招牌下医学系肯定会比美国其他地方苟延残喘更久，因为当地的捐资性医学院和公立医学院的财源不足，捉襟见肘。因此，对于当地大学来说，更应从大局出发统筹兼顾，避免叠床架屋式的重复建设，特别是如果有其他大学更适合接手，更应乐于将其医学院系拱手相让。例如杜兰大学和范德比尔特大学就拥有从事医学教育的天时地利，且前者已获得大笔捐款资助医学教育。在这种情况下，路易斯安那州立大学和田纳西州立大学就应顺势而为，放弃医学教育转攻其他学科。每所画蛇添足的医学院，只会浪费金钱、摊薄生源，降低其整体实力。实际上，美国南方州立大学均选址不当：得克萨斯州立大学别无选择，只能加尔维斯顿设立异地校区；佐治亚州立大学将来总会在亚特兰大市开设一所大学附属医学院；而位于伯明翰的亚拉巴马州立大学将大学附近的塔斯卡卢萨建立医学院。弗吉尼亚大学在夏洛茨维尔（Charlottesville）复制密歇根大学安娜堡分校的做法，至于其未来在里士满市或诺福克市的异地校区成败与否，尚且有待时间证明。以上为当地六所医学院的情况：[2]其中三所的场地和维护费用全靠所收学费维持，而美国南方的其他大学恐怕很难慷慨相助，为其开设前两年的教学课程。那些勉强维持两年制教学的院系，其目前的规模不仅效率低下，而且难以为继。其科研乏善足陈，其所培养的医生本来可以在上述六所大学医学院得到更好的教育。美国南方各医学院面临的紧迫挑战是，如何通过并校提高效率、促进各学院间的团队合作，提升师资队伍素质。

（4）美国中北部地区（俄亥俄州、印第安纳州、密歇根州、威斯康星州和伊利诺伊州）去年人口增加了 239 685 人：为此需

1　南方包括以下十一个州：即弗吉尼亚州、肯塔基州、北卡罗来纳州、南卡罗来纳州、佛罗里达州、佐治亚州、田纳西州、密西西比州、路易斯安那州、阿肯色州、得克萨斯州。

2　第七所梅哈里医学院也必须包括在内，这个学校在纳什维尔为黑种人提供医学教育。

要新增 160 名医生；而为了填补去世医生的空缺则需要约 190 名医生：总共 350 人。有实力开办医学教育的大城市包括辛辛那提、哥伦布、克利夫兰和芝加哥等，均设有开办医学教育的大学。安娜堡分校已证明，小城市也完全能够化不利为有利因素。威斯康星大学如果决策明确，也完全可以克服一些困难而选址麦迪逊；印第安纳大学已经解决了设在印第安纳波利斯的异地校区教学问题。这样就有四个城市满足了我们的标准，而两个城市可以采用小型大学城模式，还有一个则可以尝试异地大学校区的模式。

　　所需用地当然应该由这七所医学中心提供。仅芝加哥一地即可能从很多地区吸引来数量可观的生源，因其一向为患者就医集中的医疗中心。但是该市目前就读的高年级医学生人数并不多。如果此地的医生来源以两年制医学院毕业生为主（原本顺理成章之事），那此刻芝加哥应该有约 600 名医学生在校就读。此地两所大学和伊利诺伊州立大学香槟分校通过合作办学，即可达此目标。

　　（5）中西部地区由明尼苏达州、艾奥瓦州、密苏里州、俄克拉荷马州、堪萨斯州、内布拉斯加州、南达科他州、北达科他州等八个州组成。去年人口增长了 216 036 人，需要新增 140 名医生，再加上 160 名医生弥补去世医生的空缺，总共需要 300 人。位于明尼阿波利斯和圣路易斯的两所大学都有实力妥善经办医学院系，而且两校拥有实力强大、资金充裕的医学院可谓众望所归，这样即可为当地弥补所需医生缺口。明尼阿波利斯必须承担起为达科他州和蒙大拿州培养部分医生的任务；而圣路易斯必须帮助得克萨斯州同时兼顾阿肯色州、俄克拉荷马州和美国西南地区的需求。时下为管理异地校区而精疲力竭的内布拉斯加大学也可纳入考虑范围，因它肯定愿意将医学院或是安置在自己的大本营（林肯市，人口数 48 232），或是将两个异地校区合并后安置在仅有一小时车程的奥马哈市。堪萨斯大学无疑会将其异地校区合并迁入堪萨斯市校本部。艾奥瓦州立大学则在艾奥瓦市仿效密歇根大学安娜堡分校建立自己的医学院。这五所学校每年能够培养 297

名医生，但其培养能力远不止于此。俄克拉荷马州[1]和达科他州近几年可能倾向于维持现状，继续办好其两年制医学院从而给自己留下更宽裕的选择余地。除了圣路易斯外，计划中的医学院均隶属于州立大学；而即使是在圣路易斯，与州立大学合作办学也属于可行选择。在此等安排下，即可保证在公共卫生机构和医学教育机构之间的密切联系。公共卫生实验室可以实际上作为医学院的有机组成部分，构成彼此相辅相成的关系。医学院可得益于接触实际公共卫生问题；而公共卫生实验室则可打破常规，秉承科学精神来承担州内各地托办的各项具体工作。所在州与其全资拥有或部分资助的医学院间建立直接、紧密的联系，也可解决质量标准这个棘手的问题：所在州为州内企事业单位制定的教育标准，可顺理成章地应用于这些医学院系。州内外的私立医学院所培养出的假冒伪劣医学生，将无法再贻害当地居民。

（6）美国西部七州（新墨西哥州、科罗拉多州、怀俄明州、蒙大拿州、爱达荷州、犹他州和亚利桑那州）地处偏远、人口稀少且总体增长缓慢。去年，这些州人口增加了约45 000人，目前每名医生要应付563个居民。有鉴于此，我们假设当地每增加75人就需要1名医生，那么就需要新增60名医生。再加上填补去世医生产生的空缺，还需新增60名医生。总共需要新增120名医生。目前，该地区只有盐湖城和丹佛两地有条件开设医学院：前者是犹他州大学所在地，后者可为科罗拉多大学提供场地。科罗拉多大学现在位于实际为郊区的博尔德。这片地域广阔的偏远地区的医生来源，将长期通过引进移民或将学生送往明尼阿波利斯、麦迪逊、安娜堡、芝加哥或圣路易斯等地接受医学教育来解决。

（7）太平洋沿岸的三个州——加利福尼亚州、俄勒冈州和华盛顿州，基本上可以自给自足。去年当地人口增加了53 454人，需要为此新增36名医生。此外还要增加50名医生，以弥补因医

---

[1] 俄克拉荷马州立大学若能采取明智举措，在俄克拉荷马市开展临床工作来获得并保持对此行业的垄断，此刻行动为时未晚。

生去世而造成的空缺，总共需要 86 名医生。以上基本需求可由伯克利和西雅图提供：前者下辖的阿拉米达（Alameda）和奥克兰毗邻，拥有 25 万多人口；后者则拥有加利福尼亚大学的医学系，条件优越。目前两所大学医学院的临床部门均染指旧金山，资源摊薄势必在将来危及高质量的医学教育。华盛顿大学和西雅图的医生们慧眼独具，尚未在该州建立医学院。他们敏锐地观察发现，目前美国西海岸地区的医疗资源已饱和，增设一所毫无特色的医学院纯属画蛇添足，而该大学尚无实力新建一所独具特色的医学院。他们由此做出决定，在大学具备足够实力之前保持目前现状。

（8）加拿大的现有医生人口比例为 1∶1030。据估计，去年全国新增 239 516 人，为此应增加 160 名医生；去世医生约 90 人。由于加拿大地广人稀，医生人数比美国少得多，我们认为每去世 1 名医生，就需要 1 名医生来填补空缺：这样每年将需要新增 250 名医生。目前的稳妥之策是委托多伦多大学和曼尼托巴大学代培，而在魁北克省则委托麦吉尔大学和拉瓦尔大学。哈利法克斯、西安大略大学（伦敦）和蒙特利尔的拉瓦尔大学目前没有医学院。位于哈利法克斯的戴尔豪斯大学未来肯定会建立自己的医学系。女王大学地理条件相对不利，其未来发展情况，取决于是否具备在多伦多和蒙特利尔之间复制安娜堡医学院的能力。其他城市的医学院将随着地域广袤的美国西北地区的发展自由生长。

就美国而言，上述规划需要 31 所医学院[1]，其目前每年毕业生约 2000 名，即平均每个毕业班约 70 人。这些医学院每年可培养出 3500 名医生。所有医学院均为大学附属院系，同时承担科研和培养医生的重任。其中 19 个医学院位于大城市，构成所在地大学的有机组成部分；4 个位于小型的大学城；8 个所在较大城镇本身虽然没有大学，但与大学本部相距不远。这样的安排就避免了存在独立医学院或远离主校区的情况。

---

[1]　随附地图（图 9-1，图 9-2）将现有医学院的数量和分布与改革建议的进行对比。梅哈里医学院和霍华德医学院也包括在内。

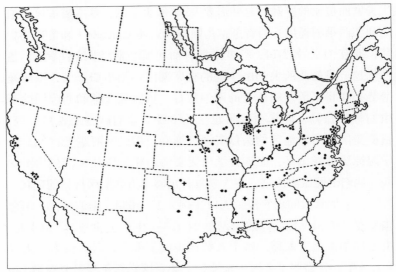

● 完全制学校　　＋ 不完全制学校

图 9-1　现有医学院的数量、位置和分布

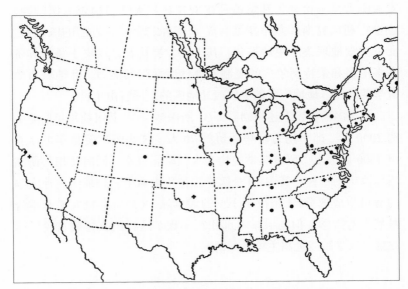

图 9-2　建议的医学院的数量、位置和分布

即便如此，美国依然有 20 个州[1]没有医学院。依目前情况判断，未来半个世纪内都很难具备条件；但其中若干州有可能在一二十年内条件成熟。阿肯色大学可能会从费耶特维尔市搬到小石城；如果俄克拉荷马大学保持快速发展，则可能由其位于诺曼市的校本部接管位于俄克拉荷马市的一所医学院。俄勒冈大学会承担为波特兰市培养所有医生的任务。而不利情况是，新建的三所医学院中唯有位于小石城的一所表现较佳。然而无须为此急躁冒进，目前存在的问题有待时日自有解决之道。

我们建议的彻底改革已将约 120 所学校淘汰出局。但其实改革的进程远没有数字显示的那般极端和激进。在这 120 多所医学院中，有 37 所已然式微到在校生人数不足 50 人；还有 13 所的在校生人数在 50~75 人；另外 16 所医学院的在校生在 75~100 人。也就是说，这 120 所医学院中有 66 所的规模太小了，在（为学生利益起见）将其并入大型医学院时都无法显著扩大后者的现有在校生规模。剩下的 30 家医学院中有几家通过合并免遭关闭。比如克利夫兰内外科医师学院和凯斯西储大学合并；杰斐逊医学院和宾夕法尼亚大学合并，以便打造一所达到高水平两年制的较大医学院。如果塔夫茨医学院与哈佛大学、范德比尔特医学院与田纳西大学、克雷顿医学院与内布拉斯加大学均能实现合并，将可各自打造规模适中的医学院，实现规模扩张而无须牺牲运营效率。

成功实现校际合并，就不仅是单位而且其中个人的发展期望均要有所取舍。两校合并可以实现优势互补。但如果合并后的师资队伍仅仅是原有师资的简单加法，很难实现一加一大于二的效果。辛辛那提、印第安纳波利斯、路易斯维尔和纳什维尔等地的校际合并即是前车之鉴。为了合并而违背了师资队伍框架的基本原则。除非并校的目的是要打破原有框架，则合并时必须减少各类头衔。医学院必须任命一位内科学教授、一位外科学教授等职

---

1 这些州包括：缅因州、新罕布什尔州、佛蒙特州、西弗吉尼斯州、北卡罗来纳州、南卡罗来纳州、佛罗里达州、密西西比州、肯塔基州、阿肯色州、俄克拉荷马州、北达科他州、南达科他州、蒙大拿州、怀俄明州、爱达荷州、新墨西哥州、亚利桑那州、内华达州和俄勒冈州。得克萨斯州有一所医学院。

位，而其他人均为其下属。如果一所医学院现已学术头衔人浮于事，企图再兼并一所医院，之后兼并一所医学院的话，师资队伍势必庞大得无法管理，教学、科研和管理部门均臃肿不堪。

将全美现有的 155 所医学院减少到 31 所，不会让医学院失去运营良好的学系。在美国的发展水平达到每年需要新增 3500 名医生之前，也就是说至少在一两代人的时间里，这一改革不会造成医生短缺。而且我们提出的改革纲要并未硬性制定标准：美国南方可以依据因地制宜，依据不同的标准；纲要也说明，如果小型大学城行之有效，则可继续存在；纲要还对地广人稀的地区，设定了不同的医患比例；最后，纲要所规定的医学院体系不会强行设限，可以在国家发展需要时将培养医生人数加倍。换言之，即便我们提供的数字有误，也丝毫不会影响纲要提出改革的可行性；而且改革后的医学院均有望为知识和进步做出有益贡献。

美国各州拥有因地制宜决策的权力，是毋庸置疑的事实。医生属于一种社会性资源，如果没有疾病，就没有医生存在的必要。鉴于罹患疾病可能马上对当事人产生无法承受的后果，社会有责任对民众加以保护，避免损失或危险蔓延。即便培养医生在某种程度上说基本上由私立机构承担，各州已颁布相关规定，而且也同样可以修改这些规定。实际上，医学院就是从事公共服务的企业，由所在州批准设立，有权依据其公益性质利用公立医院开展教学活动。因此医学院必须接受全社会的批评和监督。如果社会上的认知水平不高时，医学院自然可以为所欲为。但文明的强大基于得到科学和经验的证明，而科学和经验则携手确立了非常适用于医学的各项规定。很早以前，梅奇尼科夫（Metchnikoff）[1] 就说过，"过去之所以人人皆可行医，是因为医学科学尚未问世，而且人们所知并不准确。在当下的文明程度较低的人群中，任一老妇人都能当助产士。而在文明程度更高的人群中，分工更加细化，助产士的工作交由受过专门训练、持有助产士文凭的女性承担。

---

1 《人类的本性》（*The Natures of Man*）（查莫斯译），第 300 页。

在文明程度更高的国家中，则是由专门从事助产分娩的产科医生指导训练有素的助产士协助产妇分娩。这种高度细化的分工，催生了妇产科学而且也促进了妇产科学的进步。"可促进上述文明进步的法律，有望推动全面彻底地进行我们建议的改革。

此等旨在实现公众利益的调控措施，势必遭遇那些既得利益受损者的抵制和反对。在此层面而言，这也正是改革的目的所在。社会可以通过如此调控，限制了某些特定人群出于自身利益自行其是的自由，但其目标是在更高层次上确保其他所有人获得更大的自由度。社会禁止医疗机构提供医术低劣的医生为公众服务，其自由度的确受到了限制。然而结果是，在政府监管下培养出更多称职的医生，改善了公共健康，提高了工薪阶层的健康福祉。对少数医生的自由度所施加的限制，却加强了其他所有公民实际上的自由度。这种做法有违民主原则吗？合理布局、彻底改革医学院，因其确保了公众福祉和自由度的基础，而实质上强化而非弱化了民主原则。

第十章

医学界中的流派

　　在粗略提及彻底改革的上一章中，对医学界中的流派现象并无只言片语。我们探讨的重点在于如何培养医生和扩充知识，同时将对抗疗法、顺势疗法和整骨疗法等流派视为无足轻重之辈。那么此刻是否应该与其握手言和，将数量已大大缩减的医学院按比例分配，对于这些边缘流派予以认可并平等相待？

　　这一主张直接引出了如下质疑：在进入医学科学时代之后，医学界的各大流派是否依然在逻辑上站得住脚？根据其生存所系的先决条件所派生出的单独标准，是否依然正当合理？在医学以科学立脚之前，各类流派自然有其存在的道理。各家流派无不提出某种预设概念作为理论基础，而且从逻辑学角度看来，一家的预设概念与其他家并无不同，对抗疗法与顺势疗法同为流派之见，彼此并无高下。实际上，顺势疗法恰为对抗疗法的对立面。只要有人"相信"某些异见流派，自然也会有人针锋相对，以自身健康为赌注而反唇相讥。主张使用大剂量药物的流派自然会遭到主张小剂量流派的反对。既然目前对抗疗法已对现代医学俯首称臣，如出一辙的顺势疗法是否也同样应该归顺？

　　可以将现代观点重申如下：医学作为一门学科，努力通过各种渠道获取知识以实现具体的实用性目的。医学并非抽象的综合命题（general propositions），对疾病及疗法并无预设成见；相反的是，医学并不从已有定论和貌似充分的教条定律出发，越是进步越少盲目自信，益发谦逊节制。医学拒绝综合命题、先验性解释、华而不实和自圆其说的宏观叙事。医学的理论只是简洁的总结，借助若干确凿事实来试探性地说明某一疗法。医学不会利用其发现去论证那些基于未经质疑的事实或现象之上的所谓原理或信条。因为医学已从人类思想史中发现，那些被模糊其词的先入之见左右的人们，有强烈的动机去搜寻甚至扭曲可以印证自己观念的现象，以便为自身学说进行辩解或解释。人们的这一思维习惯不仅不利于对真相的自由探索，也局限了人们对这些现象进行去伪存真的思索。

因此，现代医学摈弃了对抗疗法以及顺势疗法，直截了当地否定了这两种流派的意义或价值。医学需要的是事实而非教条，它拒绝承认任何有违自然科学以及逻辑思维的先入之见。

而宗派主义者们则是从骨子里就死心塌地固守流派之见。他们预设立场，信奉一种普适公式，在对此公式的深层运行机制不甚了了的情况下，用此来诠释、验证和重申具体案例和环境。可以确定的是，这些人对现象的解读足以自圆其说；他们眼中只能看见符合其预期理念的东西；而且事物的方方面面均会完美地符合其固有观念的启示；这就是人类思维的构成模式。

而科学的职能所在，就是在社会生活、政治、工程、医学等方面排除阻拦人们冷静思索和高效行动的障碍。对于科学而言，全面认识和揭晓真相属于未来之事，而非求诸历史。如果存在答案的话，人类将会在漫漫求索之路的尽头获得真相。科学不会在求索之路起步之前，就轻率地认可任何所谓真理。在未获得关键证据之前，科学所持态度是谦恭的，其立场是容许质疑的。"我们不应传授教条。与之相反，所有言语必须基于证据之上。我们要培养的不是信徒而是观察者；我们必须遵循自然科学的精神来开展教学和工作。[1]"

这也是医学科学无视任何古代教条，直接探究具体细节的原

---

1 奥斯，《柏林人临床杂志》（*Berliner Klinische Wochenschrift*），第 43 卷，第 818 页.

因所在。科学不理会人们信奉谁的学说——无论是哈内曼、拉什或是什么近代先知。科学唯一认可的就是进行严谨的质证。凡是通过质证者均会得到承认，成为永恒大厦（permanent structure）的有机组成部分。在原理得到验证之前以伪科学语言或超科学概念为其辩解，均为缺乏科学素养的表现。援引某位名人或某些信条，以便将任何具体事实或所谓真相从确凿真相体系中割裂出来并且奉为圭臬，既无必要也缺乏逻辑依据。这种割裂行为用谬误玷污了真理的纯洁性，过分重视某一宣称具有关键意义的事实或过程。利用一些偏颇理解以及演绎推理填充的事实来构建体系的现象，尽管并非医学界独有，但会比其他领域造成更具灾难性的后果。

今天的医学宗派主义者们的逻辑位置是自相矛盾的。他们实际上承认依据科学原理制定的课程，教授病理学、细菌学和临床显微镜学，因此应该是拥护科学方法论的；他们也致力于培养学生们按照公认的科学方式认识和解释事实，甚至可能和非宗派主义者们在同一间实验室学习科学知识。但是科学方法论不应局限于医学教育的前一半，相同的方法、相同的思想方法必须持之以恒地贯穿医学教育全过程。因此宗派主义者们的自相矛盾之处在于：前两个学年遵循或同意遵循正常的科学课程来教育学生，在第三学年之初却提出了所谓创新理念，要求学生们在科学和启示之间做出妥协。

医学教条一旦获得立足之地，各持己见的诸多流派就会野蛮生长。其实在教育界真正值得一提的流派屈指可数。脊椎按摩疗法、机械疗法以及其他若干疗法不属于医学流派，尽管它们竭力跻身流派之列。这些只是肆无忌惮的庸医骗子，四处散发的宣传册子不过是夸大其词、虚伪矫饰和失实陈述，纯属最为不择手段和唯利是图性质。最好由公诉人和大陪审团来惩治它们。

按照上述逻辑思路的宗派主义者包括以下类别：①顺势疗法师（homeopathists）；②折衷疗法师（eclectics）；③理疗师（physio medicals）；④整骨师（osteopaths）。以上四个流派至少在理论上均承认相同的基本依据。它们均承认解剖学、细菌学和生理学是构成医学教育的基石，但是却拓展了这些术语的内涵以解释所有各类治疗方法。不过它们对病理学或生理学的内容却从未偷梁换柱，因其不得不承认这些学科是关于人体结构以及人类罹患疾病导致异常生长的唯一正确的理论。迄今为止，它们并未对医学科学提出异议，基本上持赞成态度；对医学院的录取标准，以及医学院为有效地传授基础学科必备的设施条件，也未提出疑义。攻读顺势疗法或整骨疗法课程的学生们，也必须具备和攻读医学科学的学生们相同的智识水平和心智成熟度。而且其教学也并非易事，因为至少在第一和第二学年两者所学课程完全相同。

在临床学年阶段初期，宗派主义者们就开始借机给学生们灌输本流派的独门学说。但是其教学所需条件与始终攻读医学科学的学生们并无重大差别。而且无论所使用的治疗方法如何自成一体和与众不同，学生们所接受的识别临床症状、区分不同临床问题或进行系列治疗的培训时，除了按照此前医学科学所规定的路径之外，别无他途。学生们必须诊视患者，跟踪病情进展，方可发现所采取的具体疗法所产生的实际效果。即便是一间宗派主义医学院，其在临床方面所需的资源和设施与遵循医学科学的医学院其实并无二致。

加拿大并不存在宗派主义医学院，而在美国则有 32 间，其中 15 间教授顺势疗法，8 间教授折衷疗法，1 间教授物理疗法，8 间教授整骨疗法。我们无意一一介绍各流派的独门信条，而是以医学院为单位对其进行简介，设法确定其在教学效率方面的进展程度，这不涉及各流派所推销的不同学说。15 家顺势疗法医学院[1]中没有一家的录取标准超过高中毕业水平，其中仅有 5 家规定为高中毕业水平[2]，其余 11 家的录取标准更低，至于低到什么程度则

---

[1] 哈内曼学院（旧金山）、哈内曼和赫林学院（芝加哥）、艾奥瓦大学和密歇根大学、西南顺势疗法学院（路易斯维尔）、波士顿大学、底特律顺势疗法学院、堪萨斯城学院（堪萨斯）、哈内曼学院、纽约女子医学院、纽约顺势疗法学院、普尔特学院（辛辛那提）、克利夫兰顺势疗法学院、哈内曼学院（费城）、亚特兰大医学院（巴尔的摩）。

[2] 艾奥瓦大学和密歇根大学、底特律顺势疗法学院，以及两家纽约的医学院。

取决于学校所处地理位置而非其自身宣传水平。位于路易斯维尔、堪萨斯和巴尔的摩的几家此类医学院几乎谈不上有什么严格意义上的录取标准；位于辛辛那提市的普尔特医学院的重点在于俄亥俄本州生源，对州外生源则放任自流。仅从考生必须通过的考试内容以及默认为具备合格文凭来看，波士顿大学的最低录取标准低于完成两年高中教育水平。

在实验室方面，虽然顺势疗法流派也承认科学观点的严谨性，但他们却并未对实验室建设采取任何积极行动。除了波士顿大学内的一两个学系之外，整个顺势疗法流派均未积极参与科学工作。即便"药物疗效验证"工作也鲜有所闻。该流派的核心理念不容置疑；只要某所学院遵从此类信条，科学活动就寸步难行。对于顺势疗法流派而言，位于艾奥瓦和密歇根的两所学院唯余其半——仅余临床部分还在遵循此类疗法。这两所学院依托于所在大学捐赠的唯一实验室向学生教授病理学、解剖学等课程，相关师资对顺势疗法不屑一顾；而这些课程更适用于修读过一至两年大学课程的学生，由此学院的弱项也倍加凸显。我们坚持提高大学录取标准的主张在此领域再次得到强力佐证，因为即便是顺势疗法流派的学生也必须通过这两所大学设置的科学课程考试。

但是在完全由顺势疗法主导的学院中，唯有波士顿大学、纽约顺势疗法学院和费城哈内曼学院拥有足够设施来提供高效日常基础课程教学。虽然这些学院均未聘用较多的全职教师，但解剖学、病理学、细菌学和生理学等学科的实验室却是装备齐全[1]，而且拥有一间设施和管理良好的标本馆以及一所相当好的图书馆。波士顿大学尽管年度收入不高，但对科学设施的投入十分值得褒奖。

在其余的顺势疗法学院中，四所在此方面比较薄弱而且参差不齐：旧金山哈内曼学院和芝加哥哈内曼学院在化学、基础病理学和细菌学学科的设备规模较小而且不够齐全；克利夫兰学院开设的实验生理学受到较好重视。这些学院除了普通解剖和基础化

1　费城哈内曼学院的所有生理学课程水平甚差。

学课程外，几乎没有像样的课程。例如旧金山哈内曼学院并未开设实验生理学："教师并不相信这门科学"；芝加哥顺势疗法学院拥有少量实验生理学设施以及若干实验动物；克利夫兰学院所拥有的病理学和细菌学设施乏善足陈。纽约女子顺势疗法学院对此比较重视，但资源不足以支撑其有所作为。

六所此类学院则完全不可救药：赫林学院既无设施也无资源；而其他五所[1]则是除了一无所有之外，其现状还证明其管理者们根本不具备承担教育责任的条件。学院的楼宇肮脏破败，疏于管理。在路易斯维尔学院，所有学系均欠缺必要的设施；在一间教室里，所有设施仅限于一个布满污垢、摇摇欲坠的人体模型；在另外一间教室里，也仅能发现一只小白鼠在笼子里等待最后的时刻。在底特律学院，院长和秘书"将办公室设在城里"；所谓的实验室则混乱不堪。在堪萨斯医学院，也是同样的混乱和破败。在亚特兰大医学院，其外观同样不堪入目；更糟糕的是，该学院干脆从名称中删除了顺势疗法字样，以便从巴尔的摩的其他学院招揽退学的学生。

在医院设施方面，仅有密歇根大学、波士顿大学以及纽约顺势疗法学院拥有比较充足的物资供应保障，管理到位，然而现代教学方法并未得到全面实施。艾奥瓦学院拥有一间设施不全的小医院。所有其他学院则既缺乏物资供应保障也缺乏对医院的管理权，而且大多数学院是两者皆无。旧金山哈内曼学院依托的是该市和县在一家私立医院提供的30张病床进行教学；底特律学院尽管得到格丽斯医院的大力支持，但仅有60张病床可供教学，而且其中大多为外科病例；纽约的女子顺势疗法学院[2]在一间医院拥有35张病床，但主要是外科病例；西南医学院（路易斯维尔）和克利夫兰学院可以利用所在城市的市立医院提供五分之一的患者进行教学，但这些医院缺乏教学设备或组织架构。堪萨斯学院可以在市立医院每周一次进行门诊教学；普尔特医学院（辛辛那提市）

1　西南（路易斯维尔）、普尔特（辛辛那提）、亚特兰大（巴尔的摩）和底特律与堪萨斯城学院。

2　该学院的辅助设施散落各处，一如纽约的各家学院。

和亚特兰大医学院（巴尔的摩）拥有的门诊教学机会屈指可数，而且可能随时变更。多家学院几乎处于瘫痪状态。芝加哥哈内曼学院虽然毗邻一家拥有 6 张病床的医院，但其院长"不喜欢让学生们进入病房"，除了在环形剧场观摩外几乎没有教学条件。赫林学院与一家顺势疗法医院一桥相连，但是"学生不得入内"。克利夫兰学院与毗邻的医院一度关系融洽，但如今好景不再。费城哈内曼学院的大楼与一家优质医院毗邻，但该院在相邻楼中并无临床业务。

教学门诊业务更差一等。艾奥瓦和安娜堡前景黯淡。在其他学院方面，仅有波士顿大学拥有真正典范式的教学门诊业务，其所拥有的设备、组织架构和运作足以比肩美国顶尖的各医学院。纽约顺势疗法学院、芝加哥哈内曼学院和费城哈内曼学院仅仅拥有物质保障，其他学院既无物质、设备，也欠缺医疗保障；而在某些情况下，例如亚特兰大医学院、普尔特学院、底特律学院和堪萨斯城学院，则欠缺教学门诊业务所需几乎所有条件。

就财务状况而言，两家州立大学医学院以及纽约顺势疗法学院是仅有的财务实力不局限于学费收入的顺势疗法学院。其他各家均仰赖学费收入生存，因此提高录取标准或改进教学水平的前景几乎无望。在这之中，仅有数家的学费收入足以维持生存和发展所需，例如，芝加哥哈内曼学院、波士顿大学和费城哈内曼学院的年度学费收入在 12 000 ~ 18 000 美元；其中 9 家的财务状况陷入绝境：旧金山哈内曼学院、赫林学院、底特律顺势疗法学院，以及亚特兰大医学院仅靠每年不足 4000 美元的学费收入维持，而西南医学院（路易斯维尔）和普尔特医学院（辛辛那提）甚至不到 1500 美元[1]。

美国在 1900 年时拥有 22 家顺势疗法学院，迄今为 15 家；其总招生人数在同期几乎减半，从 1909 人降为 1009 人[2]；毕业班级的数量从 413 个减为 246 个。在美国依然十分缺乏顺势疗法医生的今

1　此数目为预估数目。

2　美国顺势疗法学会杂志，第一卷，1909 年，第 11 期，第 537 页。1990 年 8 月 14 日出版的《美国医学会杂志》（*Journal of The American Medical Association*）（第 556 ~ 557 页）给出的数字略低：889 而不是 1009；209 而不是 246。这种差异并不改变我们的解释。

天，这些数字趋势颇不吉利；原因在于法律标准的加强势必影响顺势疗法医生的业务。随着这些学院财务状况日趋恶化，在校生人数的缩减将不利于其该流派的规模扩张，随之影响其维持和生存。

逻辑上分析，顺势疗法结局已定。这些学院的日渐衰亡有力地印证了科学和教条之间的水火不容。我们可以从学习科学课程起步，在整个医学课程期间保持连贯性，所有教学内容均经得起验证。我们也可以由教条主张起步，对与之出入的所有事物闭目塞听。但没人能够让两者并行不悖。我们无法同时认可科学与教条；无法在行程前一半高举前者旗帜，然后在行程半途同时试图举起后者旗帜。科学一旦攻克了最初的堡垒，随后就会势如破竹。顺势疗法流派的面前只有两个选择：或是闭关自守，让自己的教条苟延残喘；或是将教条扔进历史垃圾堆。毫无疑问，顺势疗法在历史上曾经推翻过经验主义的对抗疗法。但是今天的生理学和药理学实验室所从事的研究工作，效率远超顺势疗法；而且其承担的建设性工作也是顺势疗法无法想象的。这一点也清晰地证明，在描绘基于科学原则培养临床医生的医学院体系时，不会为顺势疗法留有任何生存空间。因为凡是顺势疗法中证明有价值的部分，均属于医学科学，而且会即刻成为其组成部分。而其余部分，无论是属于对抗疗法或是顺势疗法体系，均将失去立足之地。正如奥斯勒博士所说："一所崭新的医学院已问世，它毫不理会顺势疗法，遑论所谓的对抗疗法。医学科学主张的是理性科学地研究药物的作用，新老药物并无例外。[1]"

美国目前有八家折衷学派学院。其中一所位于纽约的学院规定考生必须具备纽约州立大学理事会医学生证书，即四年制高中毕业水平。辛辛那提医学院规定其考生必须具备相当的教育水平方可日后在俄亥俄州执业行医，而其他学院则自行决定录取标准，但是如何让教学与参差不齐的生源水平相匹配，却是未知之数。其他六家学院的录取标准或是有名无实，或是完全阙如。

---

1 引用同前，第 268 页。

这些学院在招收手册中所宣称拥有的实验室设施，与现实情况相去甚远。辛辛那提学院拥有一栋漂亮的新楼，但却并未配备足够的设施；纽约学院的教学楼外观洁净，设有一间化学实验室可供进行常规的基础化学教学工作。但除此之外几乎一无所有：有一间小屋用于显微镜观察的物品，但却缺乏足以进行教学的设备；虽有几千本藏书，但大多为旧书；存有几具模型，一盏灯等物品。即便如此条件，在折衷学院中已属于条件出众者了。亚特兰大医学院在开学四周前才发出招生通知，把这点时间都用于招揽学生，却疏忽了准备教学条件。教师私人拥有的病理学和细菌学实验室可供教学使用，但是其他设施却一无所有。

其他五家折衷疗法学院则无一例外的外观污秽，教学条件阙如。它们最多拥有些布满灰尘、狭小的实验室可供基础化学教学，几台显微镜、一些瓶瓶罐罐装有褪色或无标签的病理材料，一台年久失修的温箱，以及一个乱七八糟的解剖室，当时里面正在进行解剖。圣路易斯学院拥有一些新的生理学教学设施，但购入原因其实是州教育委员会最近下令必须采购的；学院以此为荣，但却找不到房间安装，也没有使用的痕迹。堪萨斯城医学院最近同样购置了些设施，从当地的顺势疗法学院和整骨疗法学院招聘了几个"实验室员工"权充师资。位于亚特兰大、洛杉矶和林肯市的其他学院条件更为低劣。林肯学院声称其科学教学由科特纳大学承担，而后者可供医学教育的设施不过一间化学实验室、几台显微镜和几只鸟类标本。

下述八家学院无一具备合格的临床教学条件。纽约学院可以每周两次派学生们到西德纳姆医院学习；辛辛那提学院隶属于西顿医院，后者仅有24张病床，其中80%～90%为外科病例，此外还可派学生们到市立医院的公共诊所出诊；圣路易斯学院的学生们每周可以有一天在市立医院学习，而且偶尔也可通过教授的私人关系到其他医疗机构学习。各学院的教学条件如此简陋，但已是折衷疗法学院的佼佼者了，因为其他五家学院的临床资源可谓一穷二白。其中一家亚特兰大"学院"与一家私立医院有合作关系，而其他四家则完全没有临床资源。洛杉矶医学院号称"仅与私立医院合作"；堪萨斯城医学院号称能够在新建的市立医院出诊，但医院当局对此予以否认。林肯学院"无一家医院能够安排固定的教学时间，在出现合适病例时才有可能前往学习。"

门诊部的情况可以一笔带过。亚特兰大、林肯和洛杉矶的医学院根本没有自己的门诊部，辛辛那提学院可以使用西顿学院的小型门诊部。纽约学院在其自由大楼中安排了三个诊室，而且可以利用另一间门诊部的条件。圣路易斯学院仅设一间诊室而且"几乎每天都有人来"；堪萨斯城学院同样仅有一间诊室，目前的就诊人数是三人，但对于将来增加到六人充满信心。

这些学院惨淡渺茫的前景，从其财务状况即可一目了然。它们全都仰赖学费收入。其中仅有三家——纽约学院、辛辛那提学院和一间亚特兰大学院——每年拥有 5000~6000 美元的收入；圣路易斯、林肯和第二家亚特兰大学院每年约有 3000 美元；在洛杉矶和堪萨斯城的学院则不过每年 1000 美元[1]；即便如此微薄的收入也未必完全用于学院本身。统计数据佐证了其风雨飘摇的未来之路：该流派在 1901 年拥有 10 家学院，现已缩减为 8 家；1904 年的录取人数最高为 1014 人，现已锐减为 413 人；毕业生人数从 1906 年的 186 人降为 1909 年的 84 人。

从这些流派的现状和前景来看，这些学院已无心为加强科学课程而大量添置设施。它们之所以探讨实验室的问题，并非因为认可实验室的重要性或意义，不过是借此阻滞时代潮流的冲击。这些流派学院的真正弊病在于无法为流派概念自圆其说。折衷流派笃信药物的作用，除了辛辛那提学院和纽约学院之外，其他此类学院均无法客观公正地看待本流派的教条。它们缺乏教授药物学或药物疗法的设备，而药物却偏偏是其苟活于世的唯一理由[2]。

1　此处数据均为预估。

2　理疗师学院可以在一纸公文中就地解散。1907 年有三所学校；本书付梓时只剩下芝加哥的一家了。读者可以在伊利诺伊州的第二部分中找到关于它的描述。1904 年有 149 名理疗师医学生；本书付梓时 52 个；那一年有 20 名毕业生，1909 年有 15 名。

八家骨病学院[1]散发着唯利是图的铜臭味。其宣传手册充斥歇斯底里的夸大其词，大肆鼓吹其所谓疗效。无人能够解释，究竟是什么样的"科学"赋予了这一流派迷之自信，能够如此迷惑群氓成为信徒，用虚假疗效吸引绝望的人们重金求医问药。"技术娴熟的整骨师从来不愁没有顾客上门送钱……其以美元计数的报酬远远超过大多数其他专业能够获得的水平[2]"，"可以说整骨学院的许多毕业生们单月收入，远超其以前所从事行业全年的收入[3]"，"整骨师的平均收入远超 90% 的临床执业医师全年的收入[4]"，"凡是认真肯干的整骨师均有望获得可观的收入[5]"，"若毕业生未能在从业首年赚回全部学费支出，这纯属个例[6]"。各种标准形同虚设，招生手册中对此均为轻描淡写。设在柯克斯维尔市的美国骨病学院，考生只要通过"英语、算术、历史和地理课考试"即可被录取；其实即便考生无法通过这些看上去高大上的标准，也依然会被录取。在全美顺势疗法教育最为盛行的马萨诸塞州，位于剑桥的骨病学院堂而皇之地表明，"校方酌情考虑文凭或考试"——缺席的谓语让这个病句极为扎眼。太平洋骨病学院则"撞大运地"发现"都挺好"[5]。

无论整骨师对于治疗对象的概念如何界定，他必须接受和其他临床医生一样的训练，学会如何认识疾病、区分不同疾病。我们对于这一流派的看法完全从这一认知出发。无论其适用药物与否，无论是否有人使用，并不影响这一基本原则。无论整骨师如何开展诊疗，都必须首先掌握正常和异常的人体机能，舍此便无法理解是否存在整骨疗法介入的时机，以及需要介入时的疗法部位和范围。接诊患者的临床医生也会遇到完全相同的挑战。无论采取何等治疗方案，药物、外科手术或推拿按摩等，均须首先确

1　以下城市各有一所学校：芝加哥、得梅因、柯德斯维尔和堪萨斯城（密苏里州）、费城、剑桥（马萨诸塞州）；洛杉矶有两所。
2　招生简介，太平洋骨病学院，1909—1910 年，第 9 页。
3　招生简介，洛杉矶骨病学院，1909—1910 年，第 9 页。
4　招生简介，中央骨病学院，1908—1909 年，第 22 页。
5　招生简介，费城骨病学院，1908—1909 年，第 48 页。
6　招生简介，麻省骨病学院，1908—1909 年，第 10 页。

定疾病的性质。除此之外别无他途可选。整骨疗法流派在教授生理学、病理学、化学和显微镜学等课程时也承认这一事实。那么据此类推，八大骨病学院无论如何强调其特殊之处，均不具备整骨疗法本身所必需的培训。其课程仅仅为期 3 年。即便在简单和基础如解剖学这样的学科，整骨疗法这样完全通过局部按摩起效立足的所谓"科学"奠基石的流派，其实也是无法自圆其说、漏洞百出。在柯克斯维尔骨病学院，其教学所用设施条件完全无法匹配庞大的在校生人数。因此第一学年的解剖学完全是授课教学，第二学年才拨出部分时间进行实际解剖；在堪萨斯城学院，如果学生已修读解剖学，则会被视为能够熟练进行解剖；由此解剖学课程在学业后期才开始，毕业前仅用半年修读完成。解剖教学材料的供给十分匮乏：该学院仅在秋季学期开学时才提供一套大体，一直要用到冬季学期的末尾阶段。洛杉矶骨病学院在一个小房间里设有 5 个解剖台，供 250 名学生学习。应付大体匮乏难题的办法是将学生分出多个小组，每周每组安排两个小时进行解剖。费城骨病学院的解剖系设在一间楼外临时建筑中，其中充斥着腐烂大体散发出的呛人气味。其他学科的情况更加不堪。少数学院还拥有一间小型化学实验室，费城骨病学院的实验室设在一间小黑屋里，病理学和细菌学实验室规模较大；人数众多的班级分为 32人一组，每组课时为六周，使用的教学大纲僵硬死板，而执教者本人其实还是个学生。位于剑桥的麻省骨病学院在最后一年才开设病理学课程。堪萨斯城学院的一位教授说，其所在学院其实根本就没有什么实验室；位于得梅因市的斯蒂尔骨病学院在本应设置实验室的位置，仅仅是悬挂了实验室标牌；芝加哥的小约翰骨病学院在宣传手册上声称"临床医生们会置身于各类医疗知识的海洋之中，这里提供了最佳的求学条件[1]"——其实最近才开始整修破败不堪的各实验室，但化学实验室除外，而且整修工作不会对日常教学工作造成任何影响[2]。

1　宣传手册，1909 年，第 7 页。
2　该校教授医学和整骨疗法。它提供医学材料和治疗学实践方面的指导，不过是一所三年制学校。

将"实验室教学"与"临床整骨疗法"相结合的工作，几乎无人予以理会，其原因也许是大家都欠缺必备的临床条件。无人对于流派教条提出任何疑义。而对于到底应该面面俱到地教授各门学科还是仅仅教授部分学科的问题，对于应该针对某些病情使用药物或必须仅限于按摩推拿手法以便进行"整骨疗法课程"的问题，各家众说纷纭、意见不一。然而，整骨师除了通过治疗患者的体验外，无法学到疗法的技能和掌握运用这一技能的时机。即便如此，整骨师依然可以在获得其"整骨医学博士（D. O.）"学位后，迎来日进斗金的职业生涯。柯克斯维尔的美国骨病学院（560 名在校生）拥有一间 56 张病床的医院，而其中仅有 20 张设在病区，且大多数为外科病例。去年 4 ~ 5 月接诊了 8 例整骨疗法治疗的患者。得梅因的斯蒂尔骨病学院和堪萨斯城的中央骨病学院没有附属医院，学生们仅可在"医生们带领下"方有机会接诊急症患者。太平洋骨病学院拥有一所附属医院，设有 12 ~ 15 张外科和整骨疗法床位，全部为自费患者；"因为院内急症病例太少，学生们缺乏常规性的临床学习机会；他们很少能够接诊急症患者，但他们什么病例都能收治。"小约翰骨病学院拥有一所自费性质的医院，20 张病床主要是外科患者。费城骨病学院在其宣传手册中大肆鼓吹的"实际临床教学机会"，其实不过是间 3 张病床的医院，收治少量的产科患者；剑桥学院的学生们必须奔波一个多小时才能抵达切尔西医院，一间仅拥有 10 ~ 15 间病房的自费医院。

骨病学院的唯利是图在其教学门诊部中可谓体现得淋漓尽致，即便门诊部设立初衷是将治病救人的善举移作教学用途。骨病学院在其中嵌入了一个现金交易关系：患者无不是一手交钱，一手获得医疗服务。在堪萨斯城的中央骨病学院，学生们为患者提供的治疗，价码是每月 3 美元；而出价更高者则可获得教授的治疗服务。在柯克斯维尔的美国骨病学院，价码则是每次治疗 2 美元。病例大多为慢性病患者，首次治疗时会安排一位教师在场指导；随后的治疗则完全由学生负责，教师不请不到。在洛杉矶骨病学院，最低价码的治疗则是"检查费"为 3 美元，而且要在一个月时间内让全班学生观摩治疗；在得梅因的斯蒂尔学院，教授仅收治高价患者，其他人由学生负责。

八家骨病学院目前的在校生合计 1300 人，每年支付 20 万美元的学费。而这笔资金支撑的教学不仅所费无几而且毫无价值。没有哪家聘用一名全职教师，支付的学费直接落入学院股东的腰包，或是化为学院的基建和医务室等同样属于股东的资产。这些钱没有一分一毫用于诠释这门"科学"的基本标准或其发展进步[1]。即便如其辩护者所说，这个流派依然处于发展初期，那么信徒们的努力方向应该是积极进行学科建设。但是他们的所作所为完全南辕北辙。实际观察发现，没有任何一家学院致力于对自身信条的发展进步。而且他们反而顺理成章地将信条作为本流派的护身法宝。没有人对流派的主张和说法进行探究，信徒们关注的唯有喋喋不休地被动重申流派的术语和原理[2]。

整个社会面对这些医学流派，并无专门对策。人们喜欢以各类深奥特色来佐证医学界的此类异端邪说：对神秘植物的蒙昧执信，使得人们迷信无效药物的作用。而且即便其各种疗法并无效果，但是对于那些笃信神奇疗效的人们来说，这又有何妨？即便是法规也无法消除人们对于神秘深奥之说的追求。我们依然可以对这些流派定规立制予以局限，禁止其商业行为及其不择手段地盘剥患者的行为。法律可以规定各类医术的执业者们遵守严格规定的基本教学标准；规定所有学院拥有必备设施；规定所有持证执业者证明其掌握人体及其情感的实际知识。这些规定是所有理智人士无法否定的；社会的良知可以通过对理智者和非理智者采用同样的措施。如果某一流派可以在遵守这些条件下生存，那么全社会所遭受的伤害，将比人们因为当前知识无法解释或技能力有不逮而注定遭受的要少得多。

1　在太平洋整骨学院仅有两名工作人员在做一些研究。
2　顺势疗法的放血疗法也是这种行为的一个类似案例。

第十一章
州教育委员会

　　各州教育委员会（State Board）是实施医学教育改革的主要机构，掌握着向医学院毕业生颁发执业证书的权力。委员会可以通过考试将不合格的医学生拒之医学门外，通过这种做法间接贬抑学院信誉，令其不敢在招揽生源时轻易许下定能获取医学博士学位的诺言。小部分学生考试失利还会使人心存侥幸；淘汰率越高，人们对医学院教学水平的疑虑就越大。然而，委员会还有一种更直接、更实用的手段来惩治那些罪证确凿的严重违规者：认定相关学院毕业生缺乏医学教育的基本训练，或机构教学条件不符合全面严谨的标准，即刻驳回毕业生的申请书。这种严厉措施产生的沉重压力，足以让派送毕业生的学院关张大吉。一旦一家学院被社会视为实力薄弱、条件不合格或声名狼藉，倒闭就指日可待了。即使采取前一种做法，无辜学生的万丈怒火最终也会摧毁这些臭名昭著的黑心机构；但在现阶段，委员会应该尽量从大局着眼，直接关闭不合格学院。为了保护公众免受庸医之苦而设立的法律，也应该公平地保护学生们免遭不合格学院之害。

　　在本文中，我们无法展开诠释各州委员会的多重责任职权，只将关注的重点局限于其教育职能。虽然委员会有权审核申请人资质是否足以获得行医执照，但申请人是否能够报考资质考试，只能依据其基础教育档案和毕业院校来合理推断。如果申请人完成了基础教育且毕业于某著名或顶尖医学院，那我们可认为其已经具备必备的智识水平并接受过充分的专业训练；以上两点当前均不容忽视。一旦确认了医学院在教育体系中的位置，政府卫生当局就必须设置一个安全底线，确保其倒闭不致对社会造成过大伤害；不仅如此，鉴于大多数州都允许任意一组执业医生注册成立医学院，而通用法律并未对相关人士的权益设置任何保障，执业审查也并未对相关行为做出任何限制，因此有必要对唯利是图且才不胜任的医生教师们采取有力的惩戒措施。本报告提出的以下三个方面可以作为委员会采取措施的切入点：①基本教学标准，②医学院的设施条件，③执照考试。

委员会对这三方面的管辖范围都在法律中有明确规定。我们在这里简要探讨，如果委员会不负众望，在医学院重建中发挥作用，都需要被赋予哪些方面的权力。

（1）委员会必须有权坚持先修课程只能是开展医学教育的基础，而不能是医生执业的前提条件。坚持此前提条件的唯一理由，就是以此为标杆，将不具备基本素质的考生拒之医学院门外。普通中学毕业亦可证明考生具备基本素质，但其毕业时间必须早于报考医学院的时间。在实际情况中，有些州教育委员会虽然按照法律规定将高中毕业作为录取标准，却莫名其妙地漠视了毕业时间。这就使得本应在接受医学教育前就获得的高中文凭，变成了在医学院毕业前或获得执业执照前完成即可。

评估基础教育文凭是否合格需要专家级的知识和经验。虽然有些委员会竭力高效行使这一职能，但却并未设置胜任这一职能的机构。也许唯有通过统一的法律规定和理念方可增加其可行性，各州委员会可以自愿合作，设置一个权威机构，由各州基金资助，负责承担搜集中学和学院的一手资料。这一机构可以与研究改进中学教育教学的组织沟通，获得可靠的数据，从而在招生考试之前对提交的文凭进行评估。借助这一机构的帮助，各州委员会可以摆脱自身的局限性，不再仅仅依靠单一信息来源，而是即刻与州立大学，或与那些擅长审核此类问题的私立学校等建立有效合作关系。医学院必须在确定考生文凭是否合格之前，将报考资料交由各州委员会审核。如果医学院在完成资质审核前时间不足或缺乏考生档案信息，也可以将真实的四年制高中毕业文凭视为基本录取条件[1]。

（2）即便只是将四年制高中毕业设立为招生标准，亦可将现有风气荡涤一新；而各州委员会与野鸡院校打交道的麻烦也可以迅速减轻。在此措施落实之前，委员会应该有权拒绝不合格学校考生提交的医学院入学申请。但这里说的"有权"，如果所涉范围过于宽泛，可能带来权力滥用的风险。对于有权定义合格学校标准的委员会，必须为其决策提供具体证据。某些地区的委员会已出现一种倾向，即详细规定医学院教育的各项适宜内容。其初衷用意在于迫使差校提高教学水平，值得褒扬。但问题在于，这种努力往往劳而无功：教师们可以签字证明学生的考勤记录良好，正如学生们也能修足每门必修课的课时数，但实际教学效果存疑；与此同时，所有能力杰出且认真负责的教师们的士气，却可能会因为徒劳地帮助那些学渣们而严重受挫。实际情况是，实施强制的录取标准同时加强考试组织管理，这双管齐下的行动本身就足以让那些财务上入不敷出和教学上一无是处的学校关张大吉。只有在录取标准无法真正落实或是考试组织管理不当的情况下，相关州的委员会才需要动用权力关闭那些劣迹昭彰、声名狼藉的学校。

（3）行医执照考试毫无疑问地成为提升整个医学教育水平的得力杠杆[2]，因为考试的权力等于毁灭的权力。目前这些考试不仅无法推进教学改革，反而起到贬抑的作用。唯有那些检验考生分析实际病例和提出正确治疗方案等实际能力的测试，方可采集所有相关数据，发挥考试的预定目的。虽然笔试也可能有些价值，但这种方式无法发现核心问题，而且可能产生适得其反的效果。笔试往往会鼓励考生谨遵前人窠臼。只要能够收集到近几年的委员会执照资格考试的试题，即可囊括考试时可能会遇到的大部分问

1　在南方可以采用相同的过程来执行当地标准。

2　议员对此有精彩讨论，请参阅《州委员会考试的方法和对象》（*Methods and Objects of State Board Examinations*），美国医学会杂志，1909 年 8 月 14 日，第 515–519 页。

题。刷题固然可以让学生高分通过考试，但这些练习呆板且毫无实用价值，让学生们在面对患者时往往束手无策。其实多家著名出版社都出版了附有试题答案的"委员会试题集"和"试题集锦"。这些出版物足以保证考生顺利通过考试。有关州的委员会是否在权限范围内采取了任何措施，阻止经验丰富的执业医生们在此方面恶劣行径？首先，这些州委员会批准五六个医生即可开办一家医学院，难度与申办一家打印店相差无几；其次，是容忍这些医学院毕业生们借助成本低廉的模拟考试，对资质考试做好充分准备，从而变相鼓励医生们提供质量低劣的培训课程，即便这些练习和培训与医生的临床工作毫无关联。正确的考试方式应该竭尽所能地纠正本报告所指出的种种弊端。录取标准过低、教学设施欠缺、教学质量低劣、临床教学资料欠缺，以及实验室与临床脱节等问题，均可通过一场深入探究、联系实际的考试——暴露出来。

如果将笔试降至辅助地位，测试重心自然就会落到考察学生的实际工作能力上。那些出于任何借口无法培训其学生掌握必备技能的医学院，其劣迹很快就会被年度统计数据公之于众。州委员会所发表的报告，尽管目前充斥误导性信息，将来会成为聪明的学生们必须认真检视的文件，而且只有那些统计数据尚可的医学院才有望生存下去。这样就赋予了执照资质考试极为重要的地位。如果考试性质和内容翔实实用，我们所探讨的各类令人困惑的细节问题自然会迎刃而解。

这些已在其他国家实现，但在美国尚属可望不可即的理想状态，我们目前的距离还有多远，仅用几个数字即可说明。1906年，芝加哥各学院中最为不堪者，即一家无录取标准、无实验室教学条件、无医院关系的医学院，拿到了州政府考试中前所未有的高分；同样是这家学院，状况虽然一直毫无起色，但直到近期才被伊利诺伊州委员认定为"信誉扫地"。美加各地的劣质医学院，无不利用州教育委员会公布的优异成绩来为其遭到批评指责进行开脱。在笔试中，长期备考自然会获得更高的合格机会，所以哈利法克斯大学和西安大略大学的考生们和麦吉尔大学和多伦多大学的考生们可以一样通过考试，即便考试合格的百分比略有不同；鲍登学院或达特茅斯学院也可借助实用的讲座教学，保证考生们顺利通过本应以临床经验为核心的考试。一两个州已开始在其考试中引入实用性的内容。这些细微的改革举措是希望之光。然而到目前为止，鲜有其他地方跟进，也不足以对教学或考试的结果产生重大影响。陆军和海军已领先一步，采用了比教育委员会的更贴近临床实际的考试形式和内容，而且其笔试更为严谨。1900—1909 年期间，报考海军军医职位的医学院毕业生有 46% 被淘汰；1904—1909 年，淘汰比例达到 81%；而在 1888—1909 年，报考陆军军医职位的 1512 名考生，落选比例达到 72%：尽管报考考生中鲜有来自野鸡医学院者，淘汰率却一直居高不下。

要充分履行职责，各州教育委员会有必要对其人员构成、组织架构以及设备进行适当调整，而目前尚未有一家满足这些条件。这一现状的后果就是无法确定具体负责对象。某些州几乎无法可依，其教育委员会可以随心所欲地"发号施令"；在那些有法可依的地方，人们也可以无所作为而让法律毫无用武之地；在情况更糟糕的地方，委员会利用公众的漠视或相关医学院的"游说"而为自己的错误开脱。总的来说，委员会的结构并不稳固。许多州将委员会的职位作为政治分肥的手段，而很少有教师在其中任职。因此，这些委员会通常软弱无力，或是无意与医学院为敌，或是缺乏必要的法律手段，或是初衷良善但无能为力；或是在某些情况下，则既非软弱无力也非初衷良善，而是狡猾诡诈、势力雄厚而且与那些自私自利用心险恶的政治势力沆瀣一气。在比较突出的极个别情况下，也有的委员会积极主动、充满智慧和出以公心，例如科罗拉多、密歇根和明尼苏达等州。

由于委员会的组织架构方面存在致命缺陷，执行官或秘书一人即可大权独揽，其手下可能仅有一名唯命是从的速记员。委员会的权力支配完全取决于个人品性，那么其管理状况就会因人而异，随着人员变动而发生重大改变，既无安全性也无连续性。社会尚未形成开明睿智的公众舆论和理念共识，以确保明晰正确的政策得以制定和实施。组织应该在一定程度上不受个人好恶左右，因其体现的就是一种一定之规，可供夯实所实现的每个进步，而且能够实现独立于体制和细节的分工。

组织架构合理的管理局（bureau）需要获得大额资助而非依托小额资金生存，因其必须竭尽所能地获取信息并保护其权益。要行使认证行医执照相关文凭的权力，就必须具备驳斥针对其执法行为的攻击或惩处侵权行为的实力。临床医生和律师一样都代表了本州的形象。如果其言行名实不符，则授予其相关地位的委员会必须有权撤销其资质认可，而且委员会的职能必须足够全面，以便对那些超出官方认可范围的执业欺诈或无理行为进行检控。鉴于凡是行使撤销许可或限制其行为的行动必然遭遇当事人的抵制，州政府必须提供支持，让委员会能够在法庭上为自己的决定辩护。

因此，一部标准的教育委员会法规必须保障以下权力的行使：委员会成员必须由医学专业的精英分子组成，包括（而非像现在一样禁止）直接从事教育的医生们；委员会必须具备组织实施实用性考试的权威和组织机构，有权拒绝认可学院的办学资质，而且有权依据本州的教育系统文件设定基本教育标准。不仅如此，委员会还必须获得拨款支持，或是获得足以保证其有效行使符合其成立宗旨各类职能的大额基金资助。而为有效保证医生执业符合规定的其他权力，不属于本文探讨范围。

要保证教育委员会发挥赋予其的职责，大多数州必须对相关法律进行大刀阔斧的改革。但此事目前看来命运未卜。事实上，近期出台的法律存在自相矛盾之处。一方面是委员会的地位得到强化，其权力得到更全面的界定规范；而另一方面，批准设立推崇降低标准和秉持宽泛理念的流派委员会，又在一定程度上抵消了设立委员会的初衷。例如，明尼苏达州通过了一部非常好的法律，加强了该州的医学院建设，确立了较高的录取标准，而且抵制从外州输入低于其录取标准的生源；但是就在其保障本州民众尽可能高的录取标准以保证公众健康的同时，该州又批准成立了独立的整骨疗法委员会，办理整骨疗法执业证书，从而部分抵消了其正确举措的效果。如此获得执照的整骨师可以诊治各类疾病，而且几乎可以采取任何手段进行治疗，其标准和方法有悖于重要法律的规定。创建独立委员会的做法纯属开历史倒车，与科学思维和正在努力弥补错误的主流工作均背道而驰。美国的 42 个州和领地现已设有 82 个不同的医学考试机构。各州政府在此方面职权乏善可陈。州政府不应让某一类医生的执业标准和规范比其他类别更为宽松，也不应允许科学主流和其他流派主义者们能够同台竞技。但政府应该而且必须保障不同思想和流派之间百家争鸣的权利和空间。争议不决的问题主要围绕治疗方法，此外各家其实并无原则分歧。

如果考试内容删除了所有争议之处，其实仍然存在求同存异的空间。设立统一的教育委员会可以让所有考生——无论其出自哪家学院——同步接受相同的考试。各州批准的医学博士和整骨疗法博士（D.O.）可以达到异曲同工的目的。州政府保证双方得到平等待遇。任何公民的无知、执信或愚昧都不应得到州政府的完全保护。不应强迫不"信任"医生的公民去寻求诊治或听从治疗建议，正如不应该迫使不"相信"橡胶作用的人们在雨雪天穿胶鞋一样。州政府在此方面毫无权力。但是既然州政府承担了批准医生执业以保护民众求医问药的利益，就必须保证那些持证上岗的医生们遵守统一的价值观。即便对哈佛医学院和波士顿内外科医学院的背景有所了解，外行也很难判断两校毕业生之间的高下，更何况实际上外行对这一专业所知甚少。但州政府给双方颁发执业许可，向自己的公民保证两校毕业生的水平完全一致。这一令人震惊地举动反映出各州教育委员会之间水平天差地别，从高度胜任力到彻底愚昧无能，巨大的鸿沟一直在笔试和独立流派委员会中若隐若现。

这些医学流派会谢幕退场是迟早之事。这些异端无法在更高的录取和教育标准环境下生存。在其彻底消亡之前，包容各流派的教育委员会也许就是我们不得不面对的现实选择。这些委员会如今依然能够获得话语权，强烈凸显了公众舆论状态的落后。在纽约州，顺势疗法师、折衷疗法师和整骨师在所有执业医师中所占比例微不足道，却能够在州考试委员会中占据多数席位。

在目前形势下，虽然可以对州委员会的架构进行统一规划并赋予相同的权力，但其中势必存在某种程度的意见分歧，不过即便分歧在所难免也不应造成无可救药的混乱。目前在法律和行政管理两个方面存在的分歧，已产生混乱的局面。在某一州，其委员会有权且实际制定了录取标准；在另一州是有权而无作为，而在下一个州则是无能且无力。6 个委员会[1]已宣布，其所在州的医学院录取标准将改为具备一年或以上的大学学业，无此基础将禁止在该州执业行医；但还有 76 个委员会有待改变立场。这些委员会的转变以及所在州法律的改变，是提升整个医疗行业的必由之路。即使多家医学院统一提升标准、改进自身教学质量从而间接地推动整体形势向好，但仍无法阻止劣等学院继续炮制庸医的行为；在短期内，甚至会对起到为渊驱鱼的反作用。行业形势的彻底改观来自州委员会彻底掌握局面，而不仅仅是更多自尊自重的学院自发地采取行动。允许骨病学院存在的中西部各州可能率先行动；因为这些州势必不会允许外州人在本州横行而本州子弟却无法行医。

但整骨师们是否能够不被淘汰，此刻取决于民众对问题核心的认知。已有人在喧嚣造势，让争议的焦点看起来像是竞争者之间的商业利益之争。公平竞争、反对独家垄断或贵族特权等说法，迄今依然为流派支持者们争取了不少话语权。但是这种做法完全忽视了患者的权益。无论是治疗还是预防医，医学均与商业泾渭分明。与军队、警察或社会工作者一样，医学行业的宗旨是公益而非私利性质，旨在保护而非剥削公众。丧钟已为盘剥患者的医生们敲响，正如海盗和雇佣兵们的黄金时代早已一去不返。

1　明尼苏达州，北达科他州，南达科他州，康涅狄格州，科罗拉多州，堪萨斯州。

　　尽管目前的法律有欠完善、分歧众多且委员会的资源比较匮乏，但是这些委员会证明了民心向背、大势所趋。尽管委员会这种机构问世不过四分之一世纪，但已能够通过整合资源而改进局面，从而获得了公众的普遍认可。委员会势必在未来发挥更大的作用。它们已培育出强大的团队精神，近年来更是通过在广泛的战线上联合行动而势力大增。在各州之间实现法律规定的协调一致和理念的逐步趋同，势必向公众证明了有待解决的问题具有相同性质。通过委员会之间的协调合作，将诞生首部标准法律；协调动作指日可待。也许有朝一日全美会成立一家全国性的机构，保护公众健康不致遭受无知、无能、重商主义和疾病侵害。

第十二章

医学生毕业后进修学院 [1]

在美国发展起来的医学生毕业后进修学院也许可以定义为一种"补救措施"。因为成立"毕业后进修学院"是为了努力修补可能崩溃的"医学院"教育。然而不可避免的是，在本文所述的大多数医学院中，越是认真聪明的医学生，越能在毕业时意识到自己暂时还不适合承担医疗实践的责任。所以建立医学生毕业后进修学院其实是为了完成医学院未能完成的工作。

"当我在 1869 年的春天毕业时，"约翰·怀斯博士（Dr. John A. Wyeth）说 [2]，"我永远忘不了那种沮丧的感觉。我意识到自己对于照顾那些生病或发生意外的人是多么的无能为力。一周后，我回到亚拉巴马州的家乡，租了一间小办公室，在前门贴上了我的行医资格证书。然而不到两个月，我就把行医资格证书取下来，藏到了行李箱底部。这两个月绝望的良心挣扎让我确信，我暂时还不适合行医。除了到商界去挣足够的钱来完成医学教育外，我别无选择。我感到要想顺利行医，绝对需要临床经验；而且我坚信，医学毕业生只有在接受基础理论知识培训之上，再经过临床和实验室培训，才能胜任医学实践；在此后岁月中，这个信念一直萦绕在我的脑海中，并引导我幸运地在纽约这座城市建立了纽约综

---

1 译者注：此处原文为"postgraduate school"，直译即为"研究生院"，但现代研究生院通常指大学本科之后的进阶教育研究机构，一般设于大学中或独立存在，与本文中所述的"医学本科教育的补救措施"并不相同，因此全书中此名词视上下文直译为"医学生毕业后进修学院"或"医师进修学院"。

2 美国医学院联合会第 19 届年会会议记录，第 25、26 页（节略）。

合诊疗中心医师进修学院。"

因此，设立进修学院的初衷是作为本科生的"修理厂"，其教学本须兼顾基础和实用。但是，此时提出医学基础教育水平问题已为时过晚，没有时间再回过头去夯实基础知识。紧迫的形势要求已进入临床的年轻医师们在尽可能短的时间内掌握医学院未能传授的实用技术。为此，课程时间必须缩短，经常是要在不到一个月的时间，教会年轻医生在临床工作中如何处理各种紧急问题。

随着医学教育总体水平的提高，这些进修学院的职能有所调整。本来旨在弥补总体上不足的一般课程，已经逐步让位给特殊课程，来满足那些倾向于专攻某特定专科领域的毕业生的需要。同时，随着学校设施的扩大，学院也逐渐成为偏远地区执业医师的培训中心。他们可以每隔一段时间返回这里接受短期培训，以赶上时代发展的最新潮流。我们在这里再强调一次，进修培训的内容并非基本理论或强化练习，而在于实用技术，目的是"传授技巧"，甚至是由指导老师在现场示范中亲自传授技巧。医学院里以上课为主的医学生对这些实用技术一无所知，也不可能跟他们主动分享在床边或手术室里的工作经验。医学生的角色主要是被动的；他们只是看着专家诊断或操作。允许一个未毕业的医学生在短时间内停留或近距离参与操作，其中风险之大让人望而却步。在外科教学中，所谓的实践课程通常不是以大体解剖、动物实验或穿手术服实际参与做准备这样的方式进行的；医学院缺乏相应的途径和设施；医学生也缺乏时间。在医学教育上，教学材料不足、医院组织和设备不当、再加上专业服务的草率，所有这些导致医学教育难以形成一套系统、完整、严密的体系。

在现有的 13 所医师进修学院中[1]，办学最好的学校充分体现了

1　4 所位于大纽约地区：①纽约综合诊疗中心医师进修学院；②纽约医师进修学院；③布鲁克林医师进修学院；④曼哈顿眼耳喉医师进修学院；4 所位于芝加哥：①芝加哥医师进修学院；②芝加哥综合诊疗中心；③伊利诺伊医师进修学院；④芝加哥耳鼻喉眼科医学院；费城一所：费城综合诊疗中心；堪萨斯城一所：费城医师进修学院；新奥尔良一所：新奥尔良综合诊疗中心（附属于杜兰大学）；华盛顿两所：①陆军医师进修学院；②海军医师进修学院。许多学校提供针对医学本科毕业生的专业课程，特别是夏季和常规的冬季课程。

上文所述的环境和目的。纽约医师进修学院、纽约综合诊疗中心和费城综合诊疗中心提供大量的教学门诊和可观的住院病例，部分在它们自己的医院，部分在城市的公立和私立医院。我们不应该苛求和批评现有的教学安排过于追求实用性而科学性不足时，毕竟现在的环境下，医疗的手艺特征更胜于其科学特性。相比较而言，教学在内科方面更加无所作为：毕竟外科手术和专科占了主导地位。内科学课程虽然实用而清晰，但是不够连贯和系统；师资力量虽然庞大但是缺乏组织。总的来说，仅有小部分的医生能接受到示范性指导，他们全年不断地来了又去。三所进修学院中，只有费城的一所拥有实验大楼，而且没有开展任何高水平的实验；位于纽约的两所虽然有实验室或设备，但仅够进行常规的临床检查。主要的教学水平比良好的本科医学院更上一层楼。当然了，有时候这些学院的教学会更专科化一些。除了纽约外，这些进修学院没有常规办学经费，主要靠学费、捐赠和医院收入生存。

华盛顿政府部门为陆军或海军医疗队人员开办了两所医师进修学院。医学生毕业后，具备一年医院工作经验或三年执业经验才有资格在这两所学院接受培训。在这里，高水平的实践教学通过补足常见本科课程的方式实现。学院非常明确地制定了培训需求；课程安排旨在满足这些需求。接受培训的外科医生通过这种方式在细菌学、卫生学和军事手术方面进行集中的实践演练。学院的实验室设备精良，虽然空间有点狭小。院校与外科主任办公室共享大图书馆和标本室的资源。这些学院目前还处于起步期，还不太可能发展出为全球各地海军和陆军解决具体问题的研究型实验室。

和其他学院一样，医师进修学院的办学水平不一。刚才介绍的是其中最好的几所，其余一些则是披着商业化外衣的劣校。例如，布鲁克林医师进修学院平均一次招收不到六名学生，这对一家惨淡经营的医院来说真是致命，医院背负着沉重的债务，而且没有足够的实验室设备进行常规的临床检查。在拜访堪萨斯城的医师进修学院时，临时拼凑起来的医院里没有一位学生，25 张病床中只用了 13 张。最后在公立医院的支持下才勉强维持下来。芝加哥在这方面与其他城市有所不同，医学教育的发展前景不错，一口气支持开办了四家医师进修学院。但没有一家有令人满意的产出。所有学院都是股份制企业，创办动机令人怀疑，唯有明确无误的科学实践才能消除。然而，我们并没有看到任何学院有澄清的想法。一名知情者坦率承认，一所学院"通过转诊病例支付教师报酬"；另一所学院"是沽名钓誉之徒的镀金之地"；还有一所学院"通过给教师打广告来挣钱"。在一次调查时，我们看到一个年轻人在显微镜下工作。询问后发现他是临床实验技术课的老师，在"教授"缺席时代课。从而有了以下的对话：

"你是医生吗？"

"不是。"

"那你是医学生吗？"

"是的。"

"你在哪个学校上学？"

"我在詹纳夜校。"

"那你今年几年级？"

"一年级。"

就这样，一名夜校一年级进修生摇身一变，成了芝加哥综合诊疗中心的实验室指导老师和临床显微镜课的临时代课老师。

正如我们所知，提高医学本科教育水平无疑会削弱进修学院独立存在的根基。这并不是说医学本科课程可以包办一切。相反，医学院的本科课程仅仅应该负责而且必须做好医学基础教育，而不需要后续教学来修修补补。针对毕业后的医师，教学应该是更高级的、强化型的，就像现在流行选修课的自然延伸。医学院可以充分利用自己的教学医院和实验室开展高效研究和强化教学；也可以在扎实的本科教育基础上，利用大城市里的大医院开展真正全面的专科培训。但是，沿着这些方向发展的高等医学教育不会孤立存在，而必须依托于综合性大学才能完成这个崇高的使命。通过融入综合性大学、树立大学理想、重组大学医学院，可以加速发展更好类型的医学生毕业后培训机制。

第十三章

女子医学教育

目前美国和加拿大对女性开放的医学教育条件实际与男性相同。但若所有医学院都不接收女性（当然情况并非如此），以至于女性难以找到一所可能获得入学资格的学校，那么就不会有女性愿意接受医学教育。事实上，女性的选择自由而多样，有各类学校任君挑选：如果她已经有了大学学位，可以选择约翰·霍普金斯大学；如果她上完了大学四年中的三年，则可以选择康奈尔大学；如果她更喜欢六年的组合课程，拉什大学和许多州立大学都可以考虑；如果她仅完成了高中教育，多伦多是个不错的选择；即便她根本没受过系统的教育，还可以选择位于默里迪恩的密西西比医学院。

女性在某些医学专业上有着如此明显的优势，以至于在重重限制下依然在医学实践中占有一席之地，这导致争取更广泛平等教育机会的斗争注定在医学教育方面要更早取得成功。事实表明这方面的进步显而易见。下列表分别显示了男女同校医学院和女子医学院的最新发展情况（表 13-1，表 13-2）。

表 13-1　男女同校医学院最新情况

年份	男女同校医学院	在校女生数	当年毕业女生数	女子医学院	在校学生数	当年毕业生
1904	97	946	198	3	183	56

续表

年份	男女同校医学院	在校女生数	当年毕业女生数	女子医学院	在校学生数	当年毕业生
1905	96	952	165	3	221	54
1906	90	706	200	3	189	33
1907	86	718	172	3	210	39
1908	88	649	139	3	186	46
1909	91	752	129	3	169	33

表 13-2 女子医学院最新情况

年份	各类医学院总数	在校女生数量	当年毕业女生数
1904	100	1129	254
1905	99	1073	219
1906	93	895	233
1907	89	928	211
1908	91	835	185
1909	94	921	162

现在，女性可以自由地进入医疗行业，但是她们对从医的意愿明显在降低。各行各业的大学越来越多地向她们开放，导致医学院入学人数减少，毕业人数也相应减少。诚然，医学院的招生规模普遍收缩了；但随着女性受教育机会的增加，在入学要求没有实质性改变的时期内，如果社会对女医生有强烈需求，她们的入学人数应该增加而不是减少。显然，就女性进入医疗行业而言，外部条件至少欠缺一个——也许两者都有。

这些数据所反映出来的一个问题是为女性设立单独的女子医学院是否明智或有必要。首先，在过去六年中，80%的学医女性进入了男女同校的医学院。现存的 3 所女子医学院中，如果没有巨额经费的支持，没有一所的办学水平能得到足够的提升。在建议分性别举办医学教育的地方，开设动机都是针对特殊棘手的情形，而非不得不做的理由。一般而言，医学院需要更宽松的支持，如果把专门用于女性医学教育的经费用于发展男女同校的医学院，那么这些资金可以在女生不受损失的前提下让男生也分享到带来的好处，从而发挥最大作用；但是，如果没有为女性设立单独的女子医学院和医院，那么必须给予同等学力的女性毕业生与男性同等的实习权利。

第十四章

黑人医学教育

　　黑人群体的医疗保健永远不会完全交给黑人医生。然而，如果黑人能够感受到对其人民身体健康的强烈责任，那么他们在精神和道德上的提升的前景就会更加明朗。黑人医生行医将局限于黑人群体，因为高水平黑人医生比低水平白人医生能更好地照顾黑人。但是，黑人的身体健康不仅仅是黑人自己的责任。有1000万黑人与6000万白人密切地生活在一起。黑人会患上钩虫病和肺结核，也会把这些疾病传染给白人邻居；恰如愚昧倒霉的白人将疾病传染给黑人一样。在传染病控制这件事上，自我保护和人道主义同样发挥作用：因为利己总是紧随慈善之后。黑人接受医学教育不仅是为自身的健康，也是为了所有人的健康。在目力可及的未来中，黑人将永远是这个国家的一部分，同样享有个人权利，履行个人义务并实现个体价值；此外就传染病而言，黑人群体也是风险极高的潜在感染者和传播者。

　　教育黑人群体了解和实践基本卫生原则方面的开拓性工作，还得主要依靠黑人医生护士来完成。重要的是，他们都必须在提供服务之前接受过正规有效的培训。相比白人，黑人被庸医"欺骗"的可能性也许更高，但是由于黑人摆脱疾患的方法极其有限，通过任何借口来滥用他们的无知就显得愈发残忍。一名受过良好教育的黑人保健员对于人群大有裨益，但一名实际上没有受过训练但拿到医学博士学位的黑人医生则是危险的。

因此，我们都明白为黑人单独创办医学院这种做法并不可取。即使出发点是好的，但并不会改变黑人医学教育的现状。黑人需要好的医学院，而不是许多专门为他们设立的黑人医学院——例如，着重加强卫生学而非外科学训练的医学院。我们强烈建议把更有前途的黑人学生送到好的医学院接受实实在在的教育。同时，如果能向这些黑人医学生灌输强烈的使命感，让他们把医学文凭看作是为人民提供卫生服务的使命，那么他们就可以在整个国家的卫生和文明建设中发挥重要作用。他们的使命感会把他们从大城市召唤到乡村和种植园。在那些地方，卫生和文明之光还很难照射进来。

在美国 7 所单独举办的黑人医学院中 [1]，有 5 所学校目前还无法为上述问题做出任何有价值的贡献。新奥尔良的弗林特、罗利的列奥纳多、诺克斯维尔、孟菲斯和路易斯维尔的黑人医学院都是不成功的。他们每年都在浪费钱，培养不学无术的毕业生。这些人缺乏真正的训练却被授予医学博士学位。

纳什维尔的梅哈里医学院和华盛顿的霍华德医学院值得发展。在捐款出现可观增长之前，将有限资源集中于此乃是明智之举。霍华德医学院未来可期；其附属的新弗里德曼医院正是国家极其稀缺的资源。因此，我们强烈希望政府能够以开明进步的精神来帮助医学院管理层适应医学教育的要求。

梅哈里医学院的创办离不开一个人——乔治·哈伯德博士（Dr. George W. Hubbard）。他在南北战争结束时被派往南方从事慈善工作，半个世纪以来一直独自致力于提升黑人福祉。他一直精打细算地节约使用手头微薄资源；他的学生们也牢记要反哺老师和医学院。医学院的办学收入全部用于医学院的各方面建设。医学院实验室的建成尤其要归功于哈伯德博士和他助手们的努力和智慧。当前梅哈里医学院迫切需要提升的是临床设施——包括医

1　华盛顿哥伦比亚特区：霍华德医学院；新奥尔良：弗林特医学院；罗利（北卡罗来纳州）：列奥纳多医学院；诺克斯维尔：诺克斯维尔医学院；孟菲斯：西田纳西大学医学部；纳什维尔：梅哈里医学院；路易斯维尔：国家医学院。

院大楼和设备齐全的药房，而医学院正为建成这些设施而努力争取支持。

建立霍华德医学院和梅哈里医学院要比维系大量步履维艰的医学院更能惠及整个国家。当然，这相对需求和机遇而言远远不足；但是如果无视当初倡导开展医学教育者的初衷，而仅为了满足需求或把机遇赋予设备不足的差校来发展医学教育，将不会有任何收获。宗教和慈善团体以及个人的捐助只有集中使用才能发挥作用。这些捐助只有累积到足够体量，才可以放心地考虑如何分配使用。

下 篇

·

美国及加拿大的医学院简介

上页题注：文中数据为调查当时的情况，详见个案标注。除个别例外情况，文中的人口数据均由人口普查局及工商局协助提供。

美　国 [1]

亚拉巴马州（Alabama）

人口：2 112 465。
医生人数：2287。
比例：1∶924。
医学院数量：2 所。

伯明翰（Birmingham）

人口：55 945。

■ **伯明翰医学院（Birmingham Medical College）**

成立于 1894 年，为股份制企业，年化股息收益率为 6%。

招生标准：形同虚设。

在校人数：共 185 人，其中 168 人为当地学生。

师资：共 32 人，其中教授 18 人，无全职教师。

运营经费来源：学费收入，共计约 14 550 美元。

实验室条件：解剖学教学器材较为齐全，但教学方式较为老套；具备常规的化学实验室，配有一些细菌学和病理学的教学用具，病理学所用示教材料均购自美国东部，而非取自尸检或临床实践。实验动物方面，只有一些实验犬供外科手术实验需要。生理学、药学及临床实验室一概阙如。教学楼维修不善，且未配备图书馆和标本室（museum）。

1　下篇关于美国及加拿大的医学院简介会依据其所在州和省的英文名称首字母排序并辅以说明。

临床设施：医学院毗邻的希尔曼医院（Hillman Hospital）拥有 98 张床位，床位在学期内由临床教师负责。确有开展床旁教学，但学生从不进行血检、尿检等实践操作；产科病例也非常少见；医院绝大部分是外科病患——枪伤及其他外伤者占绝大多数。

目前尚未组织开展教学门诊（dispensary service）。

调查日期：1909 年 1 月。

莫比尔（Mobile）

人口：56 335。

■ 亚拉巴马大学医学系（Medical Department of the University of Alabama）

成立于 1859 年，从法律上应隶属于亚拉巴马大学，但二者间的联系也仅限于此。大学与医学系位于该州两端，因此该医学系实际上为莫比尔当地一所院校。

招生标准：完成三年以下高中课程。

在校学生：204 人。

师资：共 25 人，其中教授 8 人，无全职教师。

运营经费来源：州政府每年拨款 5000 美元，但院校需用这笔钱支付 67 个全额奖学金名额，每县 1 名；所以院校运营实际上全靠学费收入，而学费收入 17 300 美元中，大部分用于支付员工工资。

实验室条件：实验室条件十分有限，仅能支持无机化学、基础微生物学、病理学和解剖学的授课；解剖教学以山羊为主，其次才是大体标本实践。院校教学楼虽历史悠久，但修缮良好。图书馆拥有少量旧书，但没有资金进一步充实馆藏；标本室规模甚小，陈列品多是一些老旧的蜡质或纸版模型。

临床设施：院校与拥有 100 张床位的希斯特医院（Sister's Hospital）合作进行临床教学，教员由院内医生兼职。高年级学生可实际操作临床病例相关的血尿标本的检测。

新设立的门诊部毗邻医学院教学楼，运作井然有序，每月的运营拨款为 50 美元。

调查日期：1909 年 1 月。

小　结

从前述情形可以看出，亚拉巴马州距离实现合格的医学教育尚有待时日。医学院校招生标准低，设施简陋，也没有稳定的经费来源。只有保持较低的招生标准，方可勉强招揽到目前的在校生人数。因此，这些医学院的存在不但对于提高州内的中等教育水平毫无建树，而且势必成为提高整体医学教育水平的绊脚石。事实上，这两所医学院对于当下包括亚拉巴马州在内的南方各州均属多余，但既然该州政府已将医学教育列为资助对象，就很难再全身而退了。

基于上述情形，州政府应该加强亚拉巴马大学医学系和亚拉巴马大学的实质性合作，暂时将医学教育的前两学年课程交由位于塔斯卡卢萨（Tuscaloosa）的大学本部承担。这是为了提高医学系的招生标准并加强科学训练水平的权宜之计，也是在极度缺乏全职教师情况下的无奈之举。各基础科学学科教学水平的提升必将带动临床训练质量的提高。但医学系位于莫比尔，地处该州另一端，远隔 232 英里，大学本部很难对其进行实质性的影响或管控，且教学医院的临床管理杂乱无章，更使实现目标难上加难。而伯明翰医学院则与亚拉巴马大学相距不远，距离仅 56 英里，且学院承诺保证临床教学的资源供应。因此，如果州政府能够从实际情况出发，排除州内城市间的利益纠葛，做出符合实际情况的安排，这将自然而然地限制私营医学院的发展。当下要做的就是将医学院一、二年级的课程迁至位于塔斯卡卢萨的大学本部；待时机成熟后，考虑在最为邻近方便的伯明翰组织建立起一个完备的、受到大学有效管控的医学院。鉴于亚拉巴马州目前 1∶924 的医生居民比，即使在未来几年内限制或控制临床教学的规模，也不会对居民的医疗卫生产生影响。

阿肯色州（Arkansas）

人口：1 476 582。

医生人数：2535。

比例：1∶582。

医学院数量：2 所。

小石城（Little Rock）

人口：44 931。

■ 阿肯色大学医学院（Medical Department，University of Arkansas）

成立于 1879 年，为独立院校，尽管冠以阿肯色州立大学之名，但实际上并无从属关系。

招生标准：形同虚设。

在校学生：179 人，81% 为当地学生。

师资：共 35 人，其中教授 18 人。

经费来源：学费收入，共计约 14 100 美元。

实验室条件：30 年来仅有一间解剖室和一个无机化学实验室。近来才给一栋四壁徒然的楼宇配上了聊胜于无的设备，供病理学和细菌学教学使用。然而新学期开学至今，新实验室仍未投入使用。标本室、图书馆、医学模型等无一具备。

临床设施：聊胜于无。毗邻的市立医院（City Hospital）拥有30 张床位，可将患者送到医学院教学楼的环形剧场，供学生观摩手术。医院没有常规查房，医学生无法接触传染病患者，产科病例鲜为一见，能否开展尸检也未提及。

设有一个小型门诊部，但并没有医学生的带教记录。

调查日期：1909 年 11 月。

■ 内外科医学院（College of Physicians and Surgeons）

成立于 1906 年，为独立院校，组成人员并非来自老牌医学院。

招生标准：形同虚设。

在校学生：81 人，59% 为当地学生。

师资：共 34 人，其中教授 25 人。

经费来源：学费收入，共计约 6450 美元。

实验室条件：病理学、细菌学和化学实验室都是新近设立的，彼此之间毫无关联且缺乏合理的组织架构，且以上工作和药学教学工作全由一位教师独力承担。此人还兼任 3 英里外的县立医院（County Hospital）的病理科医生。他曾提出增设生理学课程，但无下文。解剖室照例是老旧破败，此外，图书、图表和标本等必要的演示教学用具也并未提供。

临床设施：医学院拥有附近一家医院，可把病患带到环形剧场进行病例讲解或手术教学，据说术中会让学生担任助手。没有常规查房，有两所医院（县立医院和监狱医院）可供门诊教学，但由于路途遥远，教学仅是偶尔为之。产科和急诊病例非常少见，不接诊传染病例，也不开展尸检。据称日常门诊量较小，设施欠完备。

调查日期：1909 年 11 月。

小 结

就调查当下而言，阿肯色州的医生数量是其所需的三倍，在此情况下，当地的两所医学院着实毫无可取之处。阿肯色大学竟允许这样的两所学院顶着自己的招牌招摇过市，可谓是令人匪夷所思。阿肯色州立大学位于费耶特维尔（Fayetteville），交通不便，因此应该考虑到全州教育需求，将其搬迁到小石城。如此一来，大学就能够接管两所医学院，并对其做出整改。随着州内经济发展的日益繁荣，大学资源自然水涨船高，因而学院的改善革新也将不是难事。

加利福尼亚州（California）[1]

人口：1 729 543。
医生数量（不包含整骨医生）：4313。
比例：1∶401。
医学院数量：10 所。

洛杉矶（Los Angeles）

人口：116 420。

■ 内外科医学院（College of Physicians and Surgeons）

成立于 1903 年，最初为独立医学院，1909 年摇身一变成为南加州大学医学系，以便于其前身改头换面为加州大学洛杉矶临床医学系。南加州大学对待医学教育的认真程度，从这一可笑的更名把戏便可见一斑。

招生标准：高中毕业或"同等学力"。

在校学生：32 人。

师资：共 41 人，其中教授 28 人。教师均为执业医生，无全职教师。

运营经费来源：学费收入，共计约 4075 美元。

实验室条件：该医学院属于中等水平。设有一间小型化学实验室以及一间由病理学、组织学和细菌学实验共用的独立实验室，实验设备和材料乏善可陈，没有实验动物；解剖材料比较充分，

---

1 据人口普查局局长表示："由于近年来洛杉矶、奥克兰、伯克利和旧金山的人口增长超出了预期，因此尚无人口估算数据。"因此此处数据来自 1900 年的人口普查。

还提供陶土用于制作骨骼模型；新鲜标本数量有限。有一间常年上锁的小图书室，学生提出申请方可使用。生理学和药学都没有实验室。教学楼落成不久，外观雅致，维修管理状态良好。

临床设施：整个一层大部分为门诊部。但诊室设施不全，并且疏于维护；没有临床实验室。这间小诊所位于富人区内，因此来就诊者寥寥无几。

医学院毗邻一所私立医院，教师们都想在那儿谋得一席之地，但该院不开放教学。该医院简介上白纸黑字写着"本院非慈善机构……中肯地说，本院称得上是 20 世纪的一流医疗机构"。学院的医学生可以去几英里外的县立医院进行临床学习，该院有 100 张床位为学院所用，并且每周有两天向高年级学生开放门诊学习。学生有机会参观外科手术，但不能上台；可以向内科患者采集现病史，但不作为医院存档的正式病历。医院的尸检由实习医生负责，不对医学院开放。产科病区也不对学生开放。总而言之，临床学习实践的机会非常有限，毕竟这所医院的运营理念和医学教育没有丝毫关联。

调查日期：1909 年 5 月。

■ 加州大学临床医学院（University of California Clinical Department）

这所医学院曾隶属于南加州大学，开设 4 年的医学教育课程，1909 年 3 月成为加州大学的第二临床学院；从 1910 年 6 月开始，该校仅开设第三年和第四年的课程。详见第 7 所医学院的简介。

临床设施：这所医学院招收已完成两年大学教学的学生，但作为一个要承担第三、第四两学年教学任务的大学医学院，该校硬件水平着实难堪重任。和上一所内外科医学院一样，县立医院也开放了 100 张床位供该医学系使用，每周也有两到三天向高年级学生开放门诊实习。其他机动的学习机会和资源取决于相关教员的私人关系，意义不大。医学院的门诊楼设施完善，学生们门诊实习的积极性也不错，但这些优势并未得到重视和充分利用。学院附近还有一座不错的医学图书馆。临床教师均为当地执业医师。至少在医学系学习的两学年间，加州大学不再额外收取其他费用。

调查时间：1909 年 5 月。

■ 加州折衷医学院（California Medical College Eclectic）

1879 年成立于奥克兰，该学院的历程可谓坎坷飘摇。

招生标准：聊胜于无。

在校学生：9 人，7 人为当地学生。

师资：共 27 人，其中教授 26 人。

运营经费来源：学费收入，共计约 1060 美元。

实验室条件：学院在一栋 15 米高的框架结构楼的二层拥有几间空置房间。所谓的实验设备肮脏残破，混乱不堪，解剖室的条件仅有一盒零散的骨骼和一具干裂残缺且污秽的大体标本。至于所谓的病理学和细菌学实验器材，也仅仅是一台冰冷生锈的培养箱、一台显微镜和几块不知所谓的涂片标本。

临床设施：学院没有门诊部，也无法在县立医院进行教学。

让这种医学院合法存在是州政府的耻辱。

调查日期：1909 年 5 月。

■ 洛杉矶骨病学院（Los Angeles College of Osteopathy）

1905 年从艾奥瓦州搬迁至此，为一所股份制企业。

招生标准：只要附加条件到位，文法学校[1] 的肄业生也能入学。因此学院里不乏年事已高的学生。

在校学生：2 年前刚招生的时候仅有 60 人，现在声称超过了250 人。

师资：共 19 人，所有人都是执业医生。

运营经费来源：学费收入，每年总收入约 37 500 美元，其中很大一部分来源于"治疗收入"（详见后文）。但从教学质量来看

1　译者注：当时教授拉丁文的学校，大约等同于现今中国的小学教育水平。

学校投入教育的花费并不多，因此想必其股份拥有者获得红利相当可观。

实验室条件：学院拥有一座五层高的教学楼，其中有一间化学实验室，但设备贫乏、空间拥挤，还有另一间实验室则要供病理学、组织学和细菌学共同使用。解剖室只有五张解剖台，所幸器材完备。除此以外，楼内空间主要用作治疗室和办公室。

临床设施：没有免费门诊。患者如果愿意让一班医学生围观治疗，每月诊费约 3 美元；若仅同意让一个学生观摩，每月诊费则是 5 美元。医学院的附属医院正在建设当中。

这所学院给人的总体印象就是生意兴隆，四处张贴广告，鼓吹骨科医生收入不菲 [1]。

调查日期：1909 年 5 月。

■ 太平洋骨病学院（Pacific College of Osteopathy）

成立于 1896 年，为一所股份制企业。

招生标准：号称需要高中毕业，但实际上"有从商经验的成熟人士也可以一试，并且通常获得优先录取"。

在校学生：85 人。

师资：共 38 人，其中 19 人为教授。

运营经费来源：学费收入共计约 12 750 美元。

实验室条件：有一间普通的化学实验室，一间器材完备的多用途实验室，用于病理学、组织学和细菌学教学，旁边还有一间教师专用的实验室。解剖室的情况和其他学院相差无几，还有少量的生理学实验用具。

临床设施：学院内设有门诊部，并且还有一所接诊产科和外科病患的附属医院。但是招生简介上没有明示学生实际上不参与医院的日常工作。学生几乎接触不到真实病例，"他们所接受的临床实践机会远远不足"。不过，学生们倒是确实学会了"淋病

1　"人们为了减轻病痛而都出手大方。可以说，大部分学生从我们学院毕业之后一个月挣的钱就比得上他们之前一整年的工资了。"招生手册，第 9 页。

的治疗方法是调整饮食和服用抗生素；梅毒得用软膏加上饮食疗法，而不用水银"；还有伤寒、肺炎之类的，也都是差不多的治疗方法。

调查日期：1909 年 5 月。

奥克兰（Oakland）

人口：73 812。

■ 内外科医学院（College of Medicine and Surgery）

1902 年作为一家股份制企业成立，部分股份由当地富商认购。

招生标准：高中学历或"同等学力"。

在校学生：17 人。

师资：共 32 人，其中教授 13 人。无全职教师。

运营经费来源：学院主要依赖于约 2760 美元的学费收入，以及教师们的贡献。

实验室条件：有一座崭新且维护较好的教学楼，一个小型生理学实验室和数个专用于细菌学、组织学和病理学的实验室，一些质量上乘但种类有限的病理学标本，一间化学实验室，一间可供制模的解剖室，以及一个聊胜于无的小图书馆。尽管没有一位教师是全职工作的，但能感受到师生对病理学的重视。学院不缺尸检病例，在病理学老师的积极争取之下，这些病例得到了充分利用。

临床设施：不管是门诊业务还是医院条件，学院的临床设施都极度匮乏。

调查日期：1909 年 5 月。

旧金山（San Francisco）

人口：355 919。

■ 加州大学医学院（University of California Medical Department）

成立于 1872 年，隶属于加州大学。医学院第一年和第二年的课程在伯克利分校进行。详见（2）加州大学临床医学院。

招生标准：严格执行有两年大学学习基础的录取标准。

在校学生：36 人，其中只有 2 人不是本地学生。

师资：共 60 人，其中教授 12 人。伯克利分校的实验课程由全职教师教授。

运营经费来源：由大学出资支持医学部的运营，预算金额为 33 396 美元。医学部的学费收入总额为 7004 美元。

实验室条件：配备有最高水准的设备器材。实验室虽然设在临时建筑物中，但设施非常完善，由高年资教师负责，并配有足够的助教和实验员。这里的唯一问题是学术氛围似乎不够浓厚，尤其是在某几个部门。比如尽管有好几次机会开设尸检教学，但最终仍然是纸上谈兵。解剖学则是另一幅景象，其教学主旨和方法都遵循科学理念并且切实契合学生的需求。

临床设施：临床课程开设在旧金山校区，大学附属医院是教学的主要基地，麻雀虽小但五脏俱全。院内的 75 张床位全部可用于教学[1]。床旁教学的机会不少，但很少有教学性质的尸检。医院还开展一些由政府资助的其他临床工作。但总体来看，临床和实验室两部分没能有效联合起来。除了院长以外，后两年的任课教师都是临床医生，对远在伯克利的实验室情况知之甚少。所幸针对这一点，医学部已经着手进行改善。

该院地理位置不利于开展门诊业务，其资料也未能充分用于教学用途。各科室均未能让学生们积极参与诊疗工作。例如，部分科室完全拒绝学生参与病史采集工作，且采集到的病例由各科分别保管。未见到任何关于教学病例分布的资料。

调查日期：1909 年 5 月。

1　截至 1909 年 5 月，当年的四个月间，平均每天有 44 名免费病患。

■ **小利兰·斯坦福大学医学院，库珀医学院基金会（Leland Stanford Junior University School of Medicine，on the Cooper Medical College Foundation）**

原身为库珀医学院，招收高中毕业生，开设四年的医学课程。1908 年之后将变更为斯坦福大学医学院，原有大楼用作学院的门诊部，前 3 个学期的课程在帕洛阿尔托（Palo Alto）开设，后 5 个学期则在莱恩医院（Lane Hospital）和学院的库珀礼堂（Cooper Hall）进行。当前的这一届学生毕业后，库珀医学院就将关门大吉，员工也全部解散。

招生标准：完成大学三年级的课程。

在校学生：有 16 名一年级（实际是大学四年级）学生。目前还未开设更高年级的课程。

师资：共 21 人，其中教授 16 人。有 6 名教授和 1 名副教授全职授课。目前选聘的临床教职人员都是来自于原库珀医学院的临床医生。

运营经费来源：由大学的总收入中分配。还有大约 250 000 美元的专用图书馆建设捐款。

实验室条件：帕洛阿尔托的医学部设施和那边已有部门（解剖学、药学、细菌学、生理学、生物化学）规模相当。此外，学院的图书资源异常丰富，有 35 000 册藏书，并且收录了当下的国内国际主流医学期刊。

临床设施：由斯坦福大学负责的临床教学目前仍未开展。莱恩医院隶属于大学，有 125 张床位，但目前主要作为大学的创收机构。愿意协助临床教学的患者每周只需支付 10 美元；由此产生了 70 余张教学床位，其中部分费用暂时由市政府承担[1]。医院暂时由库珀医学院管理，需要时再移交大学。从教学需求来看，医院目前的架构还有很大缺陷。病历资料匮乏，外科病房没有常规查房，也很少有尸检病例。没有找到医院的事务总结相关资料。尽

1　1909 年当年的 4 个月间，平均每天有 60 个教学病例。

管简介上声称是一所教学医院，但种种迹象表明事实并非如此。

1907 年，学院门诊部包括新老病患在内的年接诊量达到了 20 000 人次。然而医学院却没能将丰富的教学资料利用起来。

调查日期：1909 年 5 月。

■ 内外科学院（College of Physicians And Surgeons）

成立于 1896 年，为一所独立院校。

招生标准：高中毕业或"同等学力"。

在校学生：70 人。

师资：共 53 人，其中教授 23 人，无全职教师。

运营经费来源：仅靠学费收入维持运作，共计约 7715 美元。

实验室条件：学院的实验室名不符实。

临床设施：临床资源和门诊设施严重匮乏。

调查日期：1909 年 5 月。

■ 太平洋哈内曼医学院（Hahnemann Medical College of the Pacific）

成立于 1881 年，是一所顺势疗法学派的独立院校。

招生标准：高中毕业或"同等学力"。

在校学生：23 人。

师资：共 35 人，其中教授 13 人，无一全职。

运营经费来源：除学费收入外没有其他资金来源，学费共计约 2685 美元。

实验室条件：学院的教学楼空间有限，但维护情况尚可，拥有一间常规的解剖室，一间基础化学实验室，一间设备完善的组织学、细菌学和病理学共用实验室以及一个管理有序的小型图书馆。

临床设施：教学楼中拨出多个房间用于门诊，相对整洁但设施仍有欠缺；门诊量还算不错，但无具体记录。目前临床教学主要依靠附近的一所现代化医院——哈内曼医院（Hahnemann

Hospital）[1]，由政府出资在那儿设立了一些教学床位。

调查日期：1909 年 5 月。

小　结

在讨论加州的医学教育现状之前，首先需要明确一个数据：即使不包含数量庞大的骨科医生，加州的医生与居民比例仍然高达 1∶401。粗略来说，加州的医生人数是当地人口所必需的 4 倍之多。如此严重的比例失衡很难在短期内得到修正，因此以切实提升医学教育质量为目标的改革迫在眉睫。

相关法令法规应该给予医学专业人才充分的支持，授权州政府关闭每一所实验室或临床设施不达标的医学院，以及那些针对执业资格考试的"考前培训班"。一旦出台这样的政策，那么上述 10 所院校中至少 7 所将面临倒闭，这将是加州公共健康向前迈进的一大步。从这些学校资源匮乏的情况来看，终究是跟不上医学教育的改革浪潮的，因此倒闭是其不可避免的命运。诸如此类的强制性法规只是稍稍加快了这一过程罢了。

即使关闭所有不合格院校，加州医学教育仍然前途未卜。加州大学至今没有解决根本问题——在医学教育方面的投资不足。位于旧金山的医学院临床设施配备不足，也未能整合优化现有资源，院内两大分支自成体系，很难实现团队合作。从现状来看，医学院校区分处旧金山海湾两岸，这仅一水之遥的距离已经给整个学院的管理带来不小的困扰，又何来自信将部分课程开设在五百英里之外？采取此等措施不仅教学效果存疑，且并无迫切需求。洛杉矶大学（医学院）近两年来按高中毕业或同等学力水平招收的在校生还不到 30 人。而医学院还将提高招生标准，要求入学时完成两年大学教育，并将三年级之初的教学从伯克利搬到洛杉矶，这势必造成医学院生源的进一步减少。尤为重要的是，此

1　调查当年的 4 个月间，平均每天接诊 55 名由政府承担费用的教学病例。

地临床资源完全无法满足大学标准。尽管县立医院的教学条件尚属上乘，但仅仅依靠一所老式公立医院里的一百来张内外科床位来完成医学院教学，并非长久之计，其他东拼西凑的教学资源更是杯水车薪。用远在伯克利校区的科学理念来保证旧金山校区的教学质量，其难度远超想象；并且考虑到旧金山的临床院系目前所需投入，大学应该很难再负担在洛杉矶另起炉灶所必需的一大笔经费。加州大学声称此举是出于对加州具体情况的考量，但这一说法很难自圆其说，两所学校的地理分布属于长条形或是短粗状，对解决目前教育资源布局的难题并无帮助。其实在这两种情况下，盲目增设医学院都会浪费资源并拉低专业水准。

虽然加州大学已决定建立两个由当地医生管理的独立的临床医学部，但从类似模式的院校现状来看，其发展前景十分暗淡。在"一校两制"的政策覆水难收之前，着实应该衡量下整合其医学教育的可行性。旧金山人口约 20 多万人，医疗需求大，位于旧金山的医学部临床设施完备，组织合理运作高效，选聘的临床和实验室教师都专注于教学。因此，从各方面来看将资源集中在旧金山都是上策。

同样的问题也存在于接管库珀医学院的斯坦福大学。在帕洛阿尔托开展的实验课程享有大学的资源设施和教学理念，其教育质量自然有所保障；而远在旧金山的分部只怕很难同享未来市政可能给予的任何资源和支持。莱恩医院的组织架构和职业操守极不利于开展教学，而且其临床课程教授几乎都是原库珀医院的职工，因此要将其改建为和库珀医学院同等规模的教学医院需要投入大量资金。在已有医学院的情况下，大学叠床架屋、另起炉灶的必要性值得商榷。从斯坦福大学的整体发展来看，组建第二个高水准的医学院无疑将给学校财政带来巨大负担，因此毫无必要。如果斯坦福大学愿意借鉴其他院校或地方的经验，可以考虑在帕洛阿尔托开展前两年的课程，其后的临床课程则和州立大学合作开设。

上述情形值得引起医学教育相关人士的深思，因为其他地方都可能面临与加州相同的困境。大批医学院开始难以为继，而其首选往往是投入其他情况较好的大学麾下。而这些大学因未意识到医学教育不仅无利可图而且需要大量投入，往往乐意纳入医学院作为其医学部，以图做大做强。但是用不了多久，这些大学就会自食苦果，发现自己的教育投入增加而学费收入减少，入不敷出的财务报表会让他们悔不当初。与医学教育界时下所出现的问题相比，恶化的趋势更令人唏嘘。要想解除魔咒，唯一且根本的出路在于大批裁撤贫弱多余的医学院。

科罗拉多州（Colorado）

人口：653 506。

医生数量：1690。

比例：1：328。

医学院数量：2 所。

丹佛（Denver）

人口：158 329。

■ 丹佛格罗斯医学院（Denver and Gross College of Medicine）

1902 年，两校联合成立。名义上是丹佛大学所属的医学院，但实际上大学只掌权了 6 个月。实质为自主运营的独立院校。

招生标准：完成三年以下高中学业，无硬性要求。

在校学生：109 人，一半以上为本州学生。

师资：有 44 名教授及 35 名教师，无全职教师。

运营经费来源：仅靠学费收入，共计每年约 12 624 美元。

实验室条件：有一间普通医学院常见的化学实验室；一间解剖室，寥寥几件破旧风干的标本；一间生理学实验室，配了些七零八落的器材；以及普通的病理学和细菌学实验室。在学院前厅的办公室里有少量图书资料。

临床设施：出乎意料的是，学院的门诊大楼很新，看起来赏心悦目。各科室有专用诊室，设施也很齐全。平均日接诊量为 90 人次，但没有详细记录。门诊可接诊产科患者。

学院主要依托于县立医院开展临床教学，学院对其管理权限属于"非业务"性质。每天 8：30 至 10：00 对医学院开放门诊教学，但其实"纯属敷衍了事"。医学生们不过是"袖手旁观"，鲜有接触临床的机会，产科教学机会不多，而尸检机会更是少得可怜。学院的临床教职委任采用"联用制"——县立医院的医生自然具有医学院教职员工身份，剩余空缺则从其他几所当地医学院填补。但其中不少医学院也缺乏常规的门诊教学安排："医学院会在公告栏中广告招聘。"

调查日期：1909 年 4 月。

博尔德（Boulder）

人口：9652 人。

■ 科罗拉多大学医学院（University of Colorado School of Medicine）

成立于 1883 年，从属于科罗拉多大学。

招生标准：四年制高中毕业或同等学力。由院长颁发毕业证书。

在校学生：85 人。

师资：共 45 人，其中教授 25 人。

运营经费来源：由大学从每年 20 万美元的总收入中拨款维持学院运营。学院学费收入为 4043 美元，而其预算为 28 000 美元。

实验室条件：总体来说，学院的配备足以支撑高水平的本科医学科学教育。病理学、细菌学和生理学都由全职教师负责，但各学系缺乏有经验的助教。组织学和胚胎学课程由生物系开设。解剖学由一名外科主治医生担任学系主任。图书馆资源丰富，收订了包括英语和德语顶级期刊在内的大量医学文献。有固定资金用于图书馆资源和设备的购买。

临床设施：虽然医学院规模本身不大，但大学附属医院完全不达标。该医院仅有 35 张床位，平均仅有 16 个病例可供教学。医院的管理模式也是最近才进行了现代化改革。现在拥有了供学生研究使用的临床实验室，实验记录资料翔实。每年大约有 12 到 15 个住院产科病例，门诊的产科患者相对较多。

教学门诊总体比较薄弱。

调查日期：1909 年 4 月。

小　结

科罗拉多州现有医生已供过于求，完全具备提高医学教育标准的条件。事实上，新法规定自 1912 年之后，所有申请医师执业证书者除了要有医学教育背景外，还必须接受过一年的大学教育。但由于这一规定针对的是医师执业资格而非医学教育标准，因此位于丹佛的那家医学院仍可以向邻近各州输出学养欠佳的毕业生[1]。但如果其教学水平长期低于法定标准，该学院势必声名狼藉，那时就不得不为了生存而大幅削减规模。

就我们的调查情况来看，无论医学院的学费收入如何，科罗拉多大学都有办法提供其所需的医学教育资金，而且能够实现对医学院的全面管控。尽管该大学的实验室条件正在逐渐充实，但临床资源却仍未得到保障。因此，科罗拉多大学的当务之急就是获得丹佛当地的临床资源。为此，目前仍存在两点困难：首先宪法条文规定，科罗拉多大学不得在博尔德市之外进行教学；其次，市立医院掌控在当地医学院手中，不能为科罗拉多大学所用。上述问题在美国各城市中司空见惯，却明显有违公众利益。为了扫清建设高水平医学院的各类障碍，可以将丹佛格罗斯医学院移交

1　减少丹佛市输出低质量医学毕业生对附近的几个州市也是有百利而无一害的。这几个州都没有医学院，但其医生人数却远超所需。这些州的医生居民比分别是：怀俄明 1∶541，亚利桑那 1∶627，爱达荷 1∶663，新墨西哥 1∶618。

大学管理。毕竟博尔德位于丹佛郊区,本部对其实施管理尚无鞭长莫及之虑。至于医学院是否应全部永久性地集中到丹佛,或者按照密歇根大学的安娜堡模式,依托一所资源充裕的医院以克服地处偏僻带来的临床资源短缺,倒并非需要即刻决策之事。当下更亟须落实的是:①通过宪法修正案,向科罗拉多大学开放丹佛科罗拉多的临床资源;②给予医学院更大力度的州政府拨款;③整合丹佛和博尔德的各医学院为科罗拉多大学医学部[1]。

康涅狄格州(Connecticut)

人口:1 054 366 人。

医生数量:1424 人。

比例:1∶740。

医学院校数量:1 所。

纽黑文(New Haven)

人口:130 027 人。

■ 耶鲁医学院(Yale Medical School)

成立于 1813 年,从属于耶鲁大学。

招生标准:完成两年大学教育。该学院从今年开始严格实施新的招生标准,由高中毕业提高到完成两年大学教育,上一学年课程未通过的学生被拒绝入学。根据严格落实的新高标准,在最新录取的 23 人班级中,仅一人因生物学成绩突出而被有条件录取入学。这可能是全美有条件录取比例最低的医学院了。

在校学生:138 人,72% 为当地学生。

1　本文付梓时,州政府宣称已经着手丹佛格罗斯医学院及科罗拉多大学医学部的整合事宜。

师资：共 64 人，其中教授 14 人。基础学科的教师均为全职授课，但其工作量仍然超负荷且缺少得力助教；而内科学教授却有两名带薪助教。在临床教学期间，还可以因聘用其他教师获得一些经费。

运营经费来源：学费收入共计 15 325 美元，所得捐赠达 10 000 美元，大学拨款 17 986 美元，因此年财政预算总额为 43 311 美元。

实验室条件：有机化学、生理学和药学实验室设备齐全，细菌学、病理学和解剖学则稍显欠缺。从调查来看，仅生理学的教学取得明显进步。其他学系的老师们大都超负荷工作，不得不在没有助教的情况下，一人承担多门学科的日常教学任务。在如此工作强度之下，就算老师再有责任感也心有余而力不足。

临床设施：医学院在纽黑文医院（New Haven Hospital）里拥有的教学床位数量不多，但得到了充分利用。不过医院妇产科并不开放教学，此外也没有传染科。尸检病例寥寥无几。临床实验室和教室都靠近医院，因此学生有机会亲自动手完成指定临床病例的实验室操作。此外内外科的教学区域也是独立划分的。

新近落成的门诊大楼设施完备，但从开展教学的角度看缺乏合理架构。接诊量较为可观，但由于门诊教学是无偿的，因此各科室的教学质量良莠不齐。

调查日期：1910 年 1 月。

小　结

从目前的硬件设施来看，学院仍然只能被纳入以高中毕业生为生源的那一类学院，不过属于上乘水平。尽管将招生标准提高到了必须完成两年大学学业，但学院的配套设施却没能同步提升。面对其目前拥有的更优质生源，医学院应该秉承更宽松进取的教学理念，加强各实验性学科的人员配置，以调动教师们的创造性和积极性。大学附属医学院不应止步于完成日常教学工作，特别是在将招生标准提高到完成两年高等教育之后。同理，学院可以通过加强与现有医院的合作来提升临床教学条件：进一步优化利用院内各病区，增加教学用病床数量并建立起目前缺失的传染科。门诊部需要投入足够的资金，以确保各科室都拥有系统、完整的学科建设，保证查体、病历记录等临床工作的质量。

实现上述改进需要大笔的长期捐助。因为该医学院是新英格兰地区屈指可数的既有使命感又拥有充沛资源的机构，耶鲁大学对于大力推动其医学教育发展可谓责无旁贷。

全面讨论详见"新英格兰"部分章节。

哥伦比亚特区（District of Columbia）

人口：322 212。

医生数量：1231。

比例：1∶262。

医学院数量：3 所，另有 2 所研究生院（陆军及海军医学院）。

华盛顿（Washington）

人口：327 044。

■ **乔治·华盛顿大学医学部**（**George Washington University Department of Medicine**）

成立于 1825 年，目前隶属于该大学。

招生标准：完成四年制高中学业。

在校学生：117 人。

师资：共 69 人，其中教授 25 人，除教授外的教师均为全职。

运营经费来源：医学部预算为 23 779 美元，其学费收入为 21 833 美元，医学部附属医院收支平衡。

实验室条件：生理学、病理学、化学及解剖学实验室都配备完善，教学大楼干净整洁，几个学科的老师可独立开展教学。可提供实验动物。有一间条件较好的图书馆，每年享有一定补贴；标本室规模虽小但标本质量不错。尸检机会较少。

临床设施：大学附属医院和门诊部紧邻医学部并由其全权管理，内有 56 张教学床位。医院最近对人事架构做出了调整，以扩大床旁教学的范围。此外，医学部还和其他几所医院长期合作，可以在那儿进行教学活动。

门诊部每年的实习学生数可达 1000 人次以上。

调查日期：1909 年 3 月。

■ 乔治城大学医学院（Georgetown University School of Medicine）

成立于 1851 年，实质上和乔治城大学并无从属关系。

招生标准：完成四年制高中学业。

在校学生：89 人。

师资：共 74 人，其中教授 20 人，仅学院院长一人为全职。院长兼任卫生学系主任，并掌管医学院和口腔学院的财政大权。

运营经费来源：仅靠学费收入，每年共计约 11 000 美元。

实验室条件：解剖室器材齐全，病理学、细菌学和组织学共用的实验室也配备完善，实验生理学硬件设施尚可，化学实验室的条件相对一般。没有对学生开放的图书馆，也没有标本室或药理学实验室。

临床设施：学院新建了一所 100 张床位的附属医院供教学用途，对外开诊，医疗属于收费性质。医学院和医院相距几英里，其附属诊所散落周边多地。医院内安排了几间诊室用作门诊部，但接诊量较小。

调查日期：1909 年 3 月。

■ 霍华德大学医学院（Howard University Medical College）

成立于 1869 年，隶属于霍华德大学。

招生标准：高中毕业或"同等学力"。

在校学生：205 人，大部分都能完成学业并且几乎都是有色人种。

师资：共 52 人，其中教授 22 人。

运营经费来源：学院经费预算为 40 000 美元，学费收入可覆盖其中的 26 000 美元，余下部分由政府拨款支持。尽管学院从夜校转变为日校，学费从 80 美元增加到了 100 美元，也提高了招生标准，但在校学生反而增多了。

实验室条件：学院设有解剖室和病理学、组织学、细菌学及化学实验室。有一些零散的涂片标本、实验资料和模型，但没有正规的标本室。

临床设施：临床教学由配备一流的现代化公立医院支持，医院有 278 张免费床位，且门诊部挂牌隶属于医学院。医院开设的科室较为全面，但缺少传染科。

调查日期：1910 年 1 月。

■ 陆军医学院（Army Medical School）

成立于 1822 年。主要招收已通过陆军军医初试者，开设 8 个月的实验课程。

在校人数：57 人。

师资：共 10 位由军队特派的教师。

实验室条件：尽管空间有限，但实验室条件非常完善，可同时满足教学和工作需求。此外，在同一栋大楼里，还有图书馆、标本室以及外科主任办公室。

调查日期：1910 年 1 月。

■ 海军医学院（Navy Medical School）

主要面向已经通过海军军医初试者，开设 6 个月的实验课程。

在校人数：20 人。

师资：几名老师均为军队派遣，教职任期不超过三年。

实验室条件：在原先的海军观测所大楼里建立了配备完善的

实验室。

　　调查日期：1910 年 1 月。

小　结

　　在位于华盛顿特区的多所医学院校中，霍华德大学独树一帜地承担了黑人医学教育的工作，前途可期。当地政府实际上承担了大学赞助人的角色，尤其通过成立弗里德曼医院（Freedman's Hospital）为霍华德大学医学部提供了价值连城的支持。政府大力推行的教育和慈善政策使得大学和该医院成为有机整体，保证学生们能够充分利用医院的临床资源。此举也让医院毗邻大学的地理位置优势得到了充分利用。而且该医院一边提供医疗服务，一边还作为教学基地培养下一代医疗人才，为有色人种群体带来更大的社会效益。

　　相较之下，乔治·华盛顿大学和乔治城大学的医学院资源匮乏，前景堪忧。其周边位于里士满、巴尔的摩和费城的诸多医学院，让这两所院校在激烈的竞争中举步维艰。总体来看，哥伦比亚特区的医生人口比例是全美各州中最高的。一旦该地区提高医学教育的门槛，将招生标准设定为完成四年高中教育的水平，将对这两所院校构成致命打击。从目前情况来看，这两所院校都达不到培养现代医学人才的标准。

佐治亚州（Georgia）

　　人口：2 557 412。

　　医生数量：2887。

　　比例：1∶886。

　　医学院数量：5 所。

亚特兰大（Atlantic）

人口：118 248。

■ **亚特兰大内外科医学院（Atlanta College of Physicians and Surgeons）**

于 1898 年合并后，作为独立学院成立。

招生标准：形同虚设。

在校学生：286 人，约 63% 为当地学生。

师资：共 51 人，其中教授 20 人，均为兼职。

运营经费来源：学院仅靠学费收入维持，共计约 28 000 美元。

实验室设备：可以说是同级别学院中准备最为精良的。实验楼条件很好，其中的解剖室整洁宽敞，但缺乏足够的标本。三间实验室条件都非常完善，分别用于生理和生物化学、病理和组织学、细菌学实验。遗憾的是，以上学科都没有全职教师，仅有实习老师授课，再加上生源较差，优越的实验室条件没能得充分利用。学院有一间小规模的图书馆，没有标本室。

临床设施：临床资源主要由附近的免费公立医院格雷迪医院（Grady Hospital）提供。医院产科不开放教学，不过其他科室的教学资源非常丰富，但并没有得到有效利用[1]。学生们不珍惜宝贵的学习机会，旷课情况普遍。

学院大楼内为门诊规划了足够的空间，接诊量大、病种丰富，但诊疗手段稍显落后。

调查日期：1909 年 1 月。

■ **亚特兰大医学院（Atlanta School of Medicine）**

成立于 1905 年，是一所独立院校。

招生标准：形同虚设。

在校学生：230 人，近 70% 来自佐治亚州。

1　规定必须在取得患者同意后才能进行床旁教学。

师资：共 44 人，其中教授 17 人，均为兼职。

运营经费来源：主要依靠学费收入和捐赠，两项共计可达 2 万 ~ 2.5 万美元。

实验室设备：实验室仪器不多，但也拥有一些与众不同的配备，例如投影仪、X 射线机以及一间规模不大但非常实用的图书馆。没有标本室。

临床设施：学院规划了一些诊室用于门诊业务，环境整洁但设施欠缺。地下室里设有两个病区，共有 20 张床位，就目前来看，这些资源得到了有效利用。除此以外的临床教学就只能借助于格雷迪医院了，但由于相距较远，学生们出席意愿不高。

调查日期：1909 年 1 月。

■ **佐治亚折衷医学及外科学院（Georgia College of Eclectic Medicine and Surgery）**

成立于 1877 年的一所独立院校。

招生标准：形同虚设。

在校学生：66 人。

师资：共 20 人，其中教授 14 人。

运营经费来源：学费收入，共计约 5655 美元。

实验室设备：医学院教学楼环境堪称脏乱差之最。解剖室只有一具恶臭难闻的大体标本；所谓的化学实验室里只有几张旧桌子和一些玻璃瓶，水槽、排水管、柜子以及实验药品都不见踪影；病理和组织学实验室里有几张脏兮兮的涂片和三台显微镜。

临床设施：实际上没有临床设施，其产科教学设备不过是一个破破烂烂的假人模型。

如此条件居然还大言不惭地自称为医学院，可谓无耻之尤。

调查日期：1909 年 2 月。

■ **医院附属折衷医学院（Hospital Medical College Eclectic）**

1908 年成立，位于一家私人医院后部。由佐治亚折衷医学及外科学院（详见上文）的几位教授辞职后创立，开学第一年底即有 17 名医生毕业。

招生标准：形同虚设。

在校学生：43 人。

师资：共 16 人，均为教授。

运营经费来源：学费收入，共计约 3950 美元。

实验室设备：基本上和该诊所共用实验室设备。其实验室中只有病理及细菌学实验室算得上名副其实。

临床设施：仅靠上述私人医院的 16 张床位进行教学。当然，这些床位都不是免费的。

调查日期：1909 年 2 月。

奥古斯塔（Augusta）

人口：45 582。

■ 佐治亚医学院（Medical College of Georgia）

成立于 1828 年。虽然从 1873 年起，学院名义上从属于佐治亚大学，但实际上完全由独立的领导层管理，"大学不承担医学院的任何财政开支"[1]。因此实际为一所私立院校。

招生标准：形同虚设。

在校学生：99 人，大部分为本地学生。其中 26 人享有县级全额奖学金，此外，院长还可根据议员的推荐酌情授予多个免费名额。因此 99 名学生中共计 44 名是免费入学的。

师资：共 33 人，其中教授 18 人。

运营经费来源：仅靠学费收入维持，共计约 6835 美元。

实验室设备：学院设施较差，解剖室脏污不堪，基础化学实验室器材匮乏，组织和病理学实验室条件尚可，而细菌学没有专门的教学场地。有一个小小的图书馆，收录了几千册算得上"古

---

1 摘自佐治亚大学及佐治亚医学院协议的第四条。

董文物"的旧版书籍。

临床设施：临床教学主要依赖于附近的县立医院，其内有 100 张床位，但就调查当时的情况来看，空床数超过了一半。佐治亚大学官方简介上提到的拉玛尔医院（Lamar Hospital）确实也可协助临床教学，但简介里所谓的"距离学院不远"实际上远在 1 英里之外。在县立医院，学生没有机会接触产科病例，"因为几乎都是在晚上接诊产科患者，而这时候没有学生会在医院"；而在拉玛尔医院里学生们一无所获的原因，则是因为"医生们太忙了"。除了这两家医院之外，学院没有其他临床教学工作。调查时，据称在县立医院"六年中只有两例尸检"。

县立医院设有教学门诊，但没有相关记录资料。

调查日期：1909 年 2 月。

小　结

亚特兰大的医学教育情况可谓一目了然，应该采取的改善措施也显而易见。毋庸置疑，南方各州无一例外拥有的医生数量都远远供过于求。即使是唯一没有医学院校的佛罗里达州，其医生人数也远超所需（医生居民比为 1∶865）。因此，所调查的两所折衷医学院对医学教育毫无建树，应该立即关闭。奥古斯塔的困境相对棘手：在当地建立一所由佐治亚大学管理的医学院是不现实的，地理间距是难以改变的劣势。让一所入学条件远低于其他院系的蹩脚医学院——姑且如此称呼——继续滥用大学名号是极不明智的，佐治亚大学应该及早停止这种自降格调的行为。一旦脱离了佐治亚大学，该医学院也就难以为继了。

欣欣向荣的亚特兰大尚有两所医学院，与位于雅典的佐治亚大学本部近在咫尺。因此，将两校并入大学医学部应该并非难事。如此一来，医学院就能采用和大学统一的招生标准，并由大学当局强制执行。学院师资也应当由大学管理层组织重构。此外，亚特兰大正处于快速发展时期，应当有条件提供良好的临床资源和实质性帮助。

伊利诺伊州（Illinois）

人口：5 717 229。

医生数量：9744。

比例：1∶586。

医学院校数量：14 所，此外还有 4 所研究生院。

芝加哥（Chicago）

人口：2 282 927。

■ 拉什医学院（Rush Medical School）

是芝加哥大学下属的一间多校区医学院。自 1900 年起，学院第一二学年的课程在大学校本部完成，第三四学年的课程则在同为芝大附属医院的库克县立医院（Cook County Hospital）、长老会医院（Presbyterian Hospital）和儿童纪念医院（Children's Memorial Hospital）及其附近的实验楼内进行。从教学角度来看，基础课程和临床教学并未实现有机整合。

招生标准：严格要求必须完成两年的大学学业，但是新招收班级中的不少学生是根据其理科成绩有条件录取的。

在校学生：488 人。

师资：共 230 人，其中教授 89 人。负责实验室课程的教研人员均为全职。

运营经费来源：前两年的教育经费由大学拨款，每年 45 738 美元；临床教育方面则依靠学费收入和捐赠基金，共计 36 714 美元，两部分合计 82 452 美元。学费收入 60 485 美元。

实验室设备：实验室建设得到大学的鼎力支持，因此实验室设备的数量和质量完全合格，并且由从事教学和科研的全职员工管理。但科学教师之间对于教学应在多大程度上与医学结合，依然存在较大分歧。

临床设施：临床教学由长老会医院、库克县立医院及其他相关机构协助开设，其中长老会医院的医生多在拉什医学院兼任教职。尽管长老会医院目前还算不上真正意义上的教学医院，但是拉什医学院的重要临床教学基地，大约有 150 张教学床位。库克县立医院有 21 名医生在拉什医学院兼有教职，其具体情形将在后文小结中讨论。虽然资源利用尚不充分，但拉什医学院教学资源丰富，潜力甚大。

门诊设施也非常完善。

调查日期：1909 年 4 月。

■ 西北大学医学部（Northwestern University Medical Department）

医学部成立于 1859 年，1891 年起并入西北大学。

招生标准：原则上要求有一年的大学教育基础，但标准并未得到严格执行。

在校学生：522 人。

师资：共 143 人，其中教授 54 人，其他级别 89 人，全职教师有 10 人。

运营经费来源：学院设有两个教授职位，所获定向捐赠约 60 700 美元。除此之外，医学部的运作及新增设备的费用主要依靠学费收入，共计约 89 076 美元。

实验室设备：各学科实验室条件齐全，为常规临床检测提供了有力支持。但目前没有助理人员协助全职教师的工作，这一点有待改进。

临床设施：由慈济医院（Mercy Hospital）、卫斯理医院（Wesley Hospital）、库克县立医院和其他一些医疗机构协助临床教学。卫斯理医院有 80 张免费床位，医生均是学院的兼职教师 [1]。尽管改革中已将其提升为教学医院，但该院目前尚未达到教学医院的标准，不过这个举措对其本身和医学部均为双赢。库克县立

1　部分科室有美国医学教会学院（American Medical Missionary College）的学生参与临床实习。

医院有 12 名医生在西北大学医学部兼职，其具体情况将在下文讨论。总体来看，学院的教学资源丰富，问题主要在于缺乏资金支持和高水平的教学管理。

门诊的教学机会也非常充足。

调查日期：1909 年 4 月及 9 月。

■ 内外科医学院（College of Physicians and Surgeons）

成立于 1882 年，号称从 1896 年起并入伊利诺伊大学成为其医学部，但徒有虚名。

招生标准：完成高中学业或具有同等学力。尽管采取了一些强硬措施，增加了筛选标准，但所谓的"同等学力"仍然十分宽泛。学院政策是按照伊利诺伊州的法律规定，接收符合州教育委员会规定条件的学生，因此这一招生标准便形同虚设了。资料记录显示，该学院甚至对一些来自全美最差学校的学生提供免修资格。名义上来自这些学校的学生必须通过入学考试方可被录取，但实际上考试难度决定了他们肯定能及格。

在校学生：517 名，大约 60% 来自当地。

师资：共 198 人，其中教授 42 人。

运营经费来源：学院仅靠每年约 80 155 美元的学费收入维系运营，还欠有一大笔短期债务。

实验室设备：各学科均配有实验室，生理学实验室设备齐全，药理学及化学的相对一般，解剖、病理及细菌学实验室的器材充足。解剖学和生理学由全职教授授课，但缺乏有经验的助教，因此教学水平限于常规内容。学院的图书馆规模较大。

临床设施：学院的临床教学主要依靠库克县立医院以及其他几所设有学生筛选标准的医院，有 11 名县立医院的医生在学院兼有教职。这些医院中名气最大的就是所谓的"大学医院"（University Hospital），但这所医院堪称是在宣传手段上混淆视听的翘楚。该医院从名称上就极有误导性，因为所谓的大学医院并非人们常规认知中的以大学医学教育为核心的教学医院，而是指该医院有限的教学资源仅对本校学生开放。医院简介宣称"本院拥有 100 张床位，专用于为本医学院学生提供临床学习机会"。但实际上其中 52 张床位为私人医疗床位，不开放教学。其宣称的"优质临床教学资源"，其实不过是为期三周、每周一次且教学价值极低的环形剧场观摩和四场产科病房教学，每场可供 12 ~ 14 名学生实习。此外，学生还可以到其他几所医院见习手术。

门诊教学质量相对较好。

调查日期：1909 年 4 月及 10 月。

■ 芝加哥内外科医学院（Chicago College of Medicine and Surgery）

成立于 1901 年，次年改为位于印第安纳州的瓦尔帕莱索大学（Valparaiso University）医学部。1905 年前一直为一所教授折衷医学的医学院。

招生标准：高中学业或其同等学力，实际上为州教育委员会认可的任何生源。

在校学生：1907—1908 学年新入学 315 人，1908—1909 学年为 366 人，前一年入学的高年级学生共 95 人，当年新生共 69 人。各年级学生的人数比例失衡。这是由于学校牺牲质量换取数量，不加考量地面向一些低水平学校招生，而这些学校逐渐倒闭，学生人数也随之减少。学院甚至招收了一些芝加哥最差夜校的毕业生。

师资：教职人员共 71 人，其中教授 37 人。学院教师均为兼职教学，其中一些是瓦尔帕莱索大学的全职教师，每周固定几天来位于芝加哥授课。

运营经费来源：学费收入，共计约 43 430 美元。

实验室设备：设备条件比较普通，拥有多间常规实验室，缺乏教学器材。

临床设施：临床资源相对匮乏，主要依靠邻近一家有 75 张床位的医院，该院四分之一的床位可供教学；以及库克县立医院，该医院有两位医生在学院兼职。

门诊接诊量尚可，并且组织有序。

调查日期：1909 年 4 月。

■ 贝内特医学院（Bennett Medical College）

成立于 1868 年，在 1909 年之前教授折衷医学。虽然为股份制性质，但实际上是院长的一言堂，"其他管理人员不过是为了合规充数"。

招生标准：形式上符合该州法律有关规定。实际上生源主要来自一所由律师遴选学生的医学预科学院——杰弗森帕克学院（Jefferson Park Academy），而后者通过大打广告和拉客方式招揽学生。

在校学生：181 人，大约一半为当地人。

师资：共 42 人，其中教授 21 人。

运营经费来源：学费收入，共计约 19 380 美元。

实验室设备：教学楼老旧不堪。解剖室脏污破败，存有几具疏于维护的大体标本；化学实验室也同样不堪入目。病理学及细菌学设备聊胜于无，而生理学仅有简单的示教用具。整个学院没有值得一提的教学设施。

临床设施：临床教学由一所自费医疗的医院承担。医院共有床位 45 张，其中 20 张教学床位可免费用药，但患者仍需支付其他医疗费用。此外，学院在库克县立医院有两个实习医生名额。整体来看，临床教学设施极其匮乏。

学院开设了一个小规模的教学门诊。

整个学院本质上是一个商业机构，当时更名（去掉"折衷"二字）也是出于商业目的。

调查日期：1909 年 4 月。

■ 美国医学传教学院（American Medical Missionary College）

成立于 1895 年。学院的大部分课程开设在密歇根州的巴特尔克里克（Battle Creek），其他部分可以忽略不计。

■ **詹纳医学院（Jenner Medical College）**

成立于 1892 年的一所夜校。学院位于一座写字楼的最高三层，为一所独立院校。

招生标准：形式上符合该州法律规定。同时为了合规而开设了为期一年的医学预科课程。

在校学生：112 人。

师资：共 37 人，其中教授 28 人。

运营经费来源：学费收入，共计约 12 880 美元。

实验室设备：化学实验室器材匮乏，生理学实验室的情况稍好一些，但不提供实验动物，病理学及细菌学教学也缺乏必要设备。解剖学教学部分以课题教学为主，"结合大体标本"，从年初直到 5 月 15 日结束，随后"从 5 月 15 日到年底进行实际解剖教学"。

临床设施：临床教学资源聊胜于无，一两个所谓的夜间门诊实习就是其宣称的全部临床教学。该学院曾经于拥有 30 张床位的私立格雷斯医院合作，但近来由于该学院无力支付相关费用而终止了合作关系。

每周有四次夜间门诊实习，学生人数从 2 到 10 名不等。没有专门的正规诊室，"患者被直接带进教室接诊"。

该学院就是一个彻头彻尾的营利性企业，所提供的课程和训练都以通过伊利诺伊及其他州的医学考试为目的。后文中将会详细讨论在夜校开展医学教育的可行性。

调查日期：1909 年 4 月。

■ **伊利诺伊医学院（Illinois Medical College）**

成立于 1894 年。

■ **瑞联医学院（Reliance Medical College）**

成立于 1907 年。

之所以将这两所院校放在一起介绍，是因为它们实际上同属于一家企业。该企业分两班营运，一批学生白天上课，另一批晚上上课，校园实际上处于"不间断运营状态"。学院属于院长私产，学院的理科教学主要由新毕业生承担，但所获酬劳十分微薄；临床教学则由年轻医师无偿承担，以换取日后"事业发展机会"。日间授课的伊利诺伊医学院从属于洛约拉大学（Loyola University）。

招生标准：招生标准与州内其他同类商业性医学院校并无二致。设有每晚 3 个学时为期一年的医学预科课程，以便于白天上班的学生能够通过夜校在一学年内"修完"原本需要两个学年的英文、拉丁文和数学的高中课程。学院计划将一年的预科课程增加至两年，从而符合"伊利诺伊之梦"提出的覆盖全部高中课程的要求。

在校学生：瑞联医学院有 83 人，伊利诺伊医学院 69 人。

师资：夜校共有 44 名教师，其中教授 23 名；日校则有 73 名，其中教授 38 名。

运营经费来源：学费收入，瑞联医学院共计约 9945 美元，伊利诺伊医学院约 9175 美元。

实验室设备：学院的设备水平符合法规要求：有一个图书馆，一个在建中的标本室，一间常规的解剖室里有一些生理学所需的教具，还有几间化学、组织学、病理学和细菌学的实验室。实验室管理良好，并且使用率较高。

临床设施：日校学生每周有 8～10 小时的低年级及高年级实习课程，分散在不同的几个医院进行，几乎都是外科手术的实习；学院教学楼内设有门诊，每天有 1～2 小时开放教学。学生没有机会接触传染病例，产科实习只有门诊病患而没有住院患者。夜校学生的临床实习则在库克县立医院，晚间 6：30～9：30，每周共有 6 个小时，但仅能够参观外科手术，此外每晚有门诊实习。夜校实习没有儿科和传染病例，急诊病例也都是直接参观手术，而没有床旁教学。

调查日期：1909 年 4 月及 1909 年 12 月。

■ 国立医科大学（National Medical University）

一所成立于 1891 年的夜校，起初是一所教授顺势医学的学院，后来改名略去了这一名称。学院形式上是所谓的"芝加哥夜间大学"的医学部，该大学声称还设有艺术、法学、口腔学、药学等其他学院。该医学院应该为院长的私产。

招生标准：招生标准和其他夜校一样，并且也开设一个"预科部"。

在校学生：150 人。按期现金支付学费满三年及以上的毕业生可以享受学院提供的免费交通——从芝加哥到维也纳，经停纽约、伦敦、巴黎等城市。

师资：共 36 人。

运营经费来源：学费收入，共计约 22 500 美元。

实验室设备：教学楼照明条件极差，并且没有什么可以称得上是教具的设备。调查期间（从去年十月到今年四月中旬）始终未见解剖室，因此解剖学仅限于理论授课。我们反复提出参观"解剖室"的要求终于得到回应后，见到的仅仅是一间破烂脏污、处于废弃状态的房间，里面摆着一具已腐烂变质的大体标本，而且此标本还残缺不全。另一间所谓的化学实验室空间不小，但其试剂器材均被"锁在柜子里"，其中的试验台一尘不染。还有"大概十台"油腻腻的显微镜，据称也是"妥善保管在储藏室里"。其他教学用具连个门面货都没有。教师上课完全以说教形式进行。

临床设施：教学楼顶层为"医院"，其中仅有两个住院患者。此外，据称学生可以去 2 英里外的一家私人医院实习。

伊利诺伊州卫生局（State Board of Health）对学院的检查认定其教学水准"不合格"，要求进行整改。但是以前也曾发出过类似整改指令，但后来又被撤销了；撤销的原因已经不可考证，毕竟撤销不合格评定时，学校还和当初被勒令整改时一模一样，时至今日依然如故。

调查日期：1909 年 4 月。

■ **内外科物理医学院**（College of Medicine and Surgery: Physio-Medical）

成立于 1885 年的一所独立院校。

招生标准：按照州法规定招生。我们查遍院校办公室抽屉和保险柜，也未找到任何在校生的文凭。

在校学生：33 人。

师资：共 42 人，其中教授 33 人。

运营经费来源：学费收入，共计约 2935 美元。

实验室设备：聊胜于无。

临床设施：极少。医院去年一年的住院人数为 167 人，其中一半为手术患者；门诊部的年接诊量为 250 人次。

调查日期：1909 年 4 月。

■ **赫林顺势医学院**（Herring Medical College）

成立于 1892 年，教授最为纯粹的顺势疗法。

招生标准：高中毕业或"同等学力"。

在校学生：32 人。

师资：共 44 人，其中教授 30 人。

运营经费来源：学费收入，共计约 3360 美元。

实验室设备：聊胜于无。

临床设施：非常有限。学生不能到附近的医院实习，教学门诊规模很小。

调查日期：1909 年 4 月。

■ **哈内曼医学院**（Hahnemann Medical College）

成立于 1859 年，是一所教授顺势医学的独立院校。

招生标准：高中毕业或"同等学力"。

在校学生：130 人。

师资：共 84 人，其中教授 38 人。

运营经费来源：学费收入，共计约 14 300 美元。

实验室设备：学院教学楼破败不堪，只有一间病理学和细菌学教学实验室装备良好。解剖学、生理学、组织学和化学等其他学系的实验室都物资匮乏。

临床设施：临床实习安排在附近一家有 60 张床位的医院，但由于医院院长无医学背景，认为"让学生进病房实习不靠谱"，因此病房不开放临床教学。临床学习只有小组理论教学这一种形式，因此学生们也没有机会接触到常见的急性病症。产科的操作全由医院的住院医师负责，学生只是"观摩"。此外，学院还在库克县立医院的外科有两个实习名额。

没有正式的教学门诊。

调查日期：1909 年 4 月。

■ 小约翰骨病学院（Littlejohn College of Osteopathy）

一家彻头彻尾的商业机构。

招生标准：形同虚设。

在校学生：75 人

师资：共 43 人。

运营经费来源：学费及医疗收入。

实验室设备：聊胜于无。调查时学院正在进行教学楼的翻新重建，因此除了基础化学系以外的几个所谓的实验室都暂停使用，并且未来几个月也很有可能持续如此，但学校表示"教学活动如常开展，未受影响"。教室里除了桌椅之外别无他物。

临床设施：临床教学主要依靠小约翰医院，但这是一所仅有 20 张床位的自费性医疗机构，其中大部分患者还是不适合教学的外科病例。当然，学院简介上说的是"内外科教学兼而有之"，并列出了药学等内科学系教职人员名单作为幌子。

调查日期：1909 年 12 月。

■ 医师进修学院及附属医院（Postgraduate Medical School and Hospital）

为一家股份制公司。

师资：共 98 人。

运营经费来源：学费收入。

实验室设备：拥有一间硬件配备良好的临床实验室。

临床设施：学院虽然有附属医院，但床位较少，因此同时还在芝加哥其他几所医院开展教学。教职由内科医生兼任，任期从几周到一年不等。

调查日期：1909 年 4 月。

■ 芝加哥综合诊疗中心（Chicago Polyclinic）

一家股份制企业性质的继续教育机构，面向内科医生开展毕业后医学教育的专科培训。

在校学生：每次培训约 30 人，一年约共有 350 人。

师资：共 92 人，其中教授 30 人。

运营经费来源：学费收入。

实验室设备：有一间小小的实验室，由一名夜校的一年级学生指导实验技术；讲师缺席时也由他代课。

临床设施：临床实习主要依靠诊疗中心的 80 张床位，但其中三分之二都是外科病例。

调查日期：1909 年 12 月。

■ 芝加哥耳鼻喉眼科医学院（Chicago Ear Eye Nose and Throat College）

一家股份制企业，提供部分专科的培训。

在校学生：平均 20 人，一般住校两个月时间，但也有 6 到 12 个月的。

师资：共 22 人。

运营经费来源：学费收入。

设备设施：门诊设施完善，每天大约有 15～20 名新接诊病患；病房有 10 张床位，调查时空无一人，但据称"一周前还是满床"。临床教学都是实践操作的形式，从基础到专科知识都没有理论教学，似乎也不打算开设。

调查日期：1909 年 12 月。

■ 伊利诺伊医师进修学院（Illinois Postgraduate School）

一家股份制企业。

招生标准：持有医学博士学位。

在校学生：平均 6 到 8 人。

师资：共 36 人，其中教授 26 人。

运营经费来源：学费收入。

实验室设备：几乎没有。

临床设施：临床课程开设在西区医院，是一家有 86 张床位的私人医院，但大部分为外科病例。门诊规模较大。

调查日期：1909 年 12 月。

小　结

芝加哥市可以说是全美医学教育的重灾区。该州的有关法律相当详尽，而且授权州卫生局制定了关于中等教育、实验室设备及临床设施的具体标准，从而对医学院是否达标设定了各项指标。根据上述授权，卫生局规定医学院招生标准为高中毕业或其同等学力，并详细列举了包括为期两个学年的临床教学在内的一系列必须开设的课程内容。

但在卫生局默许下，这些白纸黑字的明文规定都沦为一纸空谈。当局对明显违规行为置若罔闻。在前文列出的 14 个院校中，大部分的核心目标不过是备考并通过伊利诺伊州卫生局举办的考试，而罔故此举明显有违于该州法律和州卫生局的规定。此类"考前培训班"型的医学院包括：芝加哥内外科医学院（瓦尔帕莱索大学）、哈内曼医学院、赫林医学院、伊利诺伊医学院、贝内特医学院、内外科物理医学院、詹纳医学院、国立医科大学、瑞联医学院和小约翰骨病学院。然而这些院校中只有国立医科大学被卫生局评估为"不合格"。这些院校的大部分学生都是凭借所谓的高中教育"同等学力"入学的，无一例外。尽管政策中明确表示可以通过考试来界定学生水平是否达到招生标准，但各院校均来者不拒，而卫生局对此也不经质疑、全盘接受。以夜校为例[1]，未完成高中教育的学生每晚都会参加"培训"，今晚拉丁文，明晚英文，后晚数学——以此方式补习高中一两个学年才能学完的课程。可想而知，这样的培训和州法律中所规定的真正的高中教育相去甚远，培养出来的学生恐怕连成为医生的最低标准都无法达到。

如果伊利诺伊州政府能够落实自身职责，公布这些不依法招生的"不合格"院校，这些学校的毕业生就将失去执业资格；如此一来，相邻的几个州也会效仿此举，那么这些不合规的院校势必关门大吉。事实上，招生标准过于宽松并非唯一的问题。上述院校全都缺乏临床教学资源，有些甚至连最为基础的解剖学教学都无法保证。一旦州政府严格执法，芝加哥就将只剩下拉什医学院、西北大学医学院和内外科医学院这三所院校[2]，其中拉什医学院是唯一严格依照州法招生的院校。内外科医学院的招生标准是高中教育或同等学力，但如果同等学力指的是和其他学院持平的招生标准，那么医学院远不会有现在这么多的学生。西北大学医学院也是同样的情形，理论上除了高中教育或同等学力外，还要求学生有一年的大学学习基础，但这些规定根本没有落实，否则其在校学生人数将大幅减少。西北大学医学部和内外科医学院坦诚承认了学校资源设施和学生数量之间的失衡。前者的一位教授明确表示"目前的教学资源无法满足这么多学生的需求"，后者的

1　假如所有夜校都严格按规定招收学生，并且都具备符合教育需求的实验室和临床条件——即便是在这样的理想情况下，也几乎不可能达到理想的医学教育水平，原因有以下几点：①夜校的学习时间非常有限。日间学校白天授课，因此学生能在晚上自主学习；而夜校学生由于白天工作疲惫不堪，最多能够保证 3~4 个小时的学习。②即使是良好的人工照明条件也会对实验工作带来不可避免的负面影响，更何况大多数夜校的照明条件较差。③夜间所有病患都在休息，因此夜校的临床实习以及手术学习等机会非常少。儿科病例更是几乎没有。④夜校的教学资源已经大打折扣，更雪上加霜的则是夜校里的大部分学生基础知识储备不够，还需要补习。如此这般情况，想要培养出优秀医学人才岂不是痴人说梦。
2　美国陆军医学院的情况将在"密歇根"部分章节进行讨论。

一位教授也认为"目前的招生制度是无法解决学生人数过多和教育资源不足之间的矛盾的"。不管是出于自身运作需求还是外界压力，严格限制招生以提升教育水平是这两所院校的唯一选择。如此一来，学生人数将大大削减。提高入学标准意味着医学生数量的减少和质量的提高，医生群体占比也将缩减至能满足社会需求的合理水平，可以预见这两所院校将再难以维持其现有规模。考虑到缩减招生预示着作为学校财政主要来源的学费收入将大打折扣，提前做好预期和应对措施是非常必要的。

教学设施方面，所提到的这三所院校都达到了该州法律要求的标准，但从医学教育角度来看，各学系的设施水平参差不齐。拉什医学院的基础科学教学由芝加哥大学承担，因而水平较高，远超出西北大学医学部和内外科学院。假若西北大学医学部落实其招生条件，入学的都是具备1到2年大学教育基础的高年级学生，那么必将对师资和设施都提出更高的需求。例如，可能需要给全职教师配备得力助教。内外科学院需要改善的地方就更多了，院校的实验室设施连目前的低年级教学需求都难以满足，并且理科学科几乎没有全职授课的老师。这两所学校将面临同样的困境——一方面需要加大投资改善院校设施维持运作，但另一方面收入紧缩，每况愈下。

拉什医学院和西北大学医学院在临床教学方面平分秋色，内外科医学院则稍有逊色。前两所院校都有来自不同医院的临床医生兼职教学。考虑到美国医学教育现有水平，这几家医院学科全面病种丰富，情况还算不错，但比起理想的医学教育模式，他们还有两点明显不足：①学校不能自主选任临床教师；②教职和医院所提供的临床资源捆绑销售，因此辞退医院的临床教师必定造成教学资源的损失。总而言之，这两所学校都受制于教学医院，而不能完全掌控临床教学情境[1]。

---

[1] 拉什医学院在长老会医院的教学情况是最接近理想模式的，学院可以自主委任教职。但医院提出"进行病例教学之前必须取得患者本人的同意"。

库克县立医院和以上三所学院都有联系，但合作之路颇多坎坷。医院掌权人是一位对医学知之甚少的典狱长，但作为一名政府官员，他已经尽可能对院校提供了友好的帮助。库克县立医院通过每六年一次的公务员考试选聘员工。目前，在来自县立医院的兼职教师人数上，拉什医学院是其他两个学院的两倍，但这个数据可能随着每一次选聘而发生变化。因此这几所学院在库克县立医院的教学资源极不可靠，随时可能不保。当然可利用的资源也十分有限。最近由于医护之间发生了一些摩擦，殃及池鱼，学生不再能进入病房临床实习。关于具体事件，流传的版本之一是因为一些护士不满医生更换病床床单时粗心大意的工作态度而发生了争吵。因此，目前病例教学都在教室进行。这对临床教学造成了严重影响，也反映了医院缺乏对医学教育的重视，临床教学毫无保障。学生没有机会对病例进行针对性的深入学习，因为所有的病历记录和实验室检测都由住院医师负责。医学生确实有机会见到各种病例，但无法切实观察其发展变化过程。因此从医学教育的角度严格来看，库克县立医院并不能对医学新人们进行很好的培训。但对于一些已经掌握了基础医学知识的学生来说，库克县立医院是一个可以提供丰富临床实例的好地方。涉及临床教学的其他医院也存在同样的问题。这些医院规模都较小，并且不以临床教学为优先，因此在涉及病患实例的教学中易生是非。实习的学生多多少少都只能算是旁观的局外人。

芝加哥医学教育模式要进行现代化改革，上文讨论的三所医学院需要革新其临床教学模式，其中的两所还需要改善其实验室设备。学生人数是决定改革进程的重要因素之一。目前，拉什医学院有 488 名学生，都具备两年的大学教育基础；西北大学医学院虽然规定须有一年大学教育基础，但并未严格落实，因此仅第一学年学生就有 66 名；如若严格要求其必须具备两年大学课程的基础，学生人数就会缩减。按照两年大学课程基础招生也将是内外科医学院未来不可避免的一步，如此一来，也将面临学生人数锐减的情况。因此可以预期，在严格落实两学年大学教育基础的招生标准后，芝加哥的医学生群体将缩减至医学院设备和师资都可以承担的水平。考虑到高质量的医学教育必然依托于大学教育，而且芝加哥上述三所拥有医学院的大学目前都舍不得"肥水外流"，不愿将自家医学院拱手让人；因此我们从经济效益和效率角度出发，提出以下几点建议：①三所大学都应效仿芝加哥大学的模式，由大学负责前两个学年的基础课程教学；②三所大学可以合办一个临床医学部，而当务之急就是合力建立一个面向三、四年级医学教育的教学医院。医学院各自建立教学医院的成本过于巨大，而且很难维系充分的教学资源。此外，一所医学院就足以满足当地医疗需求，三所医学院就纯属资源浪费了。

如果按此建议实施，库克县立医院和其他几所医院就可以正确发挥其应有作用，即向已在其他学府掌握了基础知识的高年级医学生提供演示资料，以及为研究生提供所有专科的临床教学。正是由于目前美国国内缺乏系统全面的学科细分，医生们还不得不远赴重洋进修。可以说，芝加哥的医学教育眼下正面临绝佳改革时机。只要州政府能够直面现状、灵活应对，州内三所一流大学能够携手合作齐头并进，医学教育就能迎来全新的理想局面。

芝加哥的改革也可推动全美医学教育界接纳整合教育机构的必然性和必要性。各地高校都深陷激烈竞争之中。虽然这种压力确实产生了一些积极效果，但是时候用科学和学术的良性竞争来取代这种具有地方局限性或拼在校生数量的竞争了。在此领域，全美和西方国家可谓利益相同，而且我们已经认识到，机构间的恶性竞争实质上是浪费资源和摧毁医生士气的行为。伊利诺伊州政府为了保证公众健康，本应当在医学教育中发挥其职能。但目前看来除了与芝加哥各院校联手是实现这一目标的唯一选择。如果伊利诺伊州执意要在芝加哥再建一所学费收入过低的医学院，必然与各方产生矛盾。与陷入矛盾相比，上策是州政府完全不干预临床医学教育，交由州立公共卫生实验室向厄巴纳（Urbana）的联合院校提供必要的支持。实际上，当前形势为州教育当局提供了一个展现领导力的改革机遇。

印第安纳州（Indiana）

人口：2 808 115。

医生人数：5 036。

比例：1∶558。

医学院数量：2 所。

布鲁明顿－印第安纳波利斯
（Bloomington-Indianapolis）

人口：布鲁明顿 8902，印第安纳波利斯 249 426。

■ 印第安纳大学医学院（Indiana University School of Medicine）

1903 年于布鲁明顿初创，当时的前两年课程在布鲁明顿完成的。1909 年兼并一所印第安纳波利斯市医学院后，才将全部四年的课程集中在印第安纳波利斯市完成。这个双校区医学部隶属于州立大学。

招生标准：完成一年大学学业。

在校人数：266 人，其中 94% 来自印第安纳州。

师资：教师共 175 人，其中教授 99 人。位于布鲁明顿市的实验室学科均由全职教师负责，其中部分人需要往返布鲁明顿市和印第安纳波利斯市两地。而印第安纳波利斯校区的教师则均为执业医师。

运营经费来源：因为布鲁明顿校区迄今为止所必然出现的巨额亏损，两个校区均由印第安纳大学的通用基金资助。两校区的学费收入（合计 31 240 美元）则由印第安纳大学财务统一收取。

实验室条件：在布鲁明顿校区，病理学、细菌学、生理学和药理学以及解剖学教学均有配置良好的独立实验室，其中解剖学实验室犹以组织学和神经学见长。生物系设置了胚胎学课程，化学系设置了生理化学课程。书籍和期刊一应俱全。

在印第安纳波利斯校区，被兼并的医学院原有的实验室差强人意，但印第安纳大学已经采取了一些措施以促使这里的实验室迎头赶上布鲁明顿校区的水准。

临床设施：临床教学限于印第安纳波利斯校区。市门诊部由学校教师管理，目前的院长是一位接受过现代培训的人士。在校生人数保持较高水平。市立医院员工由卫生局根据大学提名任命。尽管设施条件良好，但过去并未得到有效的利用。没有单独的传染病科。

调查日期：1909 年 12 月。

瓦尔帕莱索（Valparaiso）

人口：6280。

■ 瓦尔帕莱索大学（Valparaiso University）

该校在瓦尔帕莱索开设一二年级课程，而在芝加哥开设全部四个年级的课程（见"芝加哥内外科医学院"部分）。两年制的医学部（瓦尔帕莱索校区）建于 1901 年。

招生标准：高中毕业或同等学力。

在校人数：25 人。

师资：两名教员负责在内科楼开设的生理学、病理学、细菌学、解剖学课程。化学、药用植物学和药理学则由相应学系的教师授课。病理学教师有三分之一的时间在芝加哥校区工作。

运营经费来源：学费收入。

实验室条件：设备数量少而精，足以开展基础水平的必修学科课程。大体标本不足可能是病理学教学相对最差的原因。教师精力完全消耗在日常教学工作中。

调查日期：1909 年 12 月。

小　结

印第安纳大学采纳了明智的立场，发展前景看好，只不过充分发挥潜力尚需时日。不久前，该大学才全部实现了对在印第安纳波利斯市兼并医学院的控制权。州卫生局也通过制定两年制大学标准的方式助了该大学一臂之力，此项标准于 1910 年起开始在印第安纳大学实施，作为该州法定标准下限。这一与明尼苏达州相同的举措，将印第安纳州内的医学教育统一以该大学为准。布鲁明顿校区已经完全有条件招收具有大学学历的医学生，但将该校区的教师定期派遣到印第安纳波利斯校区进行教学，却并非长久之计。尽管加强两个校区间的联系值得肯定，但更可行的做法应该是逐步提升印第安纳波利斯校区的教学水平。

（所兼并的）印第安纳波利斯的医学院比本地普通医学院校略胜一筹。但如要想吸引更好的生源，必须进行以下改革：①招聘全职教师承担一二年级的教学工作；②优化实验室设备条件；③大力改进临床课程的组织和实施方式。目前，大学校方已着手大力推进政策改革。在未来数年内，印第安纳大学应该凭借其日益增长的收入，加大对印第安纳波利斯校区的经费支持，以实现该校通过提高招生标准所展示的教学理念。此举对印第安纳州可谓善莫大焉。实现此目标可让印第安纳州跻身成功解决医学教育问题的少数州之列。

艾奥瓦州（Iowa）

人口：2 192 608。

医生人数：3 624。

比例：1∶605。

医学院数量：4所。

得梅因（Des Moines）

人口：89 113。

■ 德雷克大学医学院（Drake University College of Medicine）

1882年作为一所独立医学院成立，1900年并入德雷克大学。

招生标准：完成四年高中教育。

在校人数：106。

师资：教师共45人，其中教授16人，其他29人，均为兼职。实验室雇用学生作为助理。

运营经费来源：由于德雷克大学对医学院资助不足，医学院的运营主要依靠数额不多的学费收入。医学院的总预算为12 417美元，9505美元来自学费收入，1239美元来自利息收入。

实验室条件：化学、解剖学、病理学、微生物学的实验室设施中规中矩，但良好的维护体现出管理者的尽心尽力。而生理学实验室的条件则更加简陋。

临床设施：医学院的临床教学在两家医院开展，每周进行12～15小时的示范教学。教学条件严重不足：时间过短、可供使用的临床资料短缺，而且学生接触临床的机会有限。只有产科教学条件比较充足。

医学院拥有并管理着一个小型门诊部，设施完备但经营困难。

调查日期：1909年4月。

■ 斯蒂尔骨病学院（Still College of Osteopathy）

1898年作为一家独立医学院成立。

招生标准：低于一般医学院。

在校人数：115人。

师资：教师共 15 人，其中教授 13 人。

运营经费来源：学费收入，共计 17 250 美元（估算）。

实验室条件：有牌无实。醒目标示着"解剖学"大字的门后，只是一个环形剧场；挂着"生理学"标牌的大门，则通往一个没有任何实验设备，只有一个空荡荡的书架的教室；标牌为"组织学"的那扇门上连钥匙都找不到；标牌为"化学"的房间，是一间杂乱无章、只有简陋设施的实验室，仅有少量的微生物学教具。解剖室杂乱不堪，设备不足。

临床设施：医学院对于缺乏临床教学条件的情况倒是坦然自承。其宣传册上写道："有赖医院提供的教学案例"——当然这些病例是学生们无缘见到的，"由市内各家医院承担"——属于课程的自费部分。宣传册上关于医务室如此说道："患者绝不会前往医学院的医务室就诊。"

医学院的每个角落都让人觉得这里是做生意的地方。因此，在当地报纸上刊登如下广告便也不足为奇："一治就好，斯蒂尔骨病学院，洋槐街 1442 号。"（《得梅因纪事领袖报》1909 年 3 月 11 日版。）

调查日期：1909 年 4 月。

艾奥瓦市（Iowa City）

人口：9007 人。

■ 艾奥瓦州立大学医学院（State University of Iowa College of Medicine）

成立于 1869 年，隶属于州立大学。

招生标准：完成一年大学教育。

在校人数：267 人，87% 来自艾奥瓦。

师资：教师共 32 人，其中教授 12 人。实验室教师为全职，临床教师为临床医生，部分住在外地：外科教授住在苏城

（Sioux City），妇科教授——同时也是该系主任——则住在迪比克（Dubuque）。

运营经费来源：州政府拨款。其学费收入为 13 707 美元，大学为医学院拨款预算为 35 216 美元，大学医院预算为 33 745 美元。以上数字不包括化学课教学、一般开支（水电费等）及管理费用。

实验室条件：总体而言，医学基础学科的设施和教学条件不错，尤其是得到高度重视的解剖学。病理学和生理学缺乏有经验的助教。拥有一间极好的标本室和大量书籍。

临床设施：附属医院目前体量过小，内科、产科及感染科的设施条件十分有限。但是已拨款 75 000 美元用于扩大医院的规模。组织架构不佳和设施匮乏局限了当前的临床教学方法与时俱进。希斯特医院（Sisters' Hospital）和结核病院（Tuberculosis Sanitarium）对临床设施有所补充。

门诊部尚在扩建中，其诊所仅限于眼、耳、鼻、喉科。

调查日期：1909 年 11 月。

■ 艾奥瓦州立大学顺势医学院（State University of Iowa College of Homeopathic Medicine）

成立于 1877 年。隶属于州立大学。

招生标准：完成 4 年高中教育。

在校人数：42 人，83% 来自艾奥瓦州。

师资：教授 10 人，其他级别 15 人。药物学与治疗学教授——同时也是该系主任——住在得梅因（Des Moines），而负责理论与实践课的教授则住在达文波特（Davenport）。

运营经费来源：州政府拨款。学费收入为 1864 美元，预算为 5453 美元，附属医院预算 7847 美元。学校预算未包含实验室教学经费，原因将于下一段解释。

实验室条件：顺势医学院学生的实验课程和正规医学专业的学生相同，尽管目前两个学院的学生水平存在一年大学课程之差。

而如果大学董事会不能尽早统一两个学院的入学标准，明年这个差异就将扩大为 2 年。

临床设施：该学院拥有一家有 35 张床位的医院，从教学上来说不敷应用。其门诊部规模也很小，去年运营期间仅收治了 134 例患者，其中 101 例均为眼、耳、鼻、喉科疾病。

调查日期：1909 年 4 月。

小　结

艾奥瓦州目前的医生数量超过需求 2~3 倍。鉴于该州的人口增长缓慢，甚至近乎停滞，因此无须添加过多医生。除非能够提升本地医疗界水平，否则完全无须新的医学毕业生，而进一步扩招则更是绝不可取。

该州的四所医学院校均不达标。得梅因的骨病学院简直是该州之耻，应该立刻关停。如果不动用警力关闭该校，至少应该强制其毕业生达到其他临床医生的合格水平，否则不得从事任何疾病诊疗工作。德雷克大学医学院和州立大学顺势医学院虽办学理念甚好，但条件太差，若要将其改造为合格高效的医学院，必须投入大量资源。简单地提高办学标准不仅于事无补，反而会让其陷入进退两难的境地。德雷克大学一方面急需大笔经费支持，而赖以生存的收入却在滑坡。从竞争局面来看，其明显处于下风，退出不失为明智之举；即便不退出竞争，也务必将医学教育局限在两年之内。

即便依照目前相对较低的招生标准，州立大学顺势医学院依然生源不足。因顺势医学院的在校生需要完成大学一年级，嗣后甚至是大学二年级的理科课程，招生标准势必要相应提高。如此一来，目前已显不足的生源势必进一步减少。而鉴于其规模较小，艾奥瓦州也很可能不会投入更多的临床设施和当地医师教员。当下明智之选就是借鉴明尼苏达州的模式：合并州立大学的两所医学院，只对有志于从事顺势医学的学生开设专门的药物学和治疗

259

学课程。

大学的两所附属医院也可以就势合并，规模较小的这家可以主攻产科，而规模较大的这家在新建大楼落成之后就能从容地发展全科医学和外科。通过培养一支强大的本地医师队伍，同时针对本州贫困患者慷慨开明的救治措施，将有助于艾奥瓦州成功复制密歇根大学的辉煌成就，后者曾经针对类似情况在安娜堡开拓崭新局面。

堪萨斯州（Kansas）

人口：1 663 438。
医生人数：2650。
比例：1∶628。
医学院数量：3 所。

劳伦斯－罗斯代尔（Lawrence-Rosedale）

人口：劳伦斯 13 678；罗斯代尔 3270。两座城市郊区人口：286 074。

■ 堪萨斯大学医学院（University of Kansas School Of Medicine）

基础医学部位于劳伦斯，成立于 1899 年；临床医学部位于罗斯代尔，1905 年与当地一所医学院整合成立。

招生标准：完成两年大学教育。

在校人数：89 人，其中 79 人来自堪萨斯州，8 人来自密苏里州。

师资：在劳伦斯校区，解剖学、生理、微生物学由只教医学生的教师讲授；但教解剖学的教授同时也在罗斯代尔校区教妇科学，并从事临床工作。病理学教授还需要做副业来维持生计。生理学、化学、药理学则由综合实验室的教师教授。医学课程并不全是单独教授的。

罗斯代尔校区有 63 名员工，其中 24 人为教授。有 2 人是教授病理学、微生物学和临床病理学的全职教师，而该校区院长也在学校和医院全职工作。

运营经费来源：医学院由大学的通用基金支持。本年度基础医学部的预算为 17 000 美元，临床医学部的预算为 23 000 美元，学费收入 5030 美元。

实验室条件：解剖学、化学、生理学实验室条件及运转良好。病理学、微生物学实验室则相形见绌。实验室可为学生提供书籍及最新科学期刊。

临床设施：临床医学部虽然拥有一家 35 张床位的小型医院，但并未充分发挥其教学作用。一方面原因是其中部分员工并未受过现代医学教育，一方面则是因为繁忙的临床工作让他们缺乏用于教学的时间。医学院还拥有一间堪萨斯州堪萨斯城的天主教医院（Catholic Hospital）及密苏里州堪萨斯的市立医院，这两家医院也可以提供部分临床教学机会。产科通常属于门诊性质，传染病则非常少见。总体来说，临床资源数量太少且管理欠佳。该大学医院毗邻一栋设施装备优良的大楼，专用于病理、临床病理和微生物学教学，楼内存有一些书籍和最新期刊。

可使用的门诊部有两个，一个在罗斯代尔楼，刚开始用于教学；另一个被叫作北楼门诊部，其中存放了大量临床资料，管理混乱、杂乱无章。

大学医学院的两个校区由各自院长管理，而大学采用实用主义的考虑，按照两所"半个医学院"的方式进行管理。

调查日期：1909 年 11 月。

■ 西部折衷内外科学院（Western Eclectic College of Medicine and Surgery）

成立于 1898 年。一家股份制公司。

招生标准：形同虚设。

在校人数：21 人。

师资：教师共 32 人，其中教授 30 人，2 人为其他级别。

运营经费来源：学费收入，合计约 1600 美元。

实验室条件：所谓的实验室实际上只是几个脏乱不堪的小房间，内有 3 台显微镜、少量生理学仪器、一些微生物玻片样本、一些脏兮兮的标本，以及基础化学实验用的简陋设备，但没有自来水。所有实验室工作都由一个教师完成，他也负责当地的骨病学院和顺势医学院的实验室，同时还做点小生意。调查时解剖课程不在授课时间，因为该课程授课时间限于每年 1 月 8 日到 3 月 12 日期间。

临床设施：几近于无。所谓"门诊部"其实不过是一间杂乱无章的房间，据称每日接诊量"大约 3 人次"，希望未来能够达到每天 6 人次。大学的宣传手册中介绍说："每周在密苏里州堪萨斯市的总医院（General Hospital）进行临床教学"，但医院院长否认了这一说法。

调查日期：1909 年 11 月。

托皮卡（Topeka）

人口：45 143。

■ 堪萨斯医学院（Kansas Medical College）

成立于 1890 年。1902 年成为沃什伯恩学院（Washburn College）的医学部，该学院为医学生教授化学课，但对医学教师没有任免权。

招生标准：四年高中教育或同等学力。

在校人数：65 人，92% 来自堪萨斯。

师资：教师共 47 人，其中教授 31 人。除了上文提到化学课的情况外，其他授课教师均为兼职。

运营经费来源：几乎全部仰赖于每年约 4876 美元的学费收入。

实验室条件：学院位于一栋三层楼的建筑内，上面两层设有病理学和微生物学的临时实验室。常规教学所需的设施一应俱全，但维护状态较差。也有少量生理学示教用装置。解剖室污秽不堪，里面除了几张必备的台子外，就是一具被割得七零八碎的大体标本；而这个房间里还养了几只鸡[1]。学院没有标本馆，只有几本旧书、几张图表和几个模型。

临床设施：每周11小时的临床教学分散在四家医院，但每个学生只能参加其中的9小时。即便是如此之少的机会外，这些教学也大多属于外科性质。这些医院很乐意为医学院提供教学，但缺乏必备的教学设施和系统有效的组织。

在调查之际，有一个小房间充作门诊之用。就诊量非常少，而设施也几近于无。医学院将于近期提供更大空间。

调查日期：1909年11月。

小　结

堪萨斯州刚刚出台规定，要求执业医师必须完成至少一年的大学教育。此举给了堪萨斯市的西部折衷内外科医学院和托皮卡的堪萨斯医学院致命一击——两者即便在现行标准下也已朝不保夕。因此，堪萨斯州医学教育的未来只能寄托在堪萨斯大学身上了。堪萨斯大学已表示希望通过提高招生标准（目前的招生标准是完成两年的大学教育）来提升教学质量，但尚未认识到还身负同步加强教学条件和提高教学质量的双重重任。其目前的招生标准是完成两年的大学教育；因为该大学招生标准已经提升，就必须加倍努力提升教学水平和质量。目前的医学院设在两个校区，位于劳伦斯校区的实验室相对容易提升，但要加强位于罗斯代尔校区的临床医学部则相对困难且代价高昂，而更加艰难的是在两

---

[1] 学校对此解释如下：解剖室已经大概8个月没有使用了，在天气变冷之前也不会有人使用（当时是11月中旬）。这具偶然出现在这里的大体标本是供一位教授私人研究的方便之用。因为这个房间在一段时间内暂不会作为公开教室使用，所以有位职工就把胚胎学教学用的鸡笼子存放在了这里。

个校区间建立高效的合作。由于建设大学医学部需要巨大的资源投入，大学将不得不搁置许多其他项目，方可打造一所高水平的医学院。因此，该州将教育经费花在重复建设的堪萨斯工程学院和师范学院，实在是令人惋惜之举。其原因在于州政府对于教育事业的发展缺乏深入、协调的规划。目前看来，州政府的当务之急，就是对几所州立院校划定片区，以使它们能够独善其身而不影响其他院校。在此基础上，医学院就能由堪萨斯大学完全掌控，并能够建设一个公共卫生实验室。在此之后，需要决定的则是有关选址、组织、部门的总体规模等重大问题。由此，这个计划就能逐步逐年实现。

肯塔基州（Kentucky）

人口：2 406 859。

医生人数：3708。

比例：1：649。

医学院数量：3 所。

路易斯维尔（Louisville）

人口：240 160。

■ 路易斯维尔大学医学部（University of Louisville Medical Department）

成立于1837 年，近期兼并了四所医学院。不久之前这所大学还仅仅局限于七拼八凑的法学院和医学院，近期还成立了一个未获任何社会捐助的学术部。

招生标准：无须完成高中教育，我们还发现招收的学生中有些只读过不到 2 年的高中。

在校人数：600 人。

师资：共 90 人，其中教授 40 人。教席职位的分配至关重要：核心的内科团队为 12 人，其中 6 人为教授；外科 12 人均为教授。实验室部门的情况则大相径庭：生理学 2 人，化学 1 人，病理学和微生物学 1 人。学术部有 4 名受过现代培训的全职教授。此外还有几名助教，只有部分是全职的。

运营经费来源：学费收入，共计约 75 125 美元。

实验室条件：化学、病理学、微生物学、生理学和药理学都有教学实验室，但其聘用的教学力量对如此多的学生开展完备的基础科学教育来说尚显不足。解剖学、外科学以及停尸房则刚被分到一栋独立的大楼中。

临床设施：医学院附属医院有 50 张床位。在平均 30 位住院患者中，三分之二是外科患者，但也并非全部开放供教学。虽然产科患者不多，但提供产科门诊服务。临床教学安排在市立医院（City Hospital），每周 8 次，可接纳 100 ~ 300 名学生的教学查房。不提供常规的床旁教学课程。产科病房不对学生开放，而且没有设置传染科。因此，医院的设施无论在质量上或是范围上均不达标。在即便减少学生人数亦无法提供高质量教学的情况下，该院却不得不为全美规模最大的医学院提供教学服务。

医学院门诊部每天接诊量超过 100 人，因此临床教学一般采用分批方式进行。

调查日期：1909 年 12 月。

■ 西南顺势医学院（Western Homeopathic Medical College）

成立于 1892 年，是一所独立院校。

招生标准：与路易斯维尔大学医学部相同。

在校人数：13 人。

师资：教师共 27 人，其中教授 12 人。

运营经费来源：学费收入，共计 1100 美元。

实验室条件：所有学系的设施条件均不达标；教学楼脏乱不

堪，尤其是那间据说用于解剖的房间，其中也没有近期开展过解剖课程的痕迹。

临床设施：医学院五分之一的患者到市立医院（City Hospital）就诊，仅供示范教学之用。

门诊部形同虚设。

调查日期：1909 年 1 月。

■ 路易斯维尔国立医学院（Louisville National Medical College）（招有色人种学生）

一所独立院校，成立于 1888 年，目前附属于招生有色人种的州立大学。

招生标准：低于高中毕业水平。

在校人数：40 人。

师资：教师共 23 人，其中教授 17 人。

运营经费来源：学费收入，共计 2560 美元。

实验室条件：有名无实。

临床设施：医学院与一所规模很小但干净整洁的 8 床位医院合作密切。

调查日期：1909 年 1 月。

小　结

肯塔基州的情况一目了然。顺势医学院因缺乏最基本的教学设施而误人子弟，因此其毕业生根本不应获得承认。路易斯维尔大学规模庞大但分处多地，完全无法为数量众多的在校生提供良好教育。该大学历史上曾经凭借六所"正规"医学院，成为人们趋之若鹜的医学中心，吸引了众多文化水平低下的大农场子弟。然而，这几所医学院的教学方式几乎完全依靠课堂教学，目前也已合而为一。尽管合并组建的医学院拥有远胜过往的实验室条件，但也产生了目前看来无药可医的顽疾——各班级人数过多难以管理，实验室里学生人满为患但教师严重不足，而原本就十分简陋欠缺的临床设施，又被拆散得七零八落以满足合并后骤增的需求。为了保持医学院正常运转，势必要扩大招生规模，而扩大规模又必然拉低招生标准，因此形成了一个死局。

一方面，这所医学院无望获得提升改造至达标水平所需的资金或学术资源，因而前景黯淡。与之形成鲜明对比的是，欣欣向荣的医学院或大学正在周围各州不断涌现。比如北侧毗邻俄亥俄州的印第安纳大学，发展迅猛且改革决心坚定。这就益发反衬出肯塔基州立大学的落伍与无能。其地处偏僻小镇的不利地理位置已构成先天不利条件，但该校在教育上的颟顸无能尤为致命。该校一向忽视教育工作，而新任命了一位毫无教育资质或经验的政客作为校长，更是给该校的前景雪上加霜。目前路易斯维尔大学所谓的学术部几乎处于弹尽粮绝的地步，获取社会资助和实现理念都已无从谈起。如果美国的社会和教育发展步伐不是如此冒进，也不会把这样一家企业称为"大学"。至于文学、语言或基础科学的培训班，或许可以由志愿教师们利用几个小时的业余时间，或由得到订阅款资助的教员们组织起来，而且可以在任何社区找到符合用途的场地。但此类培训班必须名实相符。它们不应挂着大学学术部的牌子，而应被称为民众培训班（people's institute），或者其他名副其实的实头衔[1]。"学院"和"大学"名称的滥用让教育乱象延续至今，让人们无法区分何为货真价实、构成基石的教育。诚然，此等培训班无法作为独立医学院的典型代表。

路易斯安那州（Louisiana）

人口：1 618 358。

医生人数：1798。

---

[1] 这一建议同样适用于托莱多大学。

比例：1：900。

医学院数量：2 所。

新奥尔良市（New Orleans）

人口：332 169。

■ 杜兰大学医学部（Medical Department of Tulane University of Louisiana）

成立于 1834 年，在 1845 年成为路易斯安那大学（1884 年更名为杜兰大学）的附属学院。在 1902 年正式成为杜兰大学的组成部分。

招生标准：完成四年高中教育，或由政府教育部门认可的同等学力。实际操作略低于该标准，但正在向此目标逐步提高。

在校人数：439 人。

师资：教师共 75 人，其中教授 17 人。实验室部门由 5 名全职教学和科研的员工掌管。

运营经费来源：捐赠基金共计 900 000 美元，年收益为 26 000 美元；学费收入共计 67 500 美元，医学部预算共计 101 781 美元。

实验室条件：为大学一、二年级学生提供多间崭新且条件优异的实验室。主管教授们秉持现代教学理念，对于医学院的现代化改革充满热情。解剖学标本馆是全美佼佼者。图书馆不大。

临床设施：医学院可在拥有 1050 张床位的慈善医院（Charity Hospital）享受特殊待遇和机会。近期该医院新建了一个外科和妇科病区，以赠予的方式交由杜兰大学全权管辖。虽然充裕的临床资源可供医学教师们自由支配，但在组织管理、设备及理顺关系方面依然未臻完善。不过稳定性这个重点可以保障，医学院与医院的关系得到了法律认可。因此，近期聘用的内科教授岗位，拜此规定而未受任何阻力。

门诊业务开展充分。研究生的专科教学由杜兰大学附属新奥尔良综合医院（New Orleans Polyclinic）提供。

■ 弗林特医学院【Flint Medical College(Colored)】(招有色人种学生)

成立于 1889 年，是新奥尔良大学的一个学系，由北卫理公会教堂自由民援助协会（Freeman's Aid Society of the Methodist Episcopal Church，North）管理。

在校人数：24 人。

师资：教师共 15 人，其中教授 6 人，均为临床医生。

运营经费来源：学费收入约 1300 美元，自由民援助协会提供少量拨款。每年包含附属医院在内的预算共计不到 10 000 美元。

实验室条件：解剖学、化学、病理学和生理学实验室设施匮乏。实验室条件很差。

临床设施：学校拥有一家有 20 个床位的医院，平均每月接待 17 个患者。门诊部每天的门诊量为 1~2 人。

调查日期：1909 年 1 月。

小 结

在美国南方现存的医学院中，杜兰大学医学部是为数不多的潜力甚大的机构之一。总体来看，美国南方俯拾即是的医学院大多病入膏肓。它们多由守旧的医生们经营，即使获得现代化的教学设施也不会使用。而杜兰大学的情况则完全不同。它在最近的重组中引进了受过现代化培训、具有现代理念的人才，并且让他们掌管最重要的实验和临床部门。如果这些人才能够得到恰当的支持，必将能迅速将该医学院抬升到南方领头羊的位置。但前提是医学院必须摆脱对学费收入的过度依赖。一旦通过社会捐助实现这一目的，该医学院就能充分利用眼前的机遇拉升南方诸州的总体教育水平。借此有利位置，该医学院还能够促使那些有志于改革的医学院，充分发挥潜力提升教学水平。南方的迫切需求是医学教育上的一个实例，充分揭示合理、可行的改革举措。而杜兰大学医学部的实践经验即可作为成功范例：在拥有了自己的实验室和医院的基础上，时下需要的只是发挥其全部潜能方可更上层楼。

弗林特医学院前途无望，为此投入时间和精力无异于浪费。黑人医学教育最迫切的需求，是集中所有资源在南方做大一家独立医学院，而最能担此重任的是位于田纳西州纳什维尔市的梅哈里医学院。

缅因州（Maine）

人口：724 508。
医生人数：1198。
比例：1∶600。
医学院数量：1 所。

布伦瑞克－波特兰（Brunswick-Portland）

人口[1]：布伦瑞克 2321 人，波特兰 58 512 人。

■ 缅因医学院（Medical School of Maine）

成立于 1820 年，是鲍登学院（Bowdoin College）的医学部。

招生标准：取得 4 年制高中文凭或同等学力。但后者由医学院监督实施，使得实际招生标准低于鲍登学院的要求。所承认的文凭水分很大。

在校人数：81 人，86% 来自缅因州。

师资：教师共 35 人，其中教授 14 人，21 人为其他级别。

运营经费来源：社会捐赠收入 7600 美元，学费收入 8100 美

1　无人口统计局数据。

元，共计 15 700 美元。

实验室条件：除了化学课之外，实验课程都在位于布伦瑞克的医学院里开展。化学课程由鲍登学院教授，水平甚高；生理学、微生物学和病理学的教学设施十分匮乏，而药理学则完全没有任何设施。实验部门没有全职教师。解剖学教授并非全职，只负责授课；解剖室教学则由新毕业生实际督导。"教授偶尔会来看一眼。"病理学教授也是由鲍登学院的体育教师担任，而生理学教授也并非全职教学。

临床设施：临床课程设在波特兰市，教师们与布伦瑞克的实验室几乎从不联系。医学院倚重的临床医院是缅因总医院（Maine General Hospital）。因为大部分是外科案例，课程主要在环形剧场里讲授。产科课程几近于无。由实习生完成临床实验室工作并采集患者病史。病历仅使用患者的姓名进行编码。其他教学医院包括眼耳科医院（Eye and Ear Infirmary）、儿童医院（Children's Hospital）等。

学生们的部分教学时间也会放在一个极其简陋的市门诊部（city dispensary）。这里几乎没有患者光顾，也不保存任何病历，甚至连处方副本也无存档。门诊部连一台显微镜也没有。

位于波特兰的学院大楼里开设一门临床显微镜学。"课程中会收集一些尿液和痰标本，并告诉学生一些关于这些标本的患者情况。"这所学校的两个分部均未达到现代医学教育的标准。

调查日期：1909 年 10 月。

（小结见"新英格兰"部分）。

马里兰州（Maryland）

人口：1 319 132。

医生人数：2012。

比例：1：658。

医学院数量: 7 所。

巴尔的摩 (Baltimore)

人口: 583 475 人。

■ 约翰·霍普金斯大学医学部 (Medical Department of Johns Hopkins University)

成立于 1893 年,隶属于约翰·霍普金斯大学。

招生标准: 化学、物理学、生物学、德语或法语学士学位。

在校人数: 297 人。

师资: 教师共 112 人,其中教授 23 人。实验教学均由全职教学科研的教师进行;临床部的领导则是隶属于约翰·霍普金斯医院的带薪教师。

运营经费来源: 学费收入 60 542 美元,资助收入 19 687 美元,共计 80 229 美元。预算 102 429 美元,不包含临床员工薪水以及医学院附属的约翰·霍普金斯医院的各项开支。医院获得的捐赠基金累计已有 3 632 289 美元,这还不包含给菲普斯精神病医院 (Phipps Psychiatric Clinic) 和哈里特·莱恩·约翰逊儿童之家 (Harriet Lane Johnson Home for Children) 的遗赠。

实验室条件: 各类设施实属一流。医学院创办时就是以面向研究生为主,在教学和科研方面都表现得同样出色。

临床设施: 约翰·霍普金斯医院及其门诊部能够提供极其优越的条件。医学院临床教师都是医院的医生;医院的基础医学实验室研究的都是与临床息息相关的、贴近实际的科研性课题。因此,该医学院构成了一个有机整体,临床和科研互相关联、密不可分。近期的投入大大加强了该医院在精神病学、儿科学和结核病领域的实力。医院的 385 张病床完全由医学院掌控。

门诊部的门诊量巨大,而且无论从公共服务还是从教学效果上来说都表现优异。

调查日期：1909 年 12 月。

■ 内外科医学院（College of Physicians and Surgeons）

成立于 1872 年，是一所独立院校。

招生标准：低于高中毕业水平。

在校人数：252 人。

师资：教师共 59 人，其中教授 21 人，38 人为其他级别。一位教医学的教师是全职。

运营经费来源：学费收入，共计 39 000 美元。

实验室条件：微生物学、组织学、病理学（包括外科病理学）都有常规的实验室。化学实验室可以满足普通化学教学要求。解剖室目前情况还不错。没有实验药理学教师，也没有做生理学实验的学生。标本馆藏有数百种标本；图书馆有专门的图书管理员，藏书约 1500 册，还有一些最新的期刊。实验室条件较差的原因在于：①经费被用于支付员工奖金；②偿还累积的债务。

临床设施：学校全资拥有附近一家有 210 张床位的医院，医院中还包括一个产科病区同样可以用于教学。病房中使用剖面图教学。临床实验室对学生开放。

门诊部的用房条件优越，门诊量充足。

调查日期：1909 年 3 月。

■ 马里兰大学医学院（University of Maryland School of Medicine）

成立于 1807 年，名义上是安纳波利斯圣约翰学院的医学部，实际上是挂着马里兰大学牌子的独立院校。

招生标准：低于高中毕业水平。

在校人数：316 人。

师资：教师共 61 人，其中教授 24 人，37 人为其他级别。

运营经费来源：学费收入约 44 530 美元。用于支付员工奖金和偿还一笔大额按揭贷款。

实验室条件：化学、生理学（包括生理化学和组织学）、病理学和微生物学的研究生实验室设在两栋破旧的大楼里，可满足日常教学需要。解剖学实验室条件很差。有一个小标本馆。图书馆在另一栋楼里，虽然规模较大且管理良好，但每天只开放 2 小时。

临床设施：医学院自己的医院地处实验室楼对面，有 140 张可用于教学的床位。医疗记录保存得当，高年级学生需付费方可承担临床助理的工作。独立的产科病区提供了充足的学习机会。

门诊部宽敞、设施齐全，维护得当。

调查日期：1909 年 3 月。

■ 巴尔的摩医学院（Baltimore Medical College）

成立于 1881 年，是一所独立院校。

招生标准：远低于四年制高中毕业水平。被其他学校淘汰后转入的学生可以享受免修待遇。

在校人数：392 人。

师资：教师共 63 人，其中教授 20 人，43 人为其他级别。教医学课的教师都不是全职。

运营经费来源：学费收入，共计 33 424 美元。

实验室条件：医学院拥有一栋造型美观大方的实验室大楼。用于研究生教学的化学和病理学实验室装备齐全；生理学和病理学实验室则稍逊。解剖室宽敞，教学用材料充足。

临床设施：医学院在自己建立并租借给仁爱修女会（Sister's of Charity）的一家医院中享有 122 张床位的使用权。此外，还可利用数家其他医院的临床资源。

门诊部设置在几间破旧的专用房间内。门诊量充足。

调查日期：1909 年 3 月。

■ 巴尔的摩女子医学院（Women's Medical College of Baltimore）

成立于 1882 年，是一所独立院校。

招生标准：低于高中毕业水平。

在校人数：22 人。

师资：教师共 31 人，其中教授 18 人，13 人为其他级别。

运营经费来源：学费收入共 2000 美元。

实验室条件：实验室虽小，但在精心维护下把匮乏的资源利用到极致。病理学、微生物学、胚胎学、化学及解剖学都在这里教授。

临床设施：非常不足。医学院对面有一家有 17 个床位的医院；通过员工关系可在其他几家医院获得部分临床资源。

学院楼里的一套房间被用作门诊部。门诊量较多。

调查日期：1909 年 3 月。

■ 马里兰医学院（Maryland Medical College）

成立于 1898 年，是一所独立院校。

招生标准：有名无实。

在校人数：95 人，接近一半的学生都在高年级班。

师资：教师共 39 人，其中教授 21 人，18 人为其他级别。

运营经费来源：学费收入约 7460 美元。

实验室条件：楼宇脏乱不堪。其所谓实验室差到极致：一间无人清理、污秽不堪的房间用于微生物学、病理学和组织学教学；平底锅和旧雪茄盒里散落着几个脏试管。化学实验室大概只能教基础化学；解剖室臭气熏天。这些就是全部的教学设施。没有标本馆或者图书馆，也没有任何其他教学用具。

临床设施：医学院拥有和运营位于几个街区外的一家医院。但医院完全是一家私人企业，对学生没有什么价值，床位不到 50 张，均免费开放。

门诊部声称有不错的门诊量。

调查日期：1909 年 3 月。

■ 大西洋医学院（Atlantic Medical College）

成立于 1891 年，是一所独立的顺势医学院。这所医学院历经跌宕起伏，目前不隶属于任何派系。

招生标准：有名无实。

在校人数：43 人，其中 31 人在四年级，1 人在一年级。1908 届的 21 名毕业生在被大西洋医学院录取前，几乎都有未通过其他医学院或州卫生局正规考试的经历。他们之所以参加马里兰州顺势卫生局（Homeopathic State Board）的考试，是因为"这里考试难度据说低得多"。

师资：教师共 47 人，其中教授 12 人，其他级别 35 人。有两名教师来自前文提到过的 1908 届毕业生，他们在常规统一考核中失利后留校任教。另一位教师也是该校 1908 届的毕业生，他是在报考内外科医学院被拒后被该校录取的。

运营经费来源：学费收入共计约 3905 美元。

实验室条件：楼宇肮脏不堪，内有一间简陋的化学实验室和一个用于病理学、微生物学和组织学教学的小房间，其中教具数量稀少且肮脏不堪；有一间普通的解剖室；教室里有半具骨骼标本、少量残缺不全的生理学教具和几只青蛙，还有几箱子书，大部分都是旧书且毫无价值。

临床设施：学校声称临床教学在数英里外的一家私人小医院开展。但实际情况恐怕是有名无实。

教学楼的地下室被用作门诊部。

调查日期：1909 年 3 月。

小　结

人口增长缓慢的马里兰州拥有 7 所医学院，而且目前拥有的临床医生是实际需求量的 2 ~ 3 倍。在这 7 所学校中，大西洋医学院和马里兰医学院这两所学校是美国最差的那类医学院校。这种学校时至今日仍然肆无忌惮地招生教学，无异于马里兰州和巴尔的摩市的污点。

7 所学校中的另外 2 所，即巴尔的摩医学院和巴尔的摩女子医学院实力薄弱。而内外科医学院和马里兰大学则完全是两家大型企业，所承担的营利需求远超其资产和学费收入；每年收入款项本应用于偿还债务以减轻负担，或用于日常维护以改善教学，却被挪用去大笔支付临床教师的分红。教育由此充满铜臭味：招生标准很低，全职教师几近于无，实验室管理混乱，氛围令人沮丧。

马里兰州和宾夕法尼亚州一样，向参与慈善工作的私人企业投入了大量经费资助。在上述 6 所医学院中，较大的几所就是借助这一政策获取了用于医学院建设及医院运营的费用。假如州政府能以更明智的方式开展慈善事业，可以避免浪费资源，那些借机扩张的医学院也可以早日寿终正寝。与之相反，马里兰州和巴尔的摩市政府都毫无投入的约翰·霍普金斯大学医学院，才是唯一一所既有生存能力又有发展潜力的，值得集中资源助其发展壮大。

此外，如果能够将巴尔的摩那些状况相对较好的医学院整合为一所，即可将其资产妥善分配，资金用来装备整合而成的医学院。如此则各家独立医学院都能获得体面的归宿。当然，马里兰州的这些独立医学院总会淡出历史舞台，和美国其他地方并无二致。其所属医院则可以由约翰·霍普金斯大学医学院接管，从而大大增强其临床资源。目前可以说，约翰·霍普金斯大学是州内唯一一所有能力管理现代医学院校的学术机构。而在未来的一二十年内，把马里兰州的医学教育完全交由其管理，则是稳妥、有益之举，且具有引领示范意义。另外，因为目前州内的医生已经人满为患，马里兰州也不会因此缺少医生。

目前巴尔的摩市进行改革的先决条件是要修改州法。目前实施的"双局"体制（卫生局 – 顺势疗法局）所产生的恶果已不言自明。这种制度不仅导致两个局均无权推行统一的中等教育标准，还允许那些未通过卫生局正规考试的人们，投机取巧地在顺势疗法局通过考核。此类台底交易让大西洋医学院这样的顺势医学院校得以生存，通过在名称中去掉"顺势"一词而摇身一变，为在"正规"考试中落选的学生大开后门。

马萨诸塞州（Massachusetts）

人口：3 162 347。

医生人数：5577。

比例：1：567。

医学院数量：5 所。

波士顿（Boston）

人口：629 868。

■ **哈佛大学医学院（Medical School of Harvard University）**

成立于 1782 年，是哈佛大学的一部分。

招生标准：学生必须具备两种资质之一，一是学士学位，一是在理科和现代语言科目上完成两年本科学业。对于后者的考试分数要求更高。目前一年级的 62 个学生中，60 个是有学士学位的。

在校人数：注册总人数是 285 人；其中 69% 来自新英格兰州，53% 来自马萨诸塞州。

师资：教师共 173 人，其中教授 23 人。按照规定，所有的实验室教师都是全职。

运营经费来源：医学院有 3 326 961 美元的资助；学费收入纳入大学总收入。年预算为 251 389 美元，其中 72 037 来自学费收入。

实验室条件：无论从教学或是研究上看，实验室的设施和组织管理都完美无缺。

临床设施：麻省总医院（Massachusetts General Hospital）、市立医院及其他医院提供了丰富的临床资源。但以下两个方面还存在严重的局限性：①尽管大学可以自行任免实验室教员，但根据医院所谓的惯例，临床职位仍与年资戚戚相关，年资低的大学教员无法获得临床岗位。总体而言，凡是能够在医院得到一席之位者均能顺理成章地获得大学教职，反之则不然。因此，实验室人员和临床人员彼此之间形同陌路，遵循理念截然不同。一个地位如此崇高的大学，无疑应当与其医院建立紧密的合作关系。如此一来，则选拔临床教师的原则也应和大学其他学系的做法保持一致。②临床资源的供给受到局限，内科比外科更为严重。教学主要以示范的形式进行，四年级学生可以在有限范围内进行一些更贴近临床的操作。医院在每四个月实习期满后安排一次特别轮转的机会。

大学正在兴建自己的门诊部，很可能会在临床教学中发挥重大作用。

调查日期：1909 年 10 月。

■ 塔夫茨大学医学院（Tufts College Medical School）

成立于 1893 年。从管理体系上属于塔夫茨大学，但实际上彼此学术联系并不密切。

招生标准：低于实际的四年制高中毕业水平，因为大学承认未经核实的证书，且考试范围只覆盖不到一半的高中课程。这一点无可辩驳，因为 97% 的生源来自新英格兰。

在校人数：384 人；97% 来自新英格兰，80% 来自马萨诸塞。

师资：教师共 103 人，其中教授 33 人，5 名为全职，病理学、组织学、生理学和化学的 5 位助教也是全职的。

运营经费来源：学校依靠共计 59 093 美元的学费收入运行，此笔收入还需偿付基建垫付的大笔预付款，而所建楼宇的预付款由学院总收入中垫付。

实验室条件：实验室条件完全能够满足医学院的教学工作。

临床设施：学校的教学医院限于波士顿市医院和波士顿门诊部（Boston Dispensary），在多少不够完美的管理下提供了充足的资源。卡尼医院（Carney Hospital）提供了大量的外科教学资源，而专科教学则在其他医院进行。因此，这所医学院在临床教学上存在与哈佛相同的短板。且由于其教学医院局限于一家市医院和门诊部，其问题比哈佛更为严重。出于同样的原因，它在临床教授上的选择范围也很有限。

调查日期：1909 年 10 月。

■ 波士顿大学医学院（Boston University School of Medicine）

教授顺势疗法，成立于 1873 年，和波士顿大学的关系仅为挂牌性质。

招生标准：经认可的四年制高中毕业证书，或通过医学院（而非大学）举办的考试。不过该考试的标准显著低于四年制高中水平。

在校人数：总注册人数 90 人，83% 来自新英格兰，60% 来自马萨诸塞。

师资：教师共 64 人，其中教授 29 人。

运营经费来源：主要依靠学费收入，约 12 762 美元，但该项收入被持续用于改善设施。

实验室条件：与那些口惠而实不至的医学院形成了鲜明对比，该医学院拥有高水平、配备齐全且维护良好的教学楼，以及十分优秀的病理学、微生物学、生理学、化学和解剖学实验室，没有实验药理学课程。医学院图书馆由长聘的管理员负责，拥有全套装潢美观的病理学教学材料，一套高水平的冷藏设备，且其他设施和设备也印证了校方的睿智和责任感。

临床设施：医学院毗邻一家拥有 230 张床位的医院，其中 125 张可用于环形剧场或病房的临床教学。临床资源丰富多样，但学生们无法给其在病房接触到的患者做实验室检查。设有传染科。医院还毗邻一个规模较大、高度现代化且管理系统的门诊部。其中的实验室工作和临床检查合作紧密。

调查日期：1909 年 10 月。

■ 内外科医学院（College of Physicians and Surgeons）

成立于 1882 年，是一所独立院校。

招生标准：含糊不清。

在校人数：172 人，在宣传手册中被称作"被录取者与申请者"。

师资：教授 30 人，讲师 15 人。

运营经费来源：学费收入，总计约 10 000 美元。提前一次性付清四年费用的学生可以减免 20%。

实验室条件：设施条件不合格。解剖学、病理学等课程在灯光昏暗、肮脏不堪且设施匮乏的所谓实验室中开展。

临床设施：临床资源的可信性存疑。大学宣传手册试图将其粉饰为："医学院拥有与哈佛大学和塔夫茨大学同样的条件"；而实际上，并没有内外科医学院的员工在波士顿市医院任职，同时在那里教学也是完全不可能的。麻省总医院的病房也是同样。任何人都可以参与这两家医院一周一次的公用环形剧场讲堂查房，无论是否其学生。但由于这些活动是对公众自由开放的，且价值有限，因此并不能被算作教学安排。学生们还需要到距离教学楼一小时路程开外的一家残破的小门诊部，完成一些实习课程。

调查日期：1909 年 10 月。

剑桥（Cambridge）

人口：102 982。

■ 马萨诸塞骨病学院（Massachusetts College of Osteopathy）

成立于 1897 年，是一所独立院校。

招生标准：含糊不清。

在校人数：90 人。

师资：教师共 34 人，其中教授 19 人。

运营经费来源：学费收入，共计约 11 400 美元。

实验室条件：学校设在一栋整洁的大楼内，病理学和微生物学共用一间设施匮乏的实验室，另一个类似的实验室则用于化学和尿液分析，楼内还有一个解剖室。学校没有标本馆或图书馆。

教学楼里的教学仅限于授课、背诵及"实验室"课程。

临床设施：教学楼内不开展任何"医疗工作"，学生要在最后一年前往切尔西医院（Chelsea Hospital）接受临床培训。切尔西医院距离学校有一小时的路程，是一家拥有 10～15 张床位的付费机构。病理学也于同年学习。

调查日期：1909 年 10 月。

（小结见"新英格兰"部分）。

密歇根州（Michigan）

人口：2 666 308。

医生人数：4109。

比例：1∶649。

医学院数量：5 所。

安娜堡（Ann Arbor）

人口：14 734。

■ **密歇根大学内外科医学院（University of Michigan Department of Medicine and Surgery）**

成立于 1850 年，直接隶属于大学。

招生标准：完成两年大学教育，必须修过包括科学在内的某些课程。

在校人数：389 人，45% 来自密歇根。

师资：教师共 63 人，其中教授 22 人。实验室的工作完全由全职教师完成；但助教数量不足。临床教师职位是有薪的，对学校负首要责任。

运营经费来源：学习及其附属医院主要依靠州财政拨款支持。

学校的预算为 83 000 美元，医院的预算为 70 000 美元。175 000 美元的资助款项也分担了部分费用。学费收入为 34 093 美元[1]。

实验室条件：所有重要学科均配备了条件极佳的实验室；实验室主任们不仅在科研工作上产出颇丰，同时在教学上也尽职尽责。学校有一个大型图书馆、一个不错的标本馆以及其他必要的教学辅助设施。

临床设施：医学院拥有直属教学医院，其中所有病例均可用于教学。宽松的政策很大程度上弥补了该院地处偏僻小镇带来的不利：外科、精神科及各种其他专科的临床资源都很充裕；内科病例数量合理，产科患者也在增加。在用现代方法培养学生的过程中，现有病例材料的完整性和连续性基本弥补了病例数量和多样性上的不足。

调查日期：1909 年 3 月。

■ 密歇根大学顺势疗法学院（University of Michigan Homeopathic College）

成立于 1875 年，直接隶属于大学。

招生标准：完成四年制高中教育。

在校人数：80 人，38% 来自密歇根。

师资：教师共 26 人，其中教授 15 人。

运营经费来源：医学院及其医院依靠州财政拨款支持。医学院预算为 16 400 美元，医院预算为 31 000 美元。学费收入 4515 美元。

实验室条件：尽管招生标准间存在 2 年大学教育的差异，顺势疗法学院的学生和内外科学系的实验室课程相同。

临床设施：该学院直属的医院有约 100 个床位，学生在这里接受基于顺势疗法原则的临床教学。

调查日期：1909 年 3 月。

1　该收入包含了注册在顺势疗法学院的学生支付的实验费，见"密歇根大学顺势疗法学院"。

巴特克里（Battle Creek）

人口：25 862。

■ 美国医学教会学院（American Medical Missionary College）

成立于 1895 年，是一所独立院校。设有两个校区，部分课程在芝加哥进行，部分在巴特里克市进行。没有一个校区提供全年的课程。

招生标准：四年制高中教育或同等学力。只接收基督教徒学生。芝加哥校区的教师都是执业医师，而巴特里克校区的教师则是巴特里克疗养院（Battle Creek Sanitarium）的实验室人员或医生。

在校人数：75 人。

师资：教师共 31 人，其中教授 22 人，其他级别 9 人。

运营经费来源：资助收入 200 000 美元，以及学费收入。

实验室条件：解剖学在芝加哥校区授课。前三年里，学生每年有 6 周在芝加哥，第四年则有 30 周。其他实验室课程则在巴特克里校区，由巴特克里疗养院的实验室人员及医生讲授。医学院和疗养院实现了一体化。因为学生们在实验室和治疗室帮忙，使得其实验室训练具有浓厚的实践性质。但这也存在一定的问题：疗养院更多的是投身于具体想法的应用，而不是天马行空的科学探索。因此最终培养出的是学徒而不是科学家。化学、病理学、微生物学及组织学课程都有充足配备用于常规教学，也有丰富的实践案例。生理学和药理学的配备则稍逊。

临床设施：在过去一年里，学生有 30 周在芝加哥的圣卢克医院（St. Luke's Hospital）、一两个其他医院和教学楼里的门诊部中度过。其他的临床教学则依靠巴特克里校区：疗养院里有丰富的慢性病及手术病例，急性病例相对罕见，主要通过跟着医生查房来获得学习机会。临床实验室和临床工作紧密相连。通过参与疗养院内外的工作，学生得以亲身密切接触临床。但正如前文提及的那样，这一切都受限于疗养院领导所认可的治疗理论，而辩证探究的精神却得不到培养。

学校两个校区的教师实际上自成一体。

调查日期：1909 年 2 月。

底特律市（Detroit）

人口：393 536。

■ 底特律医学院

1885 年经整合成立，是一所独立院校。

招生标准：四年制高中学位或同等学力，严格落实。

在校人数：161 人，70% 来自密歇根（16% 来自加拿大）。

师资：教师共 104 人，其中教授 25 人，其他级别 79 人。所有教师都不是全职。

运营经费来源：完全依靠学费收入，共计约 22 000 美元。

实验室条件：化学、解剖学、生理学、病理学、临床显微学、组织学和微生物学都有配备了常规设备的独立实验室。少量其他设施还包括标本馆、图表、书籍和其他教具。

临床设施：医学院与多家医院有常规意义上的合作，这些医院的员工也在医学院任职。每三个月轮换一次提供教学资源的医院。在一家医院，100 张床位可能在内外科间平均分配，而另一家医院则以外科的床位居多。产科见习主要由妇女医院（Woman's Hospital）及一个新建门诊部提供。大体解剖的机会十分难得。

门诊部设置合理。

调查日期：1909 年 12 月。

■ 底特律顺势疗法学院（Detroit Homeopathic College）

成立于 1899 年，是一所独立院校。

招生标准：四年制高中教育或同等学力。

在校人数：34 人。

师资：教师共 35 人，其中教授 17 人，其他级别 18 人。

运营经费来源：学费收入共计约 3010 美元。

实验室条件：破旧不堪。化学实验室比较普通，微生物学的则完全不合格。病理学实验室塞满了几十个杂乱摆放的标本；解剖室里只有一具大体标本。教室除了桌椅之外空空如也；教学楼年久失修。院长和秘书的办公室则"在市区"。

临床设施：学校与仁爱医院（Grace Hospital）有合作，那里的病房有 56 个床位，以外科为主。每周有 2 天门诊。医院的领导对医学院持欢迎态度，但是"这些学生没有珍惜宝贵的机会"。

医学院楼内设有一个门诊部，但状况非常糟糕。处方被胡乱写在没有编号的碎纸片上，也没有系统的医疗记录。

调查日期：1909 年 12 月。

小　结

密歇根州的幸运之处在于拥有一个对医学教育高度重视的州卫生局。该局不仅严格落实了以高中学历为招生标准的要求，而且有望通过提高本州的执业医师标准，来配合州立大学的教学质量标准。由于密歇根州用相对较小的成本实现了质量较高的教育水平，因此没有理由允许低水平的医生在本州执业，无论他们是否在州内接受教育。应该采取的正确政策，是尽快关闭两所顺势疗法学院，而且最好是连底特律医学院一起关闭。就后者而言，据说其校方诚心诚意地愿意与卫生局配合，严格落实高中毕业的招生标准。

目前密歇根州的真正麻烦在于安娜堡的密歇根大学医学部，而安娜堡不利于承办医学院校的不足之处前文已有述及。如果密歇根大学集中到底特律的话，其医学院无疑能有更好的发展。但这绝非建议其从大学中独立出来。鉴于在加尔维斯顿、印第安纳波利斯和纽约，都有医学院尝试脱离大学独立运营，因此在新的尝试之前最好先静观其变。如果大学要建立真正卓有成效的医学院，显然需要对其偏远院系加大投入，其规模要远胜于本部其他院系的发展所需。把大学的理念核心贯彻到遥远的校区，其难度无异于新建一所大学，只不过成本会低许多。

将临床教学部分或整体搬迁到底特律也不失为一种方案。如果是部分搬迁，临床医生们就不得不在底特律与安娜堡间来回奔波。这样一来，那些产出颇丰的临床教师该把自己的办公地点放在哪里呢？很可能无处安放。而如果是整体搬迁，异地校区又会面临我们在内布拉斯加、加利福尼亚和堪萨斯州所遭遇的困境。在重蹈覆辙之前，我们不妨再稍作等待，或许其他有两个校区的学校会摸索出成功之路。与此同时，随着政策逐步宽松，大学附属医院几乎可以自由地扩建。关于搬迁或独立的争论可能来自诸多不同考量——且并不全然出自科研或教育理念。

和德国经验一样，安娜堡用自身经历再次证明了医学院是可以在一个很小的大学城中发展起来的。小城中拥有大学的理念、完整的各个学系，却没有都市医生早已深受其害的尘世纷扰。一个优秀的教师团队，一家救死扶伤、兼有教学与科研的设备齐全的医院，便足以克服这种处境下最大的困难。高屋建瓴的组织管理和自由开放的支持便能够解决问题。学生在经验上的确会有欠缺。但只要他在技术和方法上得到了充分的训练，在医院实习一年就可以补足其缺陷。因此，正如前文提及的那样，密歇根州的出路在于使州立医院成为州立大学医学院的附属医院。医院可以从这样的合作中获益，同时它也将助力培养密歇根州未来的医生。

明尼苏达州（Minnesota）

人口：2 162 726。
医生人数：2204。

比例：1∶981。

医学院数量：1 所。

明尼阿波利斯市－圣保罗（Minneapolis-St. Paul）

人口：552 211。

■ **明尼苏达大学内外科医学院（University of Minnesrta College of Medicine and Surgery）**

成立于 1883 年，逐步兼并了州内的其他所有医学院，包括 1909 年兼并的大学顺势医学部。选修了顺势药物医学与治疗学课程的学生可以获得顺势医学博士学位。

招生标准：包含基础科学和一门现代语言在内的 2 年大学教育。

在校人数：174 人，83% 来自明尼苏达。

师资：49 位教授，71 位其他级别，共计 120 人。

运营经费来源：州财政拨款。预算 71 336 美元，学费收入 16 546 美元。

实验室条件：基础医学部门拥有条件一流、极具吸引力且组织管理良好的实验室。州公共卫生实验室实际上构成医学院的组成部分。授课教师为全职。书籍、仪器、材料都一应俱全。

临床设施：医学院目前的临床教学依靠几所市立医院和未受薪的临床教师，其效果实属一般。教学机会不仅数量很少而且随时有中断的风险。这些医院实际上组织混乱，设备匮乏，开展教学时缺乏正确的教学标准。一所教学医院已获得拨款，正在筹建之中，一家临时的小医院也刚投入使用。与此同时，临床教学也进行了整改，对主管内外科教学的教师支付薪酬，以提高其积极性和加大精力投入。该政策需要在临床部门全面推广。

门诊数量不少但长期以来管理松散的门诊部，也开始按同样的标准进行了整改。

调查日期：1909 年 5 月。

小　结

除了骨科尚存问题之外，明尼苏达州可能是全美第一个较好地解决了关于医学教育和执业方面困局的地方。诚然，它仍然需要认识到建立健全具有现代特征的临床机构仍任重道远，但这无疑仅仅是时间的问题——甚至也不需要很长的时间。同时，在州卫生局的积极支持下，地处该州最大社区心脏位置的明尼苏达大学能够对医学教育进行统筹管理。州政府成功消除了在世俗性质和教会性质医学院之间的恶性竞争，针对后者颁布了关于可以按照教会信条进行教学的完全公平的规定，前提是相关学生同意在其毕业文凭上注明这一点。由于各医学院教授的其他所有课程（诸如解剖、生理、外科）都大同小异，大学医学部采用了统一的招生标准、统一的教学要求和统一的学位考试。最终结果使得明尼苏达大学医学部的教育基础资质成为该州的统一标准。今后，任何想要在明尼苏达州行医者，都必须具备与明尼苏达州对本州学子所规定相同的中等和专业教育程度。这一规定的公正和睿智之处在于，既符合学生的利益也符合公众的利益。今后，医学院能否取得成功，很大程度上取决于州政府对发展临床教学的投入以及筹建中的医院及门诊部的情况。

密西西比州（Mississippi）

人口：1 786 773。

医生人数：2054。

比例：1∶887。

医学院数量：2 所。

默里迪恩（Meridian）

人口：22 415。

■ 密西西比医学院（Mississippi Medical College）

成立于 1906 年，为股份制企业。

招生标准：形同虚设。

在校人数：100 人，94% 来自密西西比。

师资：教师共 19 人，其中教授 12 人，7 人为其他级别。

运营经费来源：学费收入，共计 7500 美元（估算）。

实验室设备：在调查当日没有任何设备。后续的可靠报告称，该校在一个空荡荡的房间内安置了一个装有 4 具人体标本的大缸。有基础化学教学所需的简单设备以及 20 台崭新的显微镜，但却没有与之配套使用的临床材料。

临床设施：几近于无。部分教师在一英里开外的一家小医院行医。

没有门诊部。

调查日期：1909 年 1 月。

牛津 - 维克斯堡（Oxford-Vicksburg）

人口：牛津 2104，维克斯堡 16 800。

■ 密西西比大学医学部（University of Mississippi Medical Department）[1]

设有两个校区，第一个建于 1903 年，第二个建于 1909 年。是该大学的重要部分。

招生标准：四年高中教育或同等学力。本届新生中超过一半的学生都有两年或以上的大学经历。

1　截至本报告付梓之时，该校宣布位于维克斯堡的临床部停止使用，而前两年的教学仍会在牛津进行。

在校人数：39人。

师资：牛津校区有教授8人（其中3人为全职），助理教授3人。维克斯堡校区有教授6人，其他级别10人。

运营经费来源：大学的通用资金拨款。其预算要求15 000美元，学费收入共计3500美元。

实验室设备：牛津校区的生理学、药理学、组织学及解剖学实验室可以达到教学要求；病理学和细菌实验室则不尽如人意。学校实验室里的化学试剂保管妥善。实验室教师需要更多合格的助理和帮手。医学部图书馆正在筹备中。

临床设施：维克斯堡校区的临床部门刚刚成立，尚未进行调研。有可能会停止使用。

调查日期：1909年11月。

小　结

在密西西比州的两所医学院中，位于默里迪恩的这一所乏善可陈。在州内医生已供过于求时，再让一个小镇里的几个执业医师去操办一所纯课堂教学性质的医学院显然毫无必要。应当适当修订该州法律，以杜绝此类投机行为。

密西西比州的首府在自行培养医生方面，缺乏地利条件，唯一能担此重任的州立大学却地处偏远。其目前在设立异地校区上的尝试，比其他地方更加困难重重。因为除却设立异地校区本身的诸多不利外，维克斯堡不过是个小镇，本身不够发达。此外，首先在牛津建立的校区尽管教学质量很好，但仍然远未达到其教师们的期望值。大学能否做出明智抉择，把经费集中投入于牛津校区，仍需拭目以待。

目前，密西西比州的执业医师大多出身南方各州的私立医学院。如果今后南方学子们能够至少在牛津校区完成一二年级的课程，也不失为一件幸事。医学院应当根据时下的中学教育体系制定自己的招生标准，以便成为向本州输送医学人才的主力军。依据其目前或可预期未来的硬件条件，并不足以支撑更高的招生标准。此外，与其投入精力培养几个高水准的医学生，还不如大力提高高中的教学水平。麦吉尔大学和多伦多大学的经验虽然尚不足以证明高中教育标准与大学标准同样重要，但至少证明了如果高中毕业的标准（甚至水平略低）得到严格执行，辅以精选的教师队伍和配置齐全且运转良好的实验室，就足以培养出一批高水平的医生队伍。目前南方各州立大学的真正任务不是生硬地提高招生标准，使之要么难以实施，要么强行实施而导致大部分医学生分流至那些既无理念也无硬件的医学院；而是保持足够的生源，达到具有可实施性的标准，加强设施条件使得这些学生得到有效的培养，并促使所在州议会将这一标准与该州行医资质标准匹配。如果进展顺利的话，密西西比州有望在十年后具备提高其医学院招生标准的条件。但眼下更重要的事情，恐怕还是把招生标准为高中毕业生的密西西比大学医学院发展起来，而不是拔苗助长，非要让那些缺乏理念和资源的医学院承担为南方各州培养医生的重任。

密苏里州（Missouri）

人口：8 491 397。

医生人数：6323。

比例：1：552。

医学院数量：12 所（另有 1 所研究生院）。

哥伦比亚（Columbia）

人口：7302。

■ **密苏里州立大学医学院**（University of Missouri School of Medicine）

一所二年制医学院，成立于 1872 年，密苏里大学所属学院之一。

招生标准：一年的大学教育水平。

在校人数：47 人，均来自密苏里州。

师资：教师共 14 人，其中教授 8 人，6 人为其他职称。

运营经费来源：学院由大学总收入支持，年度预算 31 000 美元，学费收入 2820 美元。

实验室设备：医学院拥有一栋设备完善、充分适应医学教育需求的新楼。教学任务由具备现代化教育及理念的全职讲师承担。大学附属医院拥有 45 张床位，为学院提供了充分的临床资源和关系资源。即便其实际教学内容仅限于前两年，但这也构成了其一大特点。学院图书馆收藏有国内外重要的现刊。

调查日期：1909 年 4 月。

堪萨斯城（Kansas City）

人口：205 022（属堪萨斯州堪萨斯另有人口 81 052）。

■ **堪萨斯城大学医学院**（University Medical College）

成立于 1881 年，为独立学院。

招生标准：低于高中毕业水平。

在校人数：174 人，82% 来自密苏里州和堪萨斯州。

师资：教师共 65 人，其中教授 30 人，85 人为其他职称。有一位全职教师。

运营经费来源：学费，总额约 17 600 美元。

实验室设备：医学院专门为各类化学实验及尿液检查设立了一间大型实验室，其中不仅有各类试剂，还配有大型反应瓶。组织学、病理学和细菌学实验教学设在另一个房间，其装备可供这些学科的日常教学使用。生理学实验室亦是如此。拥有一间普通的解剖室，房间宽敞整洁、照明良好。医学院没有图书室。有一间小标本馆和充足的病理教学材料。

临床设施：大学医院毗邻医学院，其主要临床工作为外科手术，而且这里因工作繁忙、没有空床，对学生而言没有教学价值。临床教学主要依靠堪萨斯城医院，一座美观时尚的医院，每周安排一天上午 8 点到中午 12 点在环形剧场开展门诊教学。学院没有接触临床实验室、活检、产科及传染病的权限，但门诊部和急救部可提供充足的产科实践机会。此外还有其他医院提供一些临床资源。医学院门诊部窗明几净、患者众多，但其设备较差，管理混乱。因此其临床设施在质和量上均不及格。

调查日期：1909 年 11 月。

■ 堪萨斯城哈内曼医学院（Kansas City Hahnemann Medical College）

成立于 1888 年，为一间教授顺势疗法的独立学院。

招生标准：低于高中毕业水平。

在校人数：59 人。

师资：教师共 41 人，其中教授 33 人，8 人为其他职称。

运营经费来源：全部来自学费，总额约 5900 美元。

实验室设备：所有的实验室工作都由一名教师负责，此人还在当地的折衷医学院和骨病学院负责同样工作。化学实验室面积很小设施简陋，与之相比，那间同时供病理学、组织学、细菌学、组胚学、尿液和血液化验教学的实验室状况更为不堪，设备破旧、管理混乱。解剖学实验室尚未开放（11 月）。藏书不多。

临床设施：每周安排一天上午在堪萨斯城医院的环形剧场教学。学院楼内设有一间小型门诊部，日门诊量 6 ~ 7 人。配有精心打理的卡片索引系统。

调查日期：1909 年 11 月。

■ 中央骨病学院（Central College of Osteopathy）

成立于 1902 年，为独立机构。

招生标准：名实不符。

在校人数：40人。

师资：20人。

运营经费来源：全部来自学费，总额约4500美元。

实验室设备：徒有虚名——在两个分别挂牌为化学和病理学实验室房间里，设备条件极其简陋。调查期间无解剖课，据解释说"学生应该在解剖前先学好解剖学，这样才能学好解剖学"。九月和十月仅解剖了一具大体，而另一个要等到二月份。

临床设施：学校运营着一家自费性质的门诊部，高年级学生可为每月付费3美元的患者进行"治疗"。学生也可付费到堪萨斯城医院的公共诊所学习，但医学院没有教学医院或与其他医院合作。

调查日期：1909年11月。

柯克斯维尔（Kirksville）

人口：8422。

■ 美国骨病学院（American School of Osteopathy）

成立于1892，由两位个人股东所有。

招生标准：低于公立学校毕业水平。

在校人数：560人（18岁到54岁不等）。

师资：12人及11名学生助理。

运营经费来源：全部来自学费，总额约89 600美元。

实验室设备：医学院设施与其师资人数一样，完全无法满足众多学生的需求。一个配有准备室的房间用于细菌学和生理学实验，一名教师负责为期6周的课程，学生们则分为32人一组轮流上课。化学、解剖学和病理学实验室也照此办理。病理学示教材料是外购的，医学院既没有标本馆，也未准备保存解剖材料。解剖室里臭气熏天。组织学、病理学和细菌学的"教授"其实是高年级学生。

临床设施：附近有一家拥有 54 张床位的医院，但其主要业务都是"手术"；临床病例"偶尔用于教学，学生们可以旁观手术"。产科业务极少。市内无其他医院。

医学院运营着一家大型门诊部。指导老师仅在学生第一次从事"治疗"时在场，之后则是"应招而来"。教授一门 20 节课的错误用药的课程，让毕业生们了解为什么不用某些"药物"。

医学院在教学上能省则省，以保证将巨额收入化为红利，因此为股东们创造了大笔盈利。

调查日期：1909 年 11 月。

圣约瑟（St. Joseph）

人口：132 954。

■ 恩斯沃思医学院（Ensworth Medical College）

成立于 1876 年，曾两次与其他学校合并，为独立院校。

招生标准：低于 4 年高中制毕业水平。

在校人数：72 人，68% 来自密苏里州。

师资：40 人，其中教授 32 人，8 人为其他职称。

运营经费来源：全部来自学费，总额约 7060 美元。

实验室设备：简陋至极。化学实验室仅为入门级别，生理学示教课仅有少量设备。病理学、细菌学和组织学实验均设在同一个材料匮乏的房间里。解剖室同样管理混乱。没有标本馆、图书和辅助教具。教学楼污秽不堪。

临床设施：不敷应用。毗邻一家拥有 6 张免费床位的医院对教学于事无补。医学院可以使用一家拥有 50 张床位的天主教医院，调查时发现仅有 14 张病床有住院患者，但 80% 都是手术患者。完全没有产科业务，极少有尸检机会。相关教学材料不仅数量少且很少用于教学。

拥有一家小型门诊部，但无病历、无组织管理、无设备。

调查日期: 1909 年 11 月。

圣路易斯 (St. Louis)

人口: 698 706。

■ 华盛顿大学医学部 (Washington University Medical Department)

成立于 1842 年，1891 年并入华盛顿大学，1907 年后成为其医学部。1910 年进行了全面的现代化重组。

招生标准: 完成 4 年高中教育。文凭由大学审核并通过大学组织的考试。

在校人数: 178 人，60% 来自密苏里州。

师资: 99 人，其中教授 48 人，51 人为其他职称。有 4 名全职教授和一些全职助理，但在本报告面世时，整个教职团队还在重组中。全部实验室科室以及内科、外科和儿科均按大学的严格标准完成了重组。

运营经费来源: 医学部得到华盛顿大学通用基金的资助。学费收入 21 000 美元，年预算（1909—1910 年）51 265 美元（不包括投入大学附属医院的 30 000 美元）。1910 到 1911 年将有达 150 万美元的捐赠款可用。

实验室设备: 迄今条件仅可满足基础学科的常规工作，但现代化重建正在进行中，并将在近期完全投入使用。标本馆小而精，开始建设现代化的医学图书馆。

临床设施: 医学部直辖的医院拥有 98 张床位，25% 为免费；学生们可步行前往其他医院。目前拥有的临床资源比较一般，但已与巴恩斯医院和儿童医院（Barnes and the Children's Hospitals）管理层建立紧密关系，这将会大幅度提升临床教学水平。

医学部掌管两个门诊部，一个属于大学附属医院，另一个在医学部楼内。两者的门诊量很大。

调查日期: 1909 年 4 月。

■ 圣路易斯大学（St. Louis University）

医学院于 1901 年合并成立，1903 年被大学以现金购入，成为其直属医学院。

招生标准：低于高中毕业水平。

在校人数：243 人，42% 来自密苏里州。

师资：121 人，其中教授 39 人，89 人为其他职称。有 6 位全职讲师及称职的助手，但按规定助手均为学生。

运营经费来源：学费总额约 26 630 美元，并得到大学财务部门的小额拨款支持。在 7 年间（1903—1910），大学为医学院投入了 40 817 美元。近期为其捐赠基金划拨了 20 000 美元。

实验室设备：各基础分支学科均已配备一流的教学实验室，另外还为几个研究方向提供了科研实验室。

临床设施：医学院拥有一家小型医院（12～16 张免费床位），并与其他几家医院有常规合作。教学材料数量尚可，但分布分散且管理不善。医院在管理、设备及运行上并未达到现代医学教育的标准。

门诊部水平尚可。

调查日期：1909 年 4 月。

■ 圣路易斯内外科医学院（St. Louis College of Physicians and Surgeons）

成立于 1869 年，为独立院校。

招生标准：名实不符。

在校人数：224 人。

师资：49 人，其中教授 25 人，24 人为其他职称。

运营经费来源：全部来自学费，总额约 16 035 美元。

实验室设备：医学院所在建筑维护状况欠佳，楼内到处是大幅广告。一间普通实验室用于化学实验，设有一个所谓的生理学实验室。医学院拥有州卫生局规定的各类设备，但堆满灰垢的试验台表明从未使用。到处可见一排排的空试剂瓶。"标本馆"里有一些廉价的图片和绘图，新鲜标本数量不多且保存不佳，但其排列布置颇为讲究，看上去显得满满当当。摆放显微镜的房间看着像是病理学或细菌学实验室，但个人储物柜却是空的。解释是"学生必须随身带着载玻片、镊子和盖玻片，他们需要自己制作并在家里保存"。解剖课已"结束"——解剖室里只见到空空的台子，其唯一的通道还是消防通道。

临床设施：医学院楼内设有一家光线昏暗、通风不佳且人流密集的小型医院。其手术用环形剧场条件较好。也可在圣路易斯市立医院里进行缺乏教学价值的门诊教学。通过常规方式可以提供一些无足轻重的临床教学机会。

门诊部设在一间阴暗肮脏的套间内。以妇科诊室为例，没有窗户，除了一张铺着单子的诊疗台外再无其他设备。

此医学院堪称全美最差之一。

调查日期：1909 年 4 月。

■ 巴恩斯医学院（Barnes Medical College）

成立于 1892 年，为独立院校。

招生标准：低于高中毕业水平。

在校人数：124 人。

师资：64 人，其中教授 39 人，25 人为其他职称。

运营经费来源：全部来自学费，总额约 12 400 美元。

实验室设备：其最大特征是拥有一间规模之大堪称"世界冠军的医学教育专用化学实验室"；但其设备仅能满足基础实验用途；另一个仅配备了常规设施的大房间用于细菌学、组织学和病理学实验。生理学实验室设备字面上符合州卫生局的规定。解剖室宽敞明亮。没有标本馆，缺乏书籍与其他辅助教具。

临床设施：极度欠缺。毗邻医学院的世纪医院（Centenary Hospital）缺乏教学价值，其业务主要面向自费患者且多为手术。医学院也与市立医院有合作，但其门诊教学一周只有一个下午，价值不大。

医学院楼群中安排了一套房间作为门诊部。虽然据说患者数量不少，但就医条件极其恶劣。各诊室维护不佳，而且缺乏基本器械。

调查日期：1909 年 4 月。

■ 美国医学院（American Medical College）

教授折衷医学的独立院校，成立于 1873 年。

招生标准：名实不符。

在校人数：28 人。

师资：28 人，其中 25 人为教授。

运营经费来源：学费收入，总额约 3801 美元。

实验室设备：解剖学、化学、病理学和细菌学实验室的设备条件十分简陋。按州卫生局的规定设置了用于生理学示教的基本装置，但并无使用过的迹象。

临床设施：同样短缺。可在市立医院每周进行一次门诊教学，其他的教学数量就完全取决于教授个人的关系资源了。

也有一家门诊部，基本上"几乎每天都有个把患者"。

调查日期：1909 年 4 月。

■ 希波克拉底医学院（Hippocrateon College of Medicine）

夜校性质，一间才开办三年的独立院校。

招生标准：名实不符。

在校人数：31 人。

师资：教授 30 人，8 人为其他职称。

运营经费来源：学费收入，总额约 3315 美元。

实验室设备：所谓全套全新装备，不过是几台显微镜、几个生理学实验装置和一些化学试剂。但是虽然两个班级正在教学中，却未发现这些设备有使用过的迹象。一个班级在上骨病学课，一个上麻醉学课，但均为教授们口若悬河地进行课堂授课。

临床设施：由于目前还没有需求，尚无安排。

调查日期：1909 年 4 月

■ **医院研究生院（Postgraduate Hospital School）**

该机构附属医院的 25 张床位中现有 15 名患者，2 位为内科，13 位为外科。调查之日病房中未见学生。该机构实质上是一家私立医院，但注册为医学院让其教师们可在市立医院享受相关待遇。

调查日期：1909 年 4 月。

小 结

密苏里州的医学教育处于低潮。州卫生局甚至不具备规定各院校招生标准必须为高中毕业水平的权威。更令人遗憾的是，本州的高中教育系统在州立大学的引领下，已十分成熟出色。密苏里州目前的立场是，所有报考密苏里大学者必须在公立名校完成 4 年中学教育，但报考其他医学院者，却可以无须任何学历证明[1]而就读本州认可的医学院。结果使得该州充斥由差校培养出来的医生，而且让全美垫底的多家医学院在该州获得一席之地。其中最差者包括①堪萨斯城哈内曼医学院，②中央骨病学院，③美国骨病学院（柯克斯维尔），④圣路易斯内外科医学院，⑤美国医学院，⑥希波克拉底医学院；情况略佳者包括⑦巴恩斯医学院，⑧恩斯沃思医学院，⑨堪萨斯城大学医学院——尽管最后一家的情况要明显优于其他八家。类似者包括密苏里州立大学的两年制学院、华盛顿大学医学院和圣路易斯大学医学院。

密苏里州有 50 多所研究型大学，但其中只有 2 所有条件支撑医学院，即密苏里大学和华盛顿大学。在州内若干拥有临床资源的城镇中，只有圣路易斯市这一处拥有强大的本地大学。位于圣路易斯市的华盛顿大学因此在本报告中被列为密苏里州医学教育

1　此处的"证明"可宽松到承认乡村学校传教士发放的证书，无论内容真伪。

的精英代表，其影响力超出本地范围。除了作为高水平科研中心这一明确的发展方向外，华盛顿大学必须承担为西南地区培养医生的主要任务；圣路易斯市在这一区域的定位比芝加哥在中西部，纽约在东部或波士顿在新英格兰地区的定位都更加明确，因为在明尼阿波利斯市以南或以西到太平洋沿岸，再无一个具备同等条件的大城市了。

有充足的证据表明，华盛顿大学的拥趸们认同其"历史使命"，而且该校致力于在短期内将其师资队伍、实验室和医院等各方面条件提升到理想标准。但应该提出的问题是，该校是否能通过合作补齐自己的短板。密苏里大学曾在哥伦比亚市创办过一间四年制的医学院，但后来理智而果断地将资源集中在一二年级的理科课程上（而放弃了三四年级的临床教学）。该校逐渐意识到，其临床教育只有通过大笔投入才能达到现有的理科课程的教学水平。该校也以同样的理智和决断，放弃了在堪萨斯市等地建立临床机构的快捷之选。以其拥有的资源和影响力，也有可能与华盛顿大学的临床机构合作，因为后者的实力足以调度手边的任何资源。

如果圣路易斯大学所获得的资金支持足以让其实施与上述两所医学院相同的招生标准，该校的明智之选就是放弃临床教学，让学生们去华盛顿大学完成三四年级教学。再建一处同等规模的临床教学基地既不合算也不可能。而圣路易斯大学与其学生们，也不可能满足于低劣的临床教学与其现代化实验室教学条件不符的现状。

内布拉斯加州（Nebraska）

人口：1 069 579 人。

医生人数：1776。

比例：1∶602。

医学院数量：3 所

林肯－奥马哈（Lincoln-Omaha）

人口：林肯 53 667；奥马哈 164 519（包括南奥马哈）。

■ 内布拉斯加大学医学院（College of Medicine University of Nebraska）

成立于 1881 年，1902 年附属于内布拉斯加大学，现已成为其直属学院。有两个校区，前两年在校本部（林肯市），最后两年在奥马哈市。

招生标准：两年的大学教育水平。

在校人数：122 人。

师资：84 人，其中教授 38 人，46 人为其他职称。实验室部门由全职教师授课，教学主要依靠学生和医生助手。

运营经费来源：学院由州政府拨款资助。截至 1909 年 6 月的学费年收入为 4905 美元，其预算达 20 612 美元（仅包括直接用于医学院的项目）。

实验室设备（林肯校区）：医学院拥有各种基本实验室，整体上设备条件良好。积极主动的讲师们接受过现代化培训，热心从事科研。但由于空间、条件和资金匮乏，他们很难在科研方面有所成就。不过医学院为本科常规教学提供了很好的条件。实验动物充足，有一间不错的图书馆和大量的辅助教具。

临床设施（奥马哈校区）：医学院可在半年时间内使用道格拉斯县医院（County Hospital）的临床资源，而且其教师可在卫理公会医院及其他几家医院行医。当然，这些医院的设备条件与运作说明其并未对教学予以重视。例如，医学院的临床病理学家目前尚未在上述任一医院任职，结果使得这一重要学科无法融入整体教学。不过也还是安排了分阶段的见习机会。设于林肯校区的实验部门和奥马哈校区的临床部门之间，十分欠缺科研和教学方面的沟通。

门诊部门诊量不少，但管理欠佳。

调查日期：1909 年 4 月。

■ 林肯医学院（Lincoln Medical College）

教授折衷医学，成立于 1890 年。挂名为科特纳大学（Cotner University）医学院。

招生标准：名实不符。

在校人数：42 人，77% 来自内布拉斯加州。

师资：34 人，全部为教授。

运营经费来源：学费收入，总额约 3794 美元。

实验室设备：除了一间专用解剖室和科特纳大学的简陋化学实验室外，基本上没有实验设备。后者可提供一些显微镜下工作的机会。

临床设施：没有明确的临床教学机会，甚至没有门诊部。

调查日期：1909 年 4 月。

奥马哈（Omaha）

■ 约翰·克雷顿医学院（John Creighton Medical College）

成立于 1892 年，隶属于克雷顿大学。

招生标准：低于 4 年高中毕业水平。

在校人数：175 人。

师资：49 人，其中教授 28 人，21 人为其他职称。有一名全职教师负责医学教育。

运营经费来源：主要为学费，总额约 17 850 美元。

实验室设备：化学、病理学、组织学和细菌学的教学实验室配置足以满足常规教学，而后三门学科的教授还拥有专用实验室。解剖学的教学条件较差，仅有一间普通的解剖室和一间授课教室，内有一个纸制模型、若干图表、一套残缺不全的骨骼，以及一些零碎的骨头。缺乏生理学和药理学实验的教学条件。实验动物是按需取用。有一间小标本馆和小图书馆。校园内有售考试指南。

临床设施：学院与几家医院合作以获得其临床资源，但其使用受到习惯限制。主要的教学医院离学校 2 英里远，尽管有 90～100 张床位可供病房教学使用，但学生却不能在医院的临床实验室实习。而其他医院的机会则可忽略不计。

医学院教学楼中安排了几间面积较大且条件齐全的房间，用于门诊业务，每天安排一小时供教学使用。门诊量还不错。

调查日期：1909 年 4 月。

小　结

内布拉斯加和大多数西部州一样，内布拉斯加大学是实现高水平医学教育的希望所在。尽管克雷顿医学院争取到捐助建设新楼，但州内明显没有其他大学有望在医学院上投入远超学费收入的资金。不过，内布拉斯加大学要面对的问题并不简单。虽然该校已承诺将招生标准提高到具备两年的大学教育水平，但本州法律甚至还未将高中学历作为招生标准。要以支持内布拉斯加大学为由来修订法律也应该难度不大，毕竟顺势医学院没有多大影响力，而克雷顿医学院已承诺在 1910 年提高招生标准。

更加令人困扰的问题是内布拉斯加大学医学院分设奥马哈和林肯两个校区，而且两者之间自行其是。如果我们关于异地校区的观点是正确的，那么内部拉斯加州必须选择要么完全放弃临床教学，要么选择目前利用率不高的两个校区之一重组一个完整的医学院。目前看来在奥马哈市建立一个完整的医学院最为可行。

新英格兰地区（New England）

之所以将马萨诸塞州、缅因州、佛蒙特州、新罕布什尔州、康涅狄格州等地的医学院（共计 9 所）一并而论，是因为当地各大名校重点培养本地学子，其生源 85% 都来自新英格兰地区。目前该地区医生人口比例为 1∶592（不含整骨医生），达到供过于求的地步。而且由于当地人口增长缓慢，这一比例在一代人的时间内几乎没有改善的可能。医生的分布情况也在预料之中：城市和小镇的医生密度均过高[1]。

由此可以清楚看出，新英格兰地区近期需要的并非是更多医生，而是尽快着手对现有医生队伍进行升级换代。要实现逐步重建医生队伍的目标，有必要尽早对法律法规进行调整。以马萨诸塞州为例，该州是依然允许未毕业学生参加行医执照考核的三个州之一，而这一做法不利于医学教育的进步。为保证公众利益，应该制定法律，规定（执照考生）不仅要毕业自信誉卓著的医学院，还应该借鉴康涅狄格州的成功经验，设定这些医学院招生标准的最低门限并辅以适当的惩戒警示。此外，还应授权和规定州卫生局将教学条件较差的医学院的毕业生拒之（行医执照考试的）门外。当然，全面而实用的考试会进一步帮助卫生局等部门淘汰未经良好培训的医生，以保障公众健康福祉。

如果现行法律规定将充分具备物理、化学和生物学知识作为医学院招生的最低标准——这在新英格兰地区完全可行，而在明尼苏达州和印第安纳州则属未知之数。这一改革势必导致医学院在校人数迅速萎缩而使得培养质量得以大幅提高。州卫生局等部

1　以下随机选取若干城镇为例：

州	人口医生比	城镇	人口	医生人数
马萨诸塞州	1：67	安塞特（Onset）	621	4
		韦斯特波特（Westport）	900	3
缅因州	1：600	萨科（Saco）	6270	14
		斯普林菲尔德（Springfield）	582	2
		里斯本福尔斯（Lisbon Falls）	200	3
新罕布什尔州	1：651	森特维尔（Centerville）	88	2
		里斯本（Lisbon）	2100	0
		奥福德（Orford）	794	3
佛蒙特州	1：554	普莱恩菲尔德（Plainfield）	940	3
		纽黑文（Newhaven）	640	3
		伦道夫（Randolph）	3000	8
康涅狄格州	1：740	斯蒂夫尼仓（Stefney Depot）	420	2
		萨菲尔德（Suffield）	3400	7
罗德岛	1：724	森特勒尔（Centerdale）	270	2
		桑顿（Thornton）	415	2
		威克福德（Whickford）	1515	4

门和考生们对于部分医学院的教学条件将持更加审视的态度，可能推动改革向以下方向发展：像波士顿内外科医学院这样的一无是处者将被立即淘汰；达特茅斯学院、鲍登学院和佛蒙特大学势必撤销其临床医学部，因为其完全没有条件涉足医学教育，如果无法为学生提供优质教育从而有违公众利益的话，院校招牌也不足为凭。这些医学院创办至今完全倚赖课堂教学，由此在诸多小城镇和其他地方赚得盆满钵满。如今它们不得不转型以临床实践方式教授临床医学，但却既无必备的临床资源也无资金。鉴于存在更好的选项，学生们和公众凭什么仅仅为了维持这些院校的生存而做出牺牲？而让这些小型医学院转型去培养乡村执业全科医生的论点，也会被一个不争的事实所否定：这些医学院无法将劣等生源培养为具备诊疗产科、传染病和门诊常见小病能力的医生，更无法满足乡村地区的需求。

波士顿一地是否应继续维持两家普通医学院（哈佛和塔夫茨），也是一个颇值商榷的问题。虽然塔夫茨的招生标准为高中毕业水平，其实名实不符。严格执行这一标准（而未真正执行的原因不言自明）将大幅减少录取人数，而且势必因招生标准进一步提高而每况愈下。该校运行完全仰赖学费收入，但仅此根本无法满足时下的合规需求。因其当前生源盛景全拜其滥竽充数的低招生标准所赐，所以一旦这一条件不复存在，该校很难避免窘境。其走出困境的唯一出路，就是不再指望学费收入覆盖一切成本，首先获得足够的社会捐赠建设好自己的实验室，然后落实附属医院的。

但我们为什么要选择代价如此高昂的措施呢？如果新英格兰地区未来只需要高水平医生，最快而省钱的方式就是完善哈佛医学院，发展耶鲁医学院，而不是勉力维持一些低水平院校。无论过往情况如何，时下已无须借助本地院校间竞争来暴露问题和推动改革了。在（新英格兰这样）更大范围内，科研和教育界的激烈竞争，自然会发挥更好的激励作用并减少资源浪费。因此，当务之急就是在新英格兰地区立法提高医学教育标准，以及帮助哈佛医学院拥有自己独立的临床教学基地。耶鲁医学院也在稳健地向此方向发展。新英格兰地区医学教育发展重任，将长期由此两家医学院承担。

新罕布什尔州（New Hampshire）

人口：443 140。
医生人数：680。
比例：1∶651。
医学院数量：1 所。

汉诺威（Hanover）

人口：1951。

■ 达特茅斯医学院（Dartmouth Medical School）

成立于 1798 年，是达特茅斯学院的医学部。

招生标准：4 年高中教育水平。

在校人数：58 人，91% 来自新英格兰地区。

师资：24 人，其中教授 17 人，7 人为其他职称。2 名教授全职教授医学科目，包括病理学、细菌学和生理学。化学、植物学、胚胎学和比较解剖学由达特茅斯学院的常规实验室教授教授。10 名临床教授和一名讲师为临时聘用性质。

运营经费来源：医学院所需资源由达特茅斯学院资助。学费收入约 5583 美元。

实验室设备：学院为病理学、细菌学、组织学、生理学以及学院的医学课程提供了优质的实用型实验室。每名学生在其第二学年都可以在病理学实验室，以助理身份工作 4 个星期从而获得宝贵的实践经验。解剖学由一位医生教授，尚未按现代方式改革。学院拥有不错的图书馆，藏有书籍和国内外现刊。

临床设施：非常有限。学院拥有一家40张床位的医院，其中24张床位为优惠价收费，可供教学使用。某种程度上自费病例也可供教学使用。最影响该医院教学价值的是其手术病例高达80%。学生们可以充当手术助手，但是临床教学的核心，即充足的内科门诊教学机会，依然十分匮乏。

另一个拥有14张床位的独立病区有时也可用于示教。学生们必须前往波士顿或纽约，方可获得产科教学机会。这里每年有12~14例尸检。

学院没有门诊部。

调查日期：1910年3月。

小　结

达特茅斯学院的一二年级课程大多已达到高标准现代医学教育的水平，但其临床教育发展遇到了严重的瓶颈。学院所在村落地处偏僻，周边人口稀少，在南北100英里范围内的人口仅有约5万。吸引手术患者固然不难，但内科患者会很多吗？当然不会！除非大大增加对医生薪水和医院开销上的投入。而规定必须在一间大医院进行第五年实习的举措能在多大程度上解决当地临床资源不足的问题，仍属未知之数——成败主要取决于能否为此落实相关医院。可以明确的一点是，该学院现状难以为继。由于其在1910年要求入学前有两年的大学教育，学生要花6年才能拿到医学学位，而在其中的内科教学机会则十分有限。可以预言，其目前的情况使得学院很难在第三年和第四年留住学生。

（更多内容详见"新英格兰地区"）。

纽约州（New York）

人口：8 706 039人。

医生人数：14 117。

比例：1：617。

医学院数量：11 所，另有 4 所研究生院。

奥尔巴尼（Albany）

人口：101 461

■ **奥尔巴尼医学院（Albany Medical College）**

成立于 1838 年。挂名联合大学医学部（Union University），但实际上为独立院校。

招生标准："纽约州立大学理事会医学生证书"（Regent's Medical Student Certificate）。

在校人数：180 人，91% 来自纽约州。

师资：94 人，其中教授 16 人，78 人为其他职称。其中化学教授、生理学副教授和本德实验室（Bender Laboratory）的主任并不是医生。

运营经费来源：实际上只有学费，总额达 20 276 美元，已转交学校 10 000 美元作为建设基金的起始投入。

实验室设备：与学院相距甚远的本德实验室拥有足以支付保险费与维护费用的捐赠基金，该实验室可用于病理学、细菌学、组织学（不包括胚胎学）、临床显微镜学的授课以及少量生理学的展示教学。不设药理学课程。实验室主任在奥尔巴尼医院及其他医院兼任病理学家，因此可提供尸检教学机会。该实验室现在基本是通过向卫生局等途径筹钱来实现经费自给自足。而学院在为实验室提供了所有装备后，时下支持仅限于保持其运转。所以，实验室几乎没有进行中的研究项目。

医学院楼里为化学和生理化学配备了条件良好的实验室，而其常规解剖室则配有一些图表和模型，除此之外再无其他设备。因为学院的政策是保证为师资队伍年度分红，使得实验室部门遭到冷落。

临床设施：临床教学主要依赖于奥尔巴尼医院，大概有 200 张可用床位但其中四分之三的都是手术患者，内科和外科教学每 3 个月轮转一次。在普通内科时，学生们诊治分配给他们的患者；在普通外科时，学生只有"见习"的机会。产科病区属于禁入，但是进修生却可以观摩免费患者的诊治。其他医院可对产科、儿科、精神疾病等学科的教学予以补充。

学院有两个门诊部：位于医院的那间无足轻重；南端门诊部则有充足的患者且运行有序。

调查日期：1910 年 1 月。

布鲁克林（Brooklyn）

人口：1 543 630。

■ 长岛学院医院（Long Island College Hospital）

成立于 1858 年，为独立院校。

招生标准："纽约州立大学理事会医学生证书"。

在校人数：360 人，89% 来自纽约州。

师资：94 人，其中教授 9 人，85 人为其他职称。学院没有全职讲师。

运营经费来源：学费收入，总额达 61 398 美元。实际上还会通过下述在实验室和临床部分的操作来获取更多。

实验室设备：由 131 000 美元赠款建设的霍格兰实验室（Hoagland Laboratory）是附属于学院的独立院校，其中一套房间用于病理学、细菌学和组织学教学。因此学院无须承担为这些学科购置设备及教学开支的费用。该实验室可提供常规的教学机会，但完全缺乏科研及其教学。

学院本身拥有一个状况良好、管理上乘，且配有各类图表和模型的解剖室，以及两间管理良好的普通化学实验室。

学院没有图书馆、标本馆、生理及药理实验室，但会提供生理学示教课程。由于节省了实验室费用，学费收入可用于其他开支。此外，每年结余会用于给师资队伍分红。学院的设施全部仰赖捐款支持，否则宁肯阙如。

临床设施：毗邻的长岛学院医院与学院为同一个法人单位，医院的 200 张床位可用于教学。但这家新建医院并未按现代医学教育的理念设计，实验室严重不足，标本要交由学生带到学院楼去做检验。

学院可以使用耗资 50 万美元（其中 40 万为捐赠）建设的波尔希默斯诊所（Polhemus Clinic）用于门诊部教学。

包括学院和门诊部的整个园区状况甚好。

调查日期：1909 年 3 月。

布法罗（Buffalo）

人口：401 441。

■ 布法罗大学医学院（University of Buffalo Medical Department）

成立于 1846 年。注册名为大学的布法罗大学其实徒有其表。医学院、法学院、牙医学院和药学院不过是借用大学的招牌，实际上各行其是，均以学费为唯一经费来源。

招生标准：规定为"纽约州立大学理事会医学生证书"，相当于高中学历。

在校人数：193 人。

师资：97 人，其中教授 38 人

运营经费来源：学费收入，总额达 31 984 美元

实验室设备：学院拥有符合常规水平的解剖室设施，也有普通的化学、细菌学和病理学实验室和一些简陋的生理学教学设施。调查发现，学生几乎没有亲自动手做实验的机会，也没有药理学

实验室。"全职"教师们除了医学授课外，还有其他职责：病理学和细菌学教授还负责学生注册，化学实验员还在药房工作，解剖教师兼职牙科。学院的标本馆很小，但图书馆水平不错，含德文和英文现刊，存书达 8000 册，由一名图书馆员管理。

临床设施：学院的临床教学主要依赖于毗邻的布法罗总医院（Buffalo General Hospital），有约 200 张病床可供病房示教。病历由实习医生负责记录。医学生们经手的实验室检验与具体患者脱节，临床显微镜学的内容另行在学院讲授。传染病学为理论课。产科轮转安排不佳。除了布法罗总医院，学校在 4 英里外的布法罗县立医院安排了每周一次的门诊教学，在 1.5 英里（约 2.4 公里）外的希斯特医院（Sister's Hospital）安排四次门诊教学。

尽管城市规模不小，但学院门诊部却破败不堪。每学年门诊量约 3000 人次，主要就诊为皮肤、眼科和耳科患者。由于缺乏规范化病历，这里无法给出明确数字。诊所条件极其简陋。病历只是写在不同记录本上的简短铅笔笔记，通常没有索引。临床业务如此轻率肤浅，势必对学生的培养产生恶劣的后果。宣传册上却宣称，门诊教学为必修课，所有学生"都会在病史采集与记录方面接受充分培训"。

调查日期：1909 年 10 月。

纽约（New York City）

人口：4 563 604。

■ 内外科医学院（College of Physicians and Surgeons）

哥伦比亚大学医学部，成立于 1807 年，1860 年附属于哥伦比亚学院，1891 年成为哥伦比亚大学直属学院。

招生标准：必须获得含物理和化学在内的"纽约州立大学理事会医学生证书"。在目前一年级的 86 个学生中，48 人有学士学位，11 人以上完成了至少两年的大学教育。因此该学院已经基本符合完成两年大学教育的招生标准，该标准拟在 1910—1911 学年实施。

在校人数：312 人，56% 来自纽约州。

师资：176 人，其中教授 38 人，138 为其他职称。

运营经费来源：学院拥有总额达 832 351 美元的特殊捐赠，学费收入总额达 75 500 美元。年预算为 239 072 美元，包括斯隆产科医院（Sloane Maternity Hospital）和范德比尔特诊所（Vanderbilt Clinic）的运营费用。

实验室设备：学院实验室拥有现代化的设备和管理，由全职讲师授课，还有充足的助手。各学科的教学和研究因此办得有声有色。解剖教学尤其值得称道，其设施堪称全美最佳。学院缺乏一个大型图书馆，各学科院所及学生自习室提供图书和期刊。

临床设施：学院位置极佳，坐落于其直辖掌控的斯隆产科医院（现已包含妇科）和范德比尔特诊所（门诊部）附近。二者在患者关爱和临床教学上都按现代化标准执行。

在其他方面，医学部也要面对位于纽约市的医学院均会遇到的问题，详见后述。简而言之，众多医院提供了丰富的临床资源，但诸多局限却会对其科研与教学用途造成较大影响，不利于实验室研究和临床教学的紧密结合。医学部无法实现其权利：贝尔维尤的市立医院按照常规制定了合格且实用的安全守则，却被弃之不用；而在其他医院则完全按当事人喜好掌控。医学院最近在多家医院获得了临床实习许可。

调查日期：1909 年 10 月。

■ 康奈尔大学医学院（Cornell University Medical College）

成立于 1898 年，为康奈尔大学直属学院。

招生标准：三年的大学教育水平。

在校人数：207。

师资：132 人，其中教授 32 人，100 人为其他职称。

运营经费来源：学院获得大笔捐助。纽约校区的预算为
209 888 美元，学费收入为 24 410 美元：伊萨卡（Ithaca）校区的
预算为 32 840 美元，学费收入可忽略不计。

实验室设备：学院位于纽约的实验室设备和管理总体而言比
较现代化，不过对解剖学和化学实验室的投入则逊于生理学和病
理学实验室。解剖学教授是一名执业外科医生。其他实验室的教
授则为全职并配有得力助手，以便全身心投入教学和研究。尽管
学院与伊萨卡校区距离较远，但还是全面接纳了大学的教育理念。
这一方面可以归因于具体交流活动，而另一方面，则可以归因于
选派了热衷科研的教师队伍，他们从大学获得了优厚待遇以协助
其传播落实大学的教育理念。康奈尔大学的伊萨卡校区也提供了
一年级的医学课程：在这里组建的解剖学科和生理学科团队可谓
完美，同时配有专用的辅助教学人员，以及专门的基金支持。

临床设施：临床教学主要在学院对面的贝尔维尤医院进行，
在此可拥有与哥伦比亚大学和纽约大学同样的待遇。教学服务的
涵盖范围尚可，下文将讨论相关的局限因素。其他多家合作医院
虽然有助于增加临床资源的数量，但教学往往存在诸多限制条件，
因此妨碍了实验室和临床间的紧密结合。

学院楼中设有一个高水平、运行良好的门诊部。

调查日期：1910 年 2 月。

■ 纽约大学和贝尔维尤医院医学院（University of Bellevue Hospital Medical College）

1898 年通过纽约大学医学院（1841 年成立）和贝尔维尤医院
医学院（成立于 1861 年）合并成立，现属纽约大学。

招生标准：要求获得"纽约州立大学理事会医学生证书"，相
当于 4 年高中教育水平。

在校人数：408 人，74% 来自纽约州。

师资：164 人，其中教授 37 人，127 人为其他职称。

运营经费来源：学院主要依靠学费收入，总额达 76 115 美元，

另有总额约 11 000 美元的捐赠收入。

　　实验室设备：各实验室间水平参差不齐，原因在于学院资源不足以对各学科实现统一投入水平。病理学实验室的组织管理完善发展，设备足以支持教学和科研使用，而其他学科则高度重视教学条件而忽视科研考量。病理学、生理学、药理学和化学等学科由全职教师负责。解剖学，包括组织学和胚胎学也已经按同样的标准重建。时下的基建工程有望大幅增加实验室面积。

　　临床设施：临床教学主要在学院对面的贝尔维尤医院进行，在此可拥有与哥伦比亚大学和纽约大学同样的待遇。教学服务的涵盖范围尚可，下文将讨论相关的局限因素。其他多家合作医院虽然有助于增加临床资源的数量，但教学往往存在诸多限制条件，因此妨碍了实验室和临床间的紧密结合。

　　学院楼中设有一个高水平、运行良好的门诊部[1]。

　　调查日期：1909 年 11 月。

■ 福特汉姆大学医学院（Fordham University School of Medicine）

　　成立于 1905 年，为福特汉姆大学直属学院。

　　招生标准：略高于 4 年高中制教育水平。

　　在校人数：42 人，83% 来自纽约州。

　　师资：72 人，其中教授 32 人，40 人为其他职称。聘用两位全职讲师。大学内设有全职教师讲授化学和生理学课程。

　　运营经费来源：学费，总额达 7330 美元（按 1908—1909 学年估算），辅以每年数千美元的大学通用基金投入。

　　实验室设备：化学和生理学教学条件如上述。病理学、细菌学和组织学的设备可供少数学生日常教学使用。解剖学教学课程仅限于解剖大体。学院拥有收藏现刊的图书馆。

1　译者注：本处临床设施介绍与康纳尔大学医学院的基本一致，除了"与 XX 大学同样的待遇"这一句，原文如此，两校是否都有"令人满意、运行良好的门诊部"待考证。

临床设施：大部分的临床教学由毗邻的市立医院，即福特汉姆医院，承担。学院对其员工无任免权力。通常，医学院也会与市内各处的其他医学院合作以获取充分的临床资源，但整体上缺乏统筹和管理。

福特汉姆医院合作的门诊部运营良好且前景看好。

调查日期：1909 年 10 月。

■ 纽约医学院及妇科医院（New York Medical College and Hospital for Women）

教授顺势疗法的独立院校，成立于 1863 年。

招生标准："纽约州立大学理事会医学生证书"，相当于 4 年制高中教育水平。

在校人数：24 人。

师资：45 人，其中教授 23 人，22 人为其他职称。没有全职教师。

运营经费来源：学费，总额达 2545 美元

实验室设备：病理学 – 细菌学 – 组织学、化学 – 生理学和解剖学各有其装配喜人而维护良好的实验室。设备简单但不过时。还有一间校图书馆，一些解剖图表以及若干正常与病理组织的标本。据称尸检材料稀缺。

临床设施：医院与学院同处一栋楼，拥有 35 张教学床位，大部分收治外科患者，此外还在其他私立或公立医院的轮转安排。医学生轮转不涉及传染病诊治。

学院楼的一层主要是门诊部。

调查日期：1909 年 10 月。

■ 折衷医学院（Eclectic Medical College）

成立于 1865 年，为独立院校。

招生标准："纽约州立大学理事会医学生证书"。

在校人数：96 人，84% 来自纽约州。

师资：45 人，其中教授 16 人，29 人为其他职称。没有全职教师。

运营经费来源：主要为学费收入，总额达 8311 美元。

实验室设备：可满足常规教学的化学实验室使用频率较高。其他设施相对薄弱：仅有一个房间用于细菌学、组织学、病理学和临床显微镜学教学，再加上解剖室就是医学院的所有实验设施。没有标本室，但学院有少量模型、医用材料柜、立体投影仪。图书馆规模较大，但鲜有近期藏书。

临床设施：未设有折衷医学医院。学生每周两个下午去拥有 80 张免费床位的西德纳姆医院（Sydenham Hospital）实习；还与一些普通诊所有合作。学院楼里有一间小门诊部，外部的门诊部也在使用中。临床设施的范围和管理都相当匮乏。

调查日期：1909 年 3 月。

■ 纽约顺势医学院和福勒尔医院（New York Homeopathic Medical College and Flower Hospital）

成立于 1858 年，为独立院校。

招生标准：纽约州立大学理事会医学生证书。

在校人数：159 人，88% 来自纽约州。

师资：65 人，其中教授 31 人，234 人为其他职称。化学、生理学、病理学和细菌学教授为全职。

运营经费来源：学院与医院实行合并预算，总体拥有 60 万美元的社会捐赠，作为拥有 125 张免费床位医院的运营费用。医院配有急救设施的门诊部等。学费收入总额达 18 658 美元。

实验室设备：解剖实验室设备先进且状况良好，还配有解剖用模型和骨骼；设有一间专用化学实验室，一个带有小标本馆的组织和病理学实验室；另外还有细菌学和生理学实验室，设备水平一般。学院有一间存书数千册的图书馆。

临床设施：虽然学院拥有教学医院，但目前尚未组织临床教学以充分利用这一资源。病历管理混乱，缺乏临床实验室，但目前正在得到改善。

门诊部门诊量很大。

调查日期：1909 年 12 月。

锡拉丘兹（Syracuse）

人口：127 281。

■ 雪城大学医学院（College of Medicine Syracuse University）

成立于 1872 年，为大学直属学院。

招生标准：除了提供"纽约州立大学理事会医学生证书"之外，还须完成一年理科课程。证书需经教学管理部门审核。在目前首批执行该政策的一个 40 人班级中，20 人有一年及以上的大学教育经历，其他人由高中或预科学院提供各学科学习证书。

在校人数：151 人，90% 来自纽约州。

师资：57 人，其中教授 15 人，42 人为其他职称。基础医学课程由全职教师授课。

运营经费来源：收入几乎全部来自学费，总额达 28 861 美元。

实验室设备：大学实验室中化学实验室得到高度重视。解剖学、生理学、病理学（包括临床显微镜学和细菌学）条件也足以满足教学需求。医学院的收入长期合理地投入以发展各学系。科系均由全职教授负责，且均配备得力助手。学院图书馆状况良好，由一名图书馆员来管理，但没有标本室。

临床设施：临床设施尚未达致其实验室部门同等的现代化标准，量与质上均有不足。学院主要依赖于两家当地医院，有约 150 张床位可供内科、外科、儿科的病房和床旁教学，其中以外科为主。医院没有可用学生利用的临床实验室。可在其他医院获得常规实习机会，但产科教学机会匮乏。

学生们可在市立门诊部实习，但其教学意义十分有限。门诊量在 1 万人次左右，但其病历虽然系统有序却过于简略，如此水平的实习无助于学生养成仔细认真的习惯。负责临床教学的教师们显然对此不以为意。

调查日期：1909 年 10 月。

医师进修学院（Postgraduate Schools）

■ 布鲁克林医师进修学院（Brooklyn Postgraduate Medical School）

成立于 1907 年。

招生标准：拥有医学博士学位。

在校人数：很少，随时可见的不过 4 ~ 5 名学生。

师资：52 人，其中教授 19 人，33 人为其他职称。

运营经费来源：学费。

实验室设备：无。

临床设施：学院的研究生课程主要开设在威廉斯堡医院（Williamsburg Hospital），而其大部分病例为外科。医院条件较差，教学设施匮乏，甚至没有临床实验室。

此校是纽约州的耻辱。其合法性来自州教育局所颁发的有限办学许可（limited charter），但其存续依赖于市政府的补助。但批准如此医学院就是一个错误，该市现在也不应承认它。

调查日期：1910 年 1 月。

■ 纽约医师进修学院（New York Postgraduate School）

成立于 1881 年。

招生标准：拥有医学博士学位。

在校人数：冬季在校人数平均为 90 人，夏季为 50 人。常规课程为 6 周以临床实践为主的短期课程。以前盛行被称为"全科"（general）的课程安排。目前各专科均有需求，且内科课程的发展也逐步达到外科规模。

师资：156 人，其中教授 38 人，118 人为其他职称。

运营经费来源：该学院长期匮乏有效资源，但最近获得一笔 160 万美元的捐赠，在偿还债务并完成必需的基金工程后，尚结余 40 万美元的可用捐赠款。

实验室设备：十分匮乏。仅有一个房间供实验室教学，未发现进行实验的迹象。

临床设施：研究生院附属医院拥有现代化建筑和良好的管理。目前拥有 225 张床位，75% 用于免费患者。新楼建成后会还会增加 170 张床位以及更多的临床和实验室教学空间。也与其他医院合作开展临床教学。

该校有一间不错的门诊部，门诊量很大。

调查日期：1910 年 1 月。

■ 纽约综合诊疗中心医师进修学院（New York Polyclinic Medical School and Hospital）

成立于 1881 年。

招生标准：拥有医学博士学位。

在校人数：一般有 25 人到 50 人。

师资：149 人，其中 24 人为教授，125 人为其他职称。

运营经费来源：学费。

实验室设备：有一间供临床业务用的病理实验室。

临床设施：研究生教学设在纽约总医院（拥有 100 张床位）、门诊量巨大的门诊部及数量可观的合作医院，本校教员可在合作医院中任职。教学以实践为主。

调查日期：1909 年 12 月。

■ 曼哈顿眼耳喉医院医师进修学院（Manhattan Eye Ear and Throat Hospital Postgraduate School）

成立于 1869 年，为独立院校。

招生标准：拥有医学博士学位。

在校人数：平均为 12 人。课程为 1 到 6 个月及以上不等。出勤 3 个月以上的同学可以被选为临床助理。

师资：11 人。

运营经费来源：学费和捐赠收入计 17 万美元，后者的孳息可支付按揭款项。

实验室设备：共有两间实验室，一个病理实验室，另一个为细菌学实验室。

临床设施：学校拥有一家出色的现代化医院，内有 125 张床位。教学包含示教和实践机会，但临床助理获得的机会更多。

门诊部每日门诊量很大。

调查日期：1910 年 4 月。

小　结

　　纽约州在医学教育事业上既有双重责任也有双重机遇。首先是有责任为本州培养所需的大部分医生，此外还要为相邻各无医学院的州（如新泽西等）培养相当一部分医生。但是因为本州的 11 所医学院对于培养医生过分投入，使得纽约州和邻近各州都出现了医生供过于求的现象[1]。这也让该州成了全美最利于改革之处：人口分布相对合理，交通方便，道路条件良好，教育资源充足，医生过剩。在纽约市，哥伦比亚大学、纽约大学以及纽约市学院（免费）都可以满足医学院的 2 年大学教育的招生标准。市外的部分学生也可在康奈尔大学学习后达到此标准。

　　但纽约州完全有条件做出比培养医生（或培养优秀医生）更大的贡献。其拥有的众多医院和大学资源，应使它成为美洲大陆的柏林或维也纳；成为医学发展的真正动力；成为医生在繁忙日常工作之余充电进修、焕发职业青春的中心；成为内陆各医学院（匹兹堡、安娜堡、麦迪逊和艾奥瓦）毕业生获得科研和临床经历的中心。但是这一历史机遇却从未得到充分发挥。其研究生院规

1　以医生人口比为证：纽约州 1∶617；新泽西州 1∶950；特拉华州 1∶906；康涅狄格州 1∶740；罗德岛 1∶724；佛蒙特州 1∶534。

模很小，大型医学院却大多并无临床方面的贡献。原因何在？

这就有必要追根溯源了。那些时下自称大学医学部的机构均为私营起家，从未获得过政府的大笔资金支持。而且它们过去和现在都要在彼此之间争夺临床资源：你无我有或是你有我无。例如，贝尔维尤医院采用的就是一种分肥制的权宜之计：安排两所医学院的医学生见习，阻止其他医学院入局，再设一个局外人组成的委员会对此进行监管。大型私立医院完全凭据个人喜好任命医生职位，而医学院要获取临床资源就不得不与这些人讨价还价。专业和机构间的争夺塑造了这些医院的运作模式，使得临床师资队伍组成的首要考虑因素变成个人好恶而非科研或教育考量。毫无疑问，如果哥伦比亚大学、纽约大学和康奈尔大学如今拥有独立人事权的话，还是有一部分现有临床教师会被留任。但从根本上讲，这不过是某种运气成分而非自然选择的结果：这些临床教师仅仅是恰好在医院中担任重要职务，而并非因其能力出众而被现有体制选拔任命。如果这些人从医院离职，继任者的选拔也不会依据其科研水平而定。

如果医院情况如此，则医学院也难逃厄运。此刻各医学院要想实现其教学理念、政策或建立组织完善的学系，只能全凭运气。稳定持续的医疗服务、临床带教人员和解剖教学分处一地的状况，也许可暂且维系。但有利因素会转瞬即逝，医学院会随时如履薄冰。一次意外就可能打乱现有安排，让整个"医学部"沦为操守和追求各异的学科混合体。事实上，目前大多数医学院的情况就是如此：虽然多个内外科教授同处一地，却极度欠缺团队合作。

尽管关注点多年来并未改变，但医学院的立场却已不同往昔。肯定会有一些教授只将培养医生视为己任，而将创造知识视为其他机构的事情，但是大学一、二年级的培养情况却提出了一个新的使命。由于病理学家和细菌学家将其科研成果递棒给临床医生，临床医学不得不面对更加尖锐地挑战。这些挑战和问题只能由医学教师们来研究和解答，而他们为此必须适应完全不同的环境。按照目前的权宜之计，相互竞争的医学院可以在同一家医院授课，但这种局面极其不利于临床医学家的工作。

我们已为纽约的各医学院提出如下两个目标：其一，必须培养出足够的医生；其二，必须大力促进医学科学的进步。如果前述观点是正确的，那么这些医学院就必须实现这两个目标。在州内现有的十一家医学院中，只有那些理念正确的大学医学部才有生存发展的机会。而在纽约市之外，只有雪城大学医学院希望尚存。布法罗医学院、奥尔巴尼医学院和布鲁克林医学院已是明日黄花，因为这三家甚至尚未脱离瓜分学费的阶段。雪城大学医学院虽然学费收入比它们少，但将所有收入都投入到基础学科的发展上并且获得了社会各界的支持。

在纽约市的医学院中，哥伦比亚大学和康奈尔大学两家的医学院现在拥有足够资金支持。尽管这两个医学院尚未获得足额社会捐赠，但其需求迟早会得到满足。纽约大学医学院地位的稳定性则远逊于此。该医学院目前得以维持的核心，是坚持低于科研和教学要求的招生标准。但历史进步的潮流无人能够抗拒。首先是其科研人员会对低招生标准带来的种种弊端心生不满，遑论人心思变的进步潮流。该院能否提供招生标准而获得生存机会，主要取决于能否在今后数年中获得足够的社会资助。当地的其他医学院迄今都高度匮乏稳定生存必需的各类财源。

尽管医学院数量减少使得局面逐步明朗，但临床资源短缺的困难依然紧迫。医学院间的竞争虽然小了，但人际和专业间的竞争仍然存在。为什么无教职的员工就必须退休而为有教职者让位？局面陷入了无解的僵局。医学院的教师不能只考虑教学——现实不允许。如果将医学院的数量削减到了两三个，其临床师资队伍可能依然由同一批但能力更强的人构成。如果出现此等局面，医院和医生自然会拒绝向大学屈服，如此一来大学就无法放手对临床学系进行改革。教职员工无疑会联合起来，共同抵制大学引入外来临床教师的做法。医院职工一般不会给新的临床师资队伍让位，因为这些人缺乏足够的科研和教学优势，而现有教职员工也不会为了这些来顶替他们职位的人而向大学让步。

此等局面也许可以通过合作来缓和解决，随着医学院数量减少，至少矛盾和冲突会有所减轻。市属医院的临床教学，可以用某种联盟的方式合理安排。这些大医院所拥有的各类资源，也可以统一管理成为大型研究生和专科临床教学机构。而统一组织管理带来的共享利益和大型机构的美誉度，也会大大减轻市政当局承受的压力，避免了多家医院同时培训医学生所产生的矛盾。这样的改革必然会将当下的研究生院融入期望的大学模式中。

上述改革完成之后，医学院依然需要合格的教学医院，一方面保证能够对本科生进行有序的教学管理，另一方面学生自选的导师也在深入参与临床科研。这样的教学医院不仅必须与医学院毗邻，而且必须在交流合作上能够与实验室紧密结合。以哥伦比亚大学为例，其所有医疗和教学条件都可以来自罗斯福医院：这家综合医院位于街道一侧，而科研实验室、门诊部和妇产医院就在另一侧。这些机构的有机结合，完全可以形成一个紧凑而完整的理想教学基地。但是这些机构未能按照理想模式组合，实为错失天赐良机。放眼世界，机构之间分分合合也许无关紧要，但在改革的成败攸关之际，其中利害足以超越所有个人历史得失。

大学医学部和基金捐款建立的医院之间应该形成从属关系。这方面的成功案例可参照凯斯西储大学和湖畔医院（Lakeside Hospital）的合作以及多伦多医学院与市立医院的合作。纽约市有十余家医院，每一家都具备成为名至实归的优质教学医院的条件。无论从哪个角度来说，有机整合都会对其综合实力的增加有益无害。这些医院在治病救人的日常业务上已游刃有余，深得患者信赖。但为何止步于此，而不更上层楼呢？在纽约，这些医院在各界人士中都广有盛名，他们的行为也当之无愧，那么是智慧不足还是欠缺想象力让他们无法摘取更高一级的桂冠？原因也许是两者兼备。否则就不会拒绝对医院的员工实行人性化管理制度。在两者相互关联的医院管理和师资安排问题上，人性化制度构成了对纽约医学教育进行改革的前提条件。纽约各家医院完全可以在医学科研上赢得一席之地，而完全无须顾及此举是否会影响其在本地的美誉度和服务病弱人群的能力。它们有条件与英国盖伊医院（Guy's Hospital）、英国圣巴多罗麦医院（St Bartholomew's Hospital）、英国爱丁堡皇家医院（Royal Infirmary of Edinburgh）、柏林夏里特医院（Charité of Berlin Hospital）、巴黎主宫医院（Hôtel Dieu Hospital）、西奈山医院（Mount Sinai Hospital）、长老会医院（Presbyterian Hospital）、圣卢克医院（St. Luke's Hospital）和罗斯福医院（Roosevelt Hospital）等一样，不仅在科研领域成绩卓著，也能在临床领域名闻遐迩，正如那些圣彼得堡、维也纳、爱丁堡、圣路易斯和旧金山等地的名医们，甚至能让身处纽约东区的寡妇患者们耳熟能详。斯隆产科医院为一个学系所做出的睿智之举，综合医院也能为普通内科和外科做到。纽约的一流大学值得信赖，可以承担起有机整合所赋予的机遇与责任。即便医学院一时无法融入大学，为医学教育捐的款也必须投向大学拥有绝对影响力的教学医院。有谁会认为这样的教学医院水平会不如前述的独立医院？或者认为大学医学院独立招聘的师资会不如按目前方式招聘的人员？

现在的问题是时不我待：哥伦比亚大学和康奈尔大学已经拥有医学研究生院，其实验室能够培养出高水平学生，所以也应同时为其提供同等质量的临床教育，但是这两家大学目前都力有不逮。因此，在大学和教学医院之间建立紧密的隶属关系，或为教学医院争取足够的捐赠以及建立科研型师资团队，已成为时下最紧迫的任务。

北卡罗来纳州（North Carolina）

人口：2 142 084。

医生人数：1761（美国医学会记录）；1932（波尔克医学记录）。

比例：1：1216（美国医学会记录）；1：1110（波尔克医学记录）。

医学院数量：4 所。

教堂山（Chapel Hill）

人口：1181。

■ **北卡罗来纳大学医学院（University of North Carolina Medical Department）**

是一所不完全学制学校，成立于 1890 年，隶属于北卡罗来纳大学。

招生标准：完成一年大学课程，但在实行该制度的第一阶段并没有严格执行。

在校人数：74 人，95% 来自北卡罗来纳州。

师资：15 人，其中 10 名教授参与医学院教学工作。授课教师均为受过培训的全职教师。

运营经费来源：经费纳入大学预算，为 12 000 美元。学费收入为 6500 美元。

实验室条件：实验室总体上说能够满足小规模学生的日常教学需求。实验器材能够进行病理学、细菌学、组织学、生理学和药理学等课程。解剖学的教学条件较差，可以提供动物进行实验。大学的综合实验室条件极好，每年有少量经费购买书籍或订阅期刊。实验室的工作井然有序，符合现代化的标准。

调查日期：1909 年 2 月。

夏洛特（Charlotte）

人口：36 320。

■ 北卡罗来纳医学院（North Carolina Medical College）

成立于 1887 年，从 1893 年起授予学位。是一家股份制公司；凡是教授均为股东，如获得一致同意则教授职位亦可出售（从未被否决过）。

招生标准：形同虚设。

在校人数：94 人，其中 87% 来自北卡罗来纳州。

师资：32 人，其中教授 19 人，其他职称 13 人。

运营经费来源：学费收入，总计约 8345 美元，其中一大部分需要用于偿还修建教学楼的分期贷款及其他债务。

实验室条件：医学院仅有一个条件十分简陋的化学实验室，其中仅有一套试剂；有一间破败不堪的解剖室，而且病理学、细菌学和组织学实验的设施也极其简陋。没有标本室、图书馆及其他任何辅助教学设施。甚至无法进行尸检。

临床设施：医学院以定期付费的方式在一家有 35 张床位的黑人医院获得每周四次门诊教学机会。与其他医院的联系不值一提，且产科患者极少。

医学院教学楼内设有一简陋的门诊部，虽然就诊患者稀少，但拥有多个房间。

调查日期：1909 年 2 月。

维克森林（Wake Forest）

人口：900。

■ 维克森林大学医学院（Wake Forest College School of Medicine）

不完全学制，成立于 1902 年，隶属于维克森林大学。

招生标准：完成两年大学课程的标准基本落实，但受到当地参差不齐的中学教育水平影响颇大。

在校人数：53 人。

师资：6 名全职教师参与学院的工作；其中 2 人全职进行医学

教学。

运营经费来源：经费纳入大学的预算。学费收入总计为 2225 美元。

实验室条件：这所学校规模虽小，但就目前而言，其实验室堪称典范。各方面的条件和布置都很用心且充满智慧。解剖室一尘不染且无任何异味，解剖的大体以公认最先进的方式保存。独立的实验室设备完善，可供本科生进行细菌学、病理学和组织学课程的日常学习，附近还有一间教师专用实验室。化学课在仪器齐全的大学实验室进行；供生理学课程使用的设备较少；没有供药理学使用的设备。学校还有一个小标本室；提供动物、图册和书籍。

调查日期：1909 年 2 月。

罗利（Raleigh）

人口：20 533。

■ 伦纳德医学院（Leonard Medical School）

黑人学校，成立于 1882 年，隶属于萧尔大学（Shaw University）。

招生标准：低于四年制高中毕业水平。

在校人数：125 人。

师资：9 人，其中教授 8 人，其他职称 1 人。

运营经费来源：主要来自学费和捐赠，共计 4721 美元，几乎所有收入都用于支付临床医生的工资。

实验室条件：拥有一个整洁且修缮良好的解剖室、一个规模较小的化学实验室及少量供病理学课程使用的仪器。没有图书馆、标本室及其他教学辅助设施。很明显，医学院虽然为慈善性质，但支付临床医生薪酬的政策占用了大笔资金。

临床设施：几乎可以说是形同虚设。可以使用一家有 16 张床位的医院，在调查时有 3 名患者住院。没有门诊部。但目前有

3000 美元可供建造一家新的医院并改善实验室条件。

调查日期：1909 年 2 月。

小　结

北卡罗来纳州在医生人口比例方面相对较好；但这可能在一定程度上是因为无执照及未注册的医生可以在偏远地区自由行医。但是，为了让这些偏远地区拥有医生而保持低标准是于事无补的，因为毕业生们宁愿挤在医生已供过于求的小城镇，也不愿被分到偏远地区去。可以断言，所有条件稍好的地方医生均已供过于求。如果（该州能采取一些举措），例如州立大学的招生标准规定毕业后必须在州内行医，就不会影响偏远地区拥有基本的医生人数；供过于求时就不应招生。

我们提出的标准或是任何实际落实的标准，都会迅速使像位于的夏洛特简陋医学院一样难以为继，而且州内的临床医学院将消失殆尽。维克森林大学和北卡罗来纳大学的两所不完全学制医学院，目前所拥有的资源尚可支持合格的教学工作，两者均将完成一定年限的大学教育作为招生标准。此举是否应在当下向南方拥有医学院的大学普及？在试图回答这个问题之前，需要指出这个问题有两面性。一方面，遵循接受过大学教育的入学标准对于医学课程的均衡发展至关重要；另一方面，只要设施和教学水平发展到一定的水平，优质的医学课程实际上是可以面向高中毕业水平的学生的。这里要提出的问题是，大学如何做才符合所在州的最大利益？是以高标准培养少数医生，还是依据本州整体条件首先以高中毕业生为招生标准办学，再逐步在经济更发达地区提高招生标准？虽然密歇根大学不久前才将完成一定年限的大学教育作为招生标准，但该校在此前实行较低标准时就已经成为实力雄厚且在当地口碑极好的大学。毫无疑问，当下该校提高标准之举完全正确，甚至应该早些如此。麦吉尔大学和多伦多大学的经验和密歇根大学目前的教学质量和影响力都表明这样一个事实：

较低的招生标准亦可实现较高的教学水平，但不能作为教学质量低下的借口，即便大学因地处偏僻而不易提高招生标准，也能为其学生提供优质水平的教学。对于南方各州最重要的问题在于，到底是让优质大学拥有足够生源以打垮营利性的私营医学院，还是为少数人提供高水平教育，而放任绝大多数学生接受质量极低的教育？这一难题非常值得仔细思考。

位于罗利的黑人医学院值得一提。这家慈善性质的学院已运营了差不多三十年了，但是硬件设施几乎为零。医学院的收入本应用于内部建设，但却用在了校外，为那些自认为是在从事慈善事业的临床医师支付各类费用。真正的慈善事业的做法与此截然不同。事实上，罗利医学院除非投入巨资否则无法维系其临床教学。向两所具有发展潜力的医学院，即位于华盛顿的霍华德医学院和位于纳什维尔的梅哈里医学院伸出援手才是帮助黑人的正途。

北达科他州（North Dakota）

人口：536 103。
医生人数：552。
比例：1∶971。
医学院数量：1 所。

大福克斯（Grand Forks）

人口：12 602。

■ **北达科他州立大学医学院（State University of North Dakota）**
成立于 1905 年，不完全学制学校，隶属于州立大学。
招生标准：完成两年大学课程。

331

在校人数：9 人。

师资：9 位教授和 7 位讲师参与学院的工作。细菌学教授是州细菌学家（State Bacteriologist）。

运营经费来源：医学院接受大学的通用基金资助。预算总计 12 000 美元；学费收入为 450 美元。

实验室条件：细菌学实验室同时也是该州的公共卫生实验室，设备齐全且使用频率很高。常规水平的大学实验室也为教学提供了良好的条件。对于一些具体医学课程，如生理学、病理学和解剖学等，所能提供的实验设备则十分有限。当然，使用实验室的学生不多。图书馆和标本室已启用。

调查日期：1909 年 5 月。

俄亥俄州（Ohio）

人口：4 594 240。

医生人数：7838。

比例：1∶586。

医学院数量：8 所。

辛辛那提（Cincinnati）

人口：353 108。

■ 辛辛那提大学俄亥俄 – 迈阿密医学院（Ohio-Miami Medical College of the University of Cincinnati）

于 1909 年通过院校合并成立，隶属于辛辛那提大学。

招生标准：完成四年制高中教育或具备同等学力。

在校人数：197 人，其中 80% 来自俄亥俄州。

师资：126 人，其中教授 50 人，其他职称 76 人。有 9 位内科学教授和 9 位外科学教授（不包括妇科学）。有 3 位全职教师。

运营经费来源：主要来自学费，总计 26 345 美元（估计）。

实验室条件：辛辛那提大学最近才获得对医学院的完全控制权，因此现在以批判的眼光去盘点医学院的情况并不公平。医学院已经配备了一套足够进行病理学、细菌学和生理学日常教学的现代化设备。这些课程由全职的具有现代化意识的教师讲授。化学课程包括生理化学，也在大学内由全职讲师进行授课。还没有开展解剖课。

临床设施：之所以说临床设施同样也处在过渡阶段，不仅是因为医学院最近才成立，更是因为辛辛那提市刚开始兴建一家医院，而该医院与辛辛那提大学的关系尚未明确。目前的主流意见是让两家机构之间尽可能形成紧密关系，以便开展教学。在这种情况下，辛辛那提大学就必须在其校园内重组其各医学部。虽然众多医学院已然不复存在，但其遗留下来的教授职位依旧保留。但是为保证医院设施能实至名归并得到合理使用，仅可为各学科设置一个教授职位，例如仅有一位内科学教授、一位外科学教授等。

医学院门诊部的组织架构有待完善。

调查日期：1909 年 12 月。

■ 折衷医学研究所（Eclectic Medical Institute）

于 1845 年注册建立，是一所独立院校。

招生标准：对于俄亥俄州的学生，需要完成四年制高中教育或具备同等学力。对于其他州的学生则无须遵守相同标准。

在校人数：86 人。

师资：24 人，其中一半是教授。没有教师全职进行教学。

运营经费来源：学费收入，总计 7500 美元。

实验室条件：医学院新建了一栋大楼，可供基础无机化学课程进行实验室教学，也设有条件不错的解剖室；同时还有专用的组织学、病理学和细菌学实验室，但较为简陋。有一个小标本室和少量藏书，没有其他教学辅助设施。教学课程未分级。

临床设施：医学院毗邻的西顿医院（Seton Hospital）是其附属医院。该院有 60 张床位，其中可使用的不超过 24 张，且大部分是手术床位，几乎无法提供任何临床教学资源，主要教学形式是在环形剧场授课。

医学院规定二年级学生要在市立医院公共门诊学习，但该医院从未有折衷科医生出诊，学校对此也并无安排。

医院拥有一个就诊人数很少的门诊部。

调查日期：1909 年 12 月；1910 年 4 月

■ 普尔特医学院（Pulte Medical College）

顺势疗法医学院。成立于 1872 年，是一所独立院校。

招生标准：完成四年制高中教育或同等学力。

在校人数：16 人。

师资：36 人，其中教授 24 人，其他职称 12 人。

运营经费来源：学费收入，总计 1325 美元（估计）。

实验室条件：实验室设施简陋的超乎想象。解剖室位于一间昏暗的地下室房间。截至本次调查之日（12 月 14 日），虽然解剖学课程一直在上，但是当年的解剖工作却尚未开始。病理学和细菌学实验室就是一间摆有少量病理标本和仪器的房间，里面杂乱无章。化学实验室里设有一些实验台，上面摆有试剂瓶，但绝大多都是空的。教工办公室有一些旧书。没有见到图表、标本室、模型或其他教学辅助设施。

临床设施：此前在与实验室同一栋楼内有一家医院，但是现已关闭。学校声称在一些私人机构开设门诊，但是主要针对手术患者且并不免费。除了参与在市立医院阶梯教室内的诊治，尚不清楚普尔特医学院的学生是否可以经常参与医院的病例诊治。

教学楼内有一个条件极差的门诊部。

调查日期：1909 年 12 月。

克利夫兰（Cleveland）

人口：522 475。

■ 克利夫兰顺势疗法医学院（Cleveland Homeopathic Medical College）

成立于 1849 年，是一所独立院校。

招生标准：完成四年制高中教育或同等学力。

在校人数：46 人。

师资：61 人，其中教授 30 人，其他职称 31 人。

运营经费来源：学费收入，总计 5750 美元。

实验室条件：该校拥有一个条件良好的生理学实验室，其中正在进行的教学效果较好。包括化学、解剖学、病理学和细菌学等其他课程的教学条件，勉强过得去。在办公室里有几箱过时的医学书。

临床设施：完全依赖于 3 英里外市立医院，医学院拥有其中五分之一的临床资源。教学楼旁还有一家顺势疗法医院，曾经和医学院关系很紧密，但现已分道扬镳了。

医学院教学楼地下室和一层的几个房间作为门诊部。房间的设备条件很差，且没有完整或持续的病案记录。

调查日期：1909 年 12 月。

■ 西储大学医学院（Western Reserve University Medical Department）

成立于 1843 年，1881 年加入西储大学，目前为西储大学直属学院。

招生标准：完成三年大学课程。

在校人数：98 人，其中 70% 来自俄亥俄州。

师资：100 人，其中教授 18 人，其他职称 82 人。除了解剖课外的实验课程，均由全职教师授课。

运营经费来源：学院获得捐赠总计 784 865 美元。学费收入为

11 000 美元。预算为 63 000 美元。

实验室条件：学院的实验室条件极好，所有基础学科的教学科研都可以在此很顺利地开展。定向捐款保证了实验医学部门的发展。藏书、标本室和其他教学辅助设施都很丰富，随时可供师生使用。

临床设施：医学院的教员也是湖畔医院的职工。后者是一家私立医院，开放 215 张床位，无论就医环境还是医疗设施均为一流。医学院在该院内建立了一个临床实验室，保证了临床和实验室工作的紧密结合。医学院与医院的关系也变得越来越密切，对双方的发展均有裨益。如果纽约、波士顿、芝加哥等地的医学院和医院之间能复制这种关系的话，获益颇大。

此外，医学院还在市立医院、慈善医院和圣安产科医院（St. Ann's Maternity Hospital）等机构进行临床教学。因此可以说，医学院拥有所有必备的教学条件。医学院现在需要的只是获得更多捐款，以保证临床教师的教学时间。

医学院也可与在湖畔医院一样，使用湖畔门诊部的优越临床设施。就诊患者人数众多且来源广泛。慈善医院也有一个条件很好的门诊部。

调查日期：1909 年 12 月。

■ 内外科医学院 [1]（College of Physicians and Surgeons）

成立于 1863 年，1896 年冠名为俄亥俄卫斯理大学（Ohio Wesleyan University）医学部。

招生标准：完成四年制高中教育或同等学力。

在校人数：89 人，92% 来自俄亥俄州。

师资：59 人，其中教授 18 人，其他职称 41 人。没有全职教师。

运营经费来源：仅依靠学费收入，总计 9520 美元（估计）。

---

1 截至本报告付梓之际，该校已经宣布与西储大学医学院合并。

实验室条件：实验室条件仅能满足化学、解剖学、细菌学和病理学的日常教学使用。可供实验生理学使用的仪器设备很有限。没有标本室，几乎没有藏书和其他教学辅助设施。

临床设施：医学院一年中有四个月在市立医院和一些私立机构拥有临床教学机会，但绝大多数都是手术患者。虽然医学院可使用的临床资源不少，但所受限制条件大大削弱了其价值。所有医院都离医学院很远，而且其实验室不对学生开放。因此教学主要以演示为主，且不具有连贯性。学生无法直接接触患者或系统性地随诊患者。产科仅提供门诊服务。

门诊部规模很小且管理混乱，就诊人数也很少。

调查日期：1909 年 12 月。

哥伦布（Columbus）

人口：158 649。

■ 斯塔林 – 俄亥俄医学院（Starling-Ohio Medical College）

1907 年通过合并组建，是一所独立院校。

招生标准：完成四年制高中教育或具有同等学力。

在校人数：220 人。

师资：60 人，其中教授 32 人，其他职称 28 人。没有教师全职进行医学教学。一些实验室课程由俄亥俄州立大学的教师讲授。

运营经费来源：仅依靠学费收入，总计 27 500 美元。

实验室条件：医学院的实验室规模很大。实验室设备齐全，可供解剖学、化学、生理化学、细菌学、病理学和组织学的日常教学使用。没有开展实验药理学课程。雇用学生为实验室助理。未见任何开展原创性研究的证据。医学院拥有图书馆、标本室和其他教学辅助设施。

临床设施：医学院拥有两家医院，其中一家医院只有 40 张可用床位，可能会引入现代教学方法。另一家医院是一个天主教机构，有 150 张床位。两家医院的建筑设计、组织结构和设施条件，均未将基本教学条件考虑在内。未设传染病病区。到目前为止，该市尚未给贫困患者提供良好的医疗设施。但此类患者可以前往州立医院就诊。

医学院门诊部的临床资源丰富，但缺乏设备、组织架构和监管。

以上情况可以在一定程度归因于将两所医学院合并为一所致。但采取一些强有力的措施也许能够产生积极的改变。

调查日期：1909 年 12 月。

托莱多（Toledo）

人口：178 753。

■ 托莱多医学院（Toledo Medical College）

成立于 1883 年，是托莱多大学（Toledo University）的医学部，属于性质待定的市立机构，缺乏经费来源。

招生标准：完成四年制高中教育或同等学力。

在校人数：32 人。

师资：48 人，其中教授 16 人，其他职称 32 人。没有人全职进行医学教学。

运营经费来源：仅依靠学费收入，总计 3240 美元（估计）。

实验室条件：医学院没有可以被称为是实验室的地方。一些互不连接、状况破旧的房间里，设有一些简陋的仪器，可进行化学、解剖学、病理学和细菌学课程。教室内几乎空无一物：没有图表、骨骼标本、骨架模型或标本室。办公室里有一个小图书馆。

临床设施：医学院的临床条件极度缺乏。此前可在县立医院开展门诊教学，但这层联系由于领导更迭被切断了。但医学院依旧可以使用两家医院的资源：学生在其中一家医院可参与包括内外科在内的少量门诊工作；而在另一家医院则可每两周参与一次外科门诊。但两家医院现有资源均无法完全用于教学。

在大学教学楼内有一个简陋的小型门诊部。

调查日期：1910 年 2 月。

小 结

俄亥俄州的八所医学院中有一所地位已稳固，另外两所也有望如此。鉴于该州正在加大对其他五所医学院的法律监管力度，所以有充分的理由认为，这些医学院近期也不得不遵从有关法律的规定，但目前尚不清楚法律为何要对这些医学院从宽处理。虽然俄亥俄州经济发达、欣欣向荣，且拥有众多中学，但接受州财政资助的医学院之间一直在相互竞争，大大影响了组织框架的系统性。而且每个仅需一名医生的专业领域，都有两三名医生竞争。目前该州已具备条件，立即落实将四年制高中毕业作为医学院的招生标准，然后着手像印第安纳州刚宣布的那样提高医学院录取门槛。

该州在医学教育领域实力最强的大学为：克利夫兰的西储大学，哥伦布的俄亥俄州立大学和辛辛那提的辛辛那提大学。西储大学毫无疑问前程远大，时下已全国闻名。该校克服了在临床资源方面的困难，为业界创造了一个可资参照的先例。然而，该校的财力与其应有的地位和理念相差甚远。如果能够充分认识到其价值，必然会对其地位提升给予重大帮助。

俄亥俄州在医学教育和公共卫生领域肩负重任，而且因为该州三所州立大学中最重要的一所正确地选址在哥伦布市，大大减轻了承担起这一责任的难度。至于其他州立大学，涉及的主要是资金与理念的问题。加强斯塔林－俄亥俄医学院的设施难度不大，其目前不高的教学地位可以迅速提升；如果获得训练有素的教师同时配备付薪助手，也完全可以对其实验室进行整合、改造和重组。但是临床发展面临的困难更为艰巨。如果州政府能投入所需资金，目前的新教医院（Protestant Hospital）有可能发展成一所合格的教学医院。但如何招聘具备现代知识的临床教师的问题依然尚未解决。

辛辛那提市看来正致力于创办一所市立大学，而新建的市立医院正好可以为其医学部创造一个难得的获取临床资源的机遇。市立大学拥有两大显而易见的资金来源：首先是税款，可以用于建设可满足当地需求（工业、社会或文化）的院系；其次是乐善好施的市民捐款，这笔收入可补充税款用途，建设医学部等学系，而后者的作用和影响力必将跨越州界。因此，医学部的未来发展势必主要依靠大学私人捐助方的慷慨睿智，而辛辛那提市则可以资助该医院及其日常维护费用。面对相互间长期恶性竞争而影响了业界口碑的各医学院，这所大学成功地将其收归旗下，做出了重要贡献。当然，这些医学院为了实现合并，也在产权方面做出了巨大牺牲。但是应该补充的是，这一大公无私的态度尚未用于师资队伍的组建。虽然医学院放弃了产权，但教授头衔却仍未撤销。如果辛辛那提大学医学院的教授们此刻真的期待在自己的城市建设一所实力强大的医学院（这也是这些学校合并在一起的意义），他们就必须认识到，一所拥有九位内科学教授和九位外科学教授的医学院，只能是一盘散沙。因此，他们应当将自己的教授头衔交还大学，以便重组各个学系，由大学校董会根据各人的科学地位和教学技能，酌情将教授头衔授予最能胜任这一职位的人。

俄克拉荷马州（Oklahoma）

人口：1 592 401。

医生人数：2703。

比例：1∶589。

医学院数量：2 所。

诺曼（Norman）

人口：3389。

■ **俄克拉荷马州立大学医学院（State University of Oklahoma School of Medicine）**

成立于 1898 年，不完全学制，隶属于州立大学。

招生标准：完成一年理科专业的大学课程。

在校人数：22 名学生中仅有 2 人来自外州。

师资：教学主要由全职大学教师负责，其中两位全职负责医学院教学；学院院长是一名执业医师。

运营经费来源：医学院的经费得到大学总收入的资助，学费收入为 600 美元。

实验室条件：学院实验室条件尚可，足够满足解剖学、生理学、生理化学、药理学、组织学、病理学和细菌学的日常教学需求。州卫生局的实验室就在医学院内。学院有一个小的标本室和图书馆。

调查日期：1909 年 11 月。

俄克拉荷马城（Oklahoma City）

人口：49 899。

■ **埃普沃思医学院[1]（Epworth College of Medicine）**

成立于 1904 年，是一所股份制公司，冠名属于埃普沃思大学（Epworth University）。

招生标准：形同虚设。

在校人数：51 人。

---

1 本报告付印之际，据说该医学院已与州立大学医学部合并，由此成为一所表面完整而内部分裂的医学院。

师资：42 人，其中教授 28 人，其他职称 14 人。

运营经费来源：学费收入，总计 4285 美元。

实验室条件：实验室其实是形同虚设的；为每门学科都购置了一点仪器，但全都处于杂乱无章疏于管理的状态。

临床设施：医学院在一家私人医院进行临床实习，其中 30 张床位绝大部分是手术床位。

医学院没有开设门诊部。

调查日期：1909 年 11 月。

小　结

如果足够明智，俄克拉荷马这样的新州可以设法避免上述各州的诸多弊病。虽然这些现象已经冒头，但尚未根深蒂固。例如，包括医生在内的移民涌入速度过快，使得该州现有医生数量三倍于其需求。这些医生来自圣路易斯市、堪萨斯城和芝加哥的医学院。但如果该州希望提高医生来源的质量，就必须尽快确定标准，如①抵制商业性医学院，例如那家挂名埃普沃斯大学的医学院，以及②以同等力度拒收外地培养的庸医。只有做到上述两点，拥有大笔如税款或捐款收入的大学才会考虑在州内建设一所医学院，这才是该州发展的正确道路。

州立大学当然是担此重任的首选。该校尚属草创之初，值得大力投入。也许该校能够很快建设起俄克拉荷马城最大的医学院，在医学教育领域发挥主导作用。但如果该校无此规划的话，此项目很可能会延宕时日。由于建设一所高水平医学院代价过于高昂，可能会使大学望而却步。但如果大学不能迎难而上，可用于建设医学院的开支也许会因多个重复建设州立学院而耗竭。俄克拉荷马州现有 26 所由州财政支持的学院。在其他领域，该州人民一向善于从其他地区的发展经验中获益，而且俄克拉荷马城的建设过程也没有重蹈其他地方的覆辙。例如，城市街道一开始就由柏油铺设，大型建筑具有防火功能，拥有现代化的管道系统；居民也是一开始就使用搪瓷浴盆，而不是锡或锌制的。但是为什么他们未能避免其教育系统重蹈覆辙，犯下其他各州相继出现的各种麻烦且代价高昂的错误？只要调查了解了中西部各州过去三十年在教育界出现的问题，无须天才也能将那些教训化为普遍适用的措施。对于州立高校应集中在一个发展看好的城镇、应当禁止私立医学院等原则，人们应该早已取得共识。那些成立较早的州正在痛苦地纠正或为此前的错误付出代价。俄克拉荷马州是否也会为了满足一两个小镇居民的虚荣心，而重蹈其他各州的覆辙？

俄勒冈州（Oregon）

人口：505 339。
医生人数：782。
比例：1∶646。
医学院数量：2 所。

波特兰（Portland）

人口：131 508。

■ 俄勒冈大学医学院（University of Oregon Medical Department）

成立于 1887 年，名义上是俄勒冈大学的医学院。

招生标准：低于高中毕业水平。

在校人数：72 人，65% 来自俄勒冈州。

师资：41 人，其中教授 14 人，其他职称 27 人。无全职教师。

运营经费来源：每年从俄勒冈大学的经费提供 1000 美元的拨款；学费收入约为 8000 美元。

实验室条件：医学院设在一栋维护不善的框架结构教学楼内。有一个条件良好的细菌学实验室，由市属细菌学家（city

bacteriologist）管理。其他学科，如化学、解剖学、病理学和组织学的教学流于形式。生理学仪器很少；图书馆有 1000 ~ 1500 本书，但大部分是旧的教科书。没有其他教学辅助设施。

临床设施：医学院通过关系获准使用 2 家医院的临床资源，可供学生见习。但是学生不能使用医院的临床实验室，而且医学院也没有临床实验室。产科病例很少，完全不能满足教学需求。

门诊部的就诊人数从每天两人到七人不等。

调查日期：1909 年 5 月。

塞勒姆（Salem）

人口：7287[1]。

■ 威拉米特大学医学院（Willamette University Medical Department）

成立于 1865 年。从各方面来说都是一所独立院校，并非如校名呈现的那样。

招生标准：低于高中毕业水平。

在校人数：29 人，86% 来自俄勒冈州。

师资：16 人，其中教授 15 人。

运营经费来源：学费收入，总计为 3580 美元（估计）。

实验室条件：医学院拥有一个设备相当齐全的实验室，供细菌学和组织学课程使用；有一个几乎没有任何实验材料且没有自来水的小实验室，供化学实验教学，此外还有一个解剖室。没有标本室、藏书及其他教学辅助设施。当我们咨询关于生理学课程时得到的回复是，"仪器都在某医生位于市中心的办公室里"。

临床设施：临床设施形同虚设。学生可以利用位于塞勒姆的一家拥有 30 张床位的医院，以及几英里外的州立收容及教养所。"内科诊疗依所见病例而定"，产科病例则"依赖于私人诊所"。

1　该数据并非来自美国人口普查局。

没有开设门诊部。

调查日期：1909 年 5 月。

小　结

这两所医学院既无资源也无现代教学理念，因此没有存在的必要。沿岸各地充斥着外来的医生；除非目前的情况得到改善，否则该州的医疗事业会停滞不前。

塞勒姆医学院已病入膏肓，无药可医。波特兰市也许未来会在异地校区建设俄勒冈大学的医学部。但是除非俄勒冈大学拥有足够资源建设一所与得克萨斯大学在加尔维斯顿资助的医学院相提并论的医学院，该校绝对不应放任当地医生打着俄勒冈大学的招牌经营一家低水平私人医学院。而且该校居然还每年从自身本已微薄的收入中，拨出 1000 美元资助这家声名狼藉的医学院，简直令人难以置信。

宾夕法尼亚州（Pennsylvania）

人口：7 032 915。

医生人数：11 056。

比例：1∶636。

医学院数量：8 所，外加 1 所研究生院。

费城（Philadelphia）

人口：1 540 430。

■ **宾夕法尼亚大学医学院（University of Pennsylvania Department of Medicine）**

成立于 1765 年，隶属于大学。

招生标准：完成一年大学课程，但可以随意录取有条件录取的学生。

在校人数：546人，63%来自宾夕法尼亚州。

师资：157人，其中教授26人，其他职称131人。实验课教师及几名助手全职进行教学和研究工作。

运营经费来源：医学院可获得大学的通用基金资助。医院和门诊部以外的预算为131 255美元，学费收入为104 612美元。

实验室条件：医学院拥有五栋设备齐全的独立实验室大楼：第一栋用于组织学、胚胎学等课程；第二栋楼全新且配置齐全，可供病理学、生理学和药理学课程使用；第三栋供化学和解剖学课程使用，楼内设有名闻遐迩的解剖标本室；第四栋供卫生学使用；第五栋楼是临床实验室，但从未获得充分资助。附近的威斯塔学院（Wister Institute）可供研究生进行解剖学研究。学院拥有一个出色的图书馆。医学院最近专门外聘了生理化学和实验医学教授，加强了医学院的科研实力。整体而言，医学院的硬件环境颇为出色。

临床设施：大学医院与实验室相邻，有350张病床，其中280张可供教学使用；另有一个单独的妇产科，有50张床。医学院也可以充分使用其他几家医院的资源，特别是费城总医院（Philadelphia General Hospital）和宾夕法尼亚医院（Pennsylvania Hospital），并可在宾夕法尼亚医院进行校外教学。最近成立的菲普斯结核病研究所（Phipps Institute for tuberculosis），现已成为医学院临床部门的组成部分。因此，医学院的临床设施完全满足所有必要的需求。

医学院开设有两个门诊部，其中一个在大学校内，另一个在离大学有一段距离的地方。因此，医学院可以通过门诊部获得充足的临床资源。

调查日期：1909年3月。

■ 杰斐逊医学院（Jefferson Medical College）

成立于1825年，是一所独立院校。

招生标准：完成高中教育或同等学力。纽约州以外的所有独立医学院校中，该校是录取的学生学历是最接近其宣称的招生标准的。但是，医学院欠缺一个机构来评估考生的中学学历是否合格。录取者中大多接受过大学教育。

在校人数：591 人，其中 57% 来自宾夕法尼亚州。

师资：122 人，其中教授 22 人，其他职称 100 人。7 名讲师全职工作。

运营经费来源：仅依靠学费收入，总计 102 995 美元。医学院的部分收入用于偿还修建教学楼的分期贷款。医院有独立的经费来源。

实验室条件：医学院拥有一栋造型美观的教学楼，为解剖学、生理学、化学、病理学、组织学、细菌学和药理学课程设有专用实验室。总的来说，实验室设备现代化，足以满足本科生教学需求。解剖学和细菌学学系等部分学系还在开展其他教学活动。空间和条件欠缺使得医学院只能开展本科生教学。医学院拥有一个条件甚好的图书馆、标本室和其他教学辅助设施。

临床设施：杰斐逊医院（Jefferson Hospital）有着现代化的外观，有 223 张教学床位，附属于医学院，毗邻实验教学楼。设有一个门诊部，为医院提供了丰富的病源。有 17 张床位的妇产科专用一栋楼。学生获准随意进出医院病房及临床实验室。

医学院校区总的来说既现代化又紧凑。

调查日期：1909 年 3 月。

■ 费城内外科学院（Medico-Chirurgical College of Philadelphia）

成立于 1881 年，是一所独立院校。

招生标准：低于四年制高中毕业水平。

在校人数：480 人，82% 来自宾夕法尼亚州。

师资：109 人，其中教授 23 人，其他职称 86 人。没有教师全职进行教学；但如果把口腔和药学系也算在内的话，有 3 名教师全职负责教学。

运营经费来源：学费收入，总计 48 281 美元。

实验室条件：生理学、化学、病理学和细菌学的实验室设备齐全，可进行一般本科生的教学。解剖学课程仅限于大体解剖，解剖室内配有一些图表和模型，解剖学教授为执业医生。没有标本室，仅有基本的病理学标本。大学俱乐部内设一个图书馆。口腔、药学和内科专业的许多课程都是混班教学。学生助理没有报酬。除了细菌学，其他学系很少或基本没有进行原创性科研工作；医学院高度重视实践练习的有效性。

临床设施：医学院全资拥有一间医院，有 180 张可用床位，毗邻医学院的其他教学楼。附近的产科医院（Maternity Hospital）可承接经阴道分娩和剖宫产。教学方式与其他医院无二。

门诊部就诊量很大。

调查日期：1909 年 3 月。

■ 天普大学医学院（Temple University Department of Medicine）

成立于 1901 年。

招生标准：低于四年制高中毕业水平。

在校人数：136 人。

师资：85 人，其中教授 15 人，其他职称 70 人。无全职教师。

运营经费来源：仅依靠学费收入，总计 17 000 美元（估计）。

实验室条件：医学院的实验室设备十分匮乏，一些学系甚至可以说是相当简陋。有一个普通的基础实验室进行化学实验；一个配有少量仪器的房间可以进行组织学、病理学和细菌学教学。而生理学课程则只有示教设备。解剖室条件很差。医学院有一个小标本室和一个有几千卷多语种藏书的图书馆，但没有其他教学辅助设施。口腔、药学和医学专业学生混班上课。

临床设施：医学院可使用两家小医院的临床资源，但几乎五分之四的患者都是手术患者。门诊部的就诊量很大。

调查日期：1909 年 3 月。

■ 哈内曼医学院及医院（Hahnemann Medical College and Hospital）

成立于 1848 年，是一所独立院校。

招生标准：低于四年制高中毕业水平。实际操作中可能远低于此，因为大部分文凭仅由秘书评估。

在校人数：182 人，61% 来自宾夕法尼亚州。

师资：72 人，其中教授 27 人，其他职称 45 人。仅有 1 名全职教师。

运营经费来源：学费收入，总计 18 500 美元。

实验室条件：医学院拥有一个普通的化学实验室，此外还有一个配有少量仪器的实验室可供组织学和生理学课程；有一个设备相对齐全的实验室可以进行病理学和细菌学课程。解剖室整洁无异味。同时开设常规的药学和顺势疗法药学课程。有一个规模很大且保存很好的标本室。

临床设施：医学院与哈内曼医院（Hahnemann Hospital）有合作关系，其中约有 150 张床位。但没有床旁教学。患者会被用轮椅推入环形剧场。学生无权使用临床实验室。

门诊部的就诊量很大，因此成为大部分学生接触患者的唯一场所。

调查日期：1909 年 3 月。

■ 宾夕法尼亚女子医学院（Women's Medical College of Pennsylvania）

成立于 1850 年，是一所独立院校。

招生标准：完成高中教育或同等学力。

在校人数：125 人。

师资：52 人，其中教授 25 人，其他职称 27 人。有 1 名全职教师，有些教师在其他医学院教授实验课程。

运营经费来源：学费收入，总计 15 480 美元；捐赠收入总计 13 820 美元。

实验室条件：医学院的实验室条件简单但配置合理，可供生理学、细菌学和病理学、组织学和胚胎学、化学、药学及解剖学课程使用；实验室得到充分的使用。有证据表明，医学院现有的资源得到了充分利用。医学院设有一个实用的图书馆和一个合格的标本室。

临床设施：医学院正在新建一所医院，其中部分已经投入使用。这家医院及其目前借用的建筑可容纳 27 张床位。除了 16 张产科床位外，医院还开设产科门诊。定期进行查房，即进行病例讨论。补充性质的临床学习机会和其他医院类似。医院的门诊服务相当不错。

调查日期：1909 年 3 月。

■ 费城骨病医学院（Philadelphia College and Infirmary of Osteopathy）

成立于 1898 年，是一所独立院校。

招生标准：形同虚设。

在校人数：126 人。

师资：18 人，其中教授 11 人，其他职称 7 人。

运营经费来源：学费收入，总计 18 900 美元（估计）。

实验室条件：医学院的实验室条件非常简陋。其中包括一个组织学实验室，目之所及只有一个小型离心机值得一提；在阴暗的地下室有一个供基础化学使用的小实验室；在一栋曾为马厩的昏暗的楼宇中，设有一个恶臭不堪的解剖室。除了一些粗糙的图表、一个模型和一个骨架外，没有任何供病理学、生理学或细菌学课程使用的设备，也没有任何藏书、标本室，或其他教学辅助设施。医学院拥有三间互不相连的教室，其中仅有一些基本的家具。

临床设施：医学院宣传手册中并未标明医院的地址，大致是在离医学院几个街区之外的地方；医院有 3 张床位，据称有 200 名患者每周来两次或三次接受治疗。手册中声称其学生有权"在大学医院（University Hospital）、杰斐逊医院（Jefferson Hospital）等医院观摩手术"。但事实并非如此，因为医院将学生们视为外来人员，从而无法享有任何权利或特权。

调查日期：1910 年 1 月。

匹兹堡（Pittsburgh）

人口：570 065。

■ 匹兹堡大学医学院（University of Pittsburgh Medical Department）

成立于 1886 年；1892 年起附属于匹兹堡大学，1909 年起正式成为匹兹堡大学的直属学院。

招生标准：完成四年制高中教育或同等学力。

在校人数：315 人。

师资：103 人，其中教授 43 人，其他职称 60 人。有 5 名全职教师和 1 名研究助理。

运营经费来源：学费收入，总计 48 500 美元。

实验室条件：医学院在一年之内进行了一次彻底的改造。能在如此短的时间内进行一次彻底的内部清理整顿真是令人赞叹。就在一年前，在匹兹堡大学接管医学院之际，所谓的实验室肮脏破败又杂乱无章，条件差到无以言表。从去年秋季学期开始实行目前的管理制度以来，医学院的招生录取工作得到了更严格的监管；教学楼的条件也变得极好；化学、生理学、细菌学和病理学实验室已经改造，并配备了用于教学和研究的现代化仪器；已订阅国内外期刊；一间井然有序的自习室已经建好以替代那间去年曾有"近五十把木椅损坏"的休息室。医学院已聘请了多位接受过现代化培训并具备现代理念的全职教师。此举之所以更值得称赞，是因为医学院的经费来源只有学费收入。尽管医学院完全依赖学费收入弊端甚多，但该校的经验证实了我们的观点，大多数医学院只要对学费收入合理规划、精打细算，也可以极大地改善目前的状况。

一座新楼正在建造中。

临床设施：医学院可以使用多家医院比较丰富的临床资源，但须遵守一些常规性的限制。因此，其临床教学和其他学校一样，属于七拼八凑组合而成，唯有产科例外。医学院拥有一家有 34 张床位的妇产医院，这家医院在一年前仍然是杂乱无章的，但在过去几个月里也进行了改造，变得整洁、干净、秩序井然，并新增了一间产房和无菌器械，使整体条件得到了改善。这家医院负责进行现代化的产科住院医师培训。

门诊部也同样进行了重组。安排了一名长期的护士。病案记录也按顺序整理；诊室及仪器设备也很先进，且基本上可以满足需求。

调查日期：1909 年 2 月。

■ 费城综合诊疗中心（Philadelphia Polyclincic）

一所独立的研究生院。

招生标准：获得医学博士学位（M. D. degree）。

在校人数：医学院提供 6 周到 6 个月不等的短期课程，在校人数也经常变化。每年的总在校人数约为 150 人。

师资：129 人，其中教授 29 人，其他职称 100 人。

运营经费来源：学费收入和捐赠。

实验室条件：医学院拥有一栋实验楼，可开设临床显微镜检查、外科手术等课程，这是国内其他研究生院所不具备的条件。教学以实用为导向，可供医生们不足其（本科）培训过程中存在的短板。不使用任何动物，也没有正在进行的研究。几乎没有藏书和期刊可供阅览。

临床设施：联合诊疗中心医院（Polyclinic Hospital）运营状况极好，有 81 张床位可供教学使用。病房查房时会进行示范性教学。

目前的门诊部仅有几个房间，无法接待众多患者，因此正在建造一栋新楼。

调查日期：1909 年 2 月。

小 结

从理论上看，宾夕法尼亚州的医学教育不存在任何异常情况，而且发展方向明确。但从实际角度来看，目前的情况极为复杂。各家医学院可以说拥有强大的影响力；此外，教育、慈善和政治已经交织在一起，形成一个错综复杂难以破解的利益共同体。

宾夕法尼亚州尚未建立教育体系。该州议会最近也拒绝通过一项旨在规划州内公立、中等和师范学校的法案。因此，公众对于教育的人数仍然模糊不清。尽管议会最终还是提高了医学院的入学门槛，将完成四年制高中教育或具备同等学力作为法定最低标准，但由于该州混乱的教育体系，该项政策的实施仍存在问题。

在这一问题上还有另一个问题值得担忧，即实际招生标准取决于谁来判断"同等学力"。被正式赋予此项重任的代表们通常都会高度重视医学院（实际表达或想象中的）的要求。匹兹堡代表的尺度一直非常宽松：其认同的四年制高中教育的"同等学力"甚至还不及两年制高中教育的水平。费城目前的代表是新任命的，具体评判尺度尚属未知。而且文中所述的情况是前几年的。更重要的是，一些医学院已开始自行评判文凭，只将部分其自身都不认可的文凭转交给代表评判。完全无法确定各医学院是如何在办公室里区分那些认可的文凭与需要外部认证的文凭的。

如果现在就严格执行四年制高中教育作为最低招生标准的话，全州8所本科医学院可能仅有2所可以幸免于难。即宾夕法尼亚大学和杰斐逊大学医学院，前者已超出了该标准，而后者实力足够强大，目前大部分的招生也都满足该要求，大概能够承受缩招造成的后果。匹兹堡大学高度重视捐赠方，（由于缩招导致的）所导致的赤字问题虽然生死攸关但可由其弥补，所以应该能够抵御风险。其他五所院校则前途无望；其招生标准大多为形同虚设的同等学力，因此在其目前的效率下，如果严格执行四年制高中教育的招生标准，这些机构必然濒临倒闭，遑论发展了。

鉴于局面已因为落实招生标准而大大简化，是时候考虑解决另一个问题了。宾夕法尼亚州多年来一直致力于向私人和半私人的慈善机构大笔拨款以资助建立费城的多所医学院，有些甚至能够运营自己的医院。这项谬误百出的政策会对业界产生恶劣影响。州政府无权也无必要向那些无法监管或控制的私人企业大献殷勤。宾夕法尼亚州人的生活水准已因为（政客和资本家之间的）利益置换和徇私舞弊而大受影响。对于如此大笔拨款和补贴制度是否能在短期内就被严格按所提供服务付款的支付制度所取代，人们可能并不乐观。因为这一制度过于严格，以至于各医院可能会像纽约州的医院一样，出现运营亏损而非盈利。如果该州对其慈善拨款政策如此大幅转向，那些缺乏社会捐赠渠道的医学院势必倒闭。它们不仅无法扩建医院，甚至原有医院的维护也会受影响。

显而易见，实施合理而并非过高的招生标准以及公平合理的社会慈善政策，会很快将该州的医学院数量减至两所——匹兹堡大学（条件是其能够获得捐赠）和宾夕法尼亚大学（该校用于医学教育的资源也需要增加）。如果州政府考虑周全，能够通过合并费城的三所较大医学院以腾出更多资源，则该州幸甚。清算三所医学院中的一所或两所都能释放出一笔可观的款项，用于资助合并而成的新医学院的发展。在此势不可挡的潮流之下，联合诊所不久就会倒闭。各家独立院校要获得大笔捐赠才能继续生存，但此种可能纯属天方夜谭。独立和初级的研究生教育时代正在成为过去时；未来的研究生院必然隶属于实力雄厚的本科医学院。这一局面得以逆转的唯一可能性，是独立院校获得足够捐赠（但在美国没有先例）或与费城外的某家大学结成联盟。而且目前州内没有任何一所大学拥有足够资源实现此目的。无论这些医学院独立挣扎或抱团聒噪，有关大学企图将其提升到与（该大学）其他学系相同水平的标准和理念都是徒劳。此外，因为已有两所医学院（一所在匹兹堡，另一所在费城）可以为该州培养足够的医生，所以其他大学没有理由涉足该领域——除非该校拥有充分财力投入医学教育，足以确保实现促进医学知识发展和实践水平提高的目的。

南卡罗来纳州（South Carolina）

人口：1 510 566。

医生人数：1141。

比例：1∶1324[1]。

医学院数量：1 所。

查尔斯顿（Charleston）：人口：56 659。

■ 南卡罗来纳州医学院（Medical College of the State of South Carolina）

成立于 1823 年，是一所独立院校。

招生标准：形同虚设。

在校人数：213 人。

师资：34 人，教授 11 人，其他职称 23 人。无全职教师。

运营经费来源：学费收入，总计 19 447 美元（估计）。

实验室条件：实验室设备非常简陋，仅供进行化学、药学和解剖学的基础课程教学，而解剖室条件恶劣。病理学和细菌学的教师拥有专用实验室，但学生无法使用。教学工作仅限于让学生们在显微镜下观看讲师事先准备好的切片。除了一些老旧的纸质和蜡质模型外，医学院既无标本室也无图书馆，只有一些过时的刊物。没有其他教学辅助设施。

临床设施：医学院可以使用一英里外的罗珀医院（Roper Hospital）的临床资源，该院拥有约 200 张床位，条件非常优越。我们调查时，该院有 80 名住院患者。但医院缺点在于无法吸引毕业生留下来做见习医师。产科病例很少。

医学院未在校内或其他地方开设门诊部。

调查日期：1909 年 2 月。

1　波尔克数据显示比例是 1∶1168。

南达科他州（South Dakota）

人口：498 077。

医生人数：607。

比例：1：821。

医学院数量：1 所。

弗米利恩（Vermilion）

人口：2183。

■ **南达科他州大学医学院（University of South Dakota College of Medicine）**

成立于 1907 年，是一所不完全学制医学院，隶属于州立大学。

招生标准：完成两年大学课程。

在校人数：7 人。

师资：教授 5 人，讲师 5 人，均参与学院的工作。

运营经费来源：医学院享受大学的通用基金资助，未单独编制预算。学费收入总计 660 美元。

实验室条件：医学院拥有可供实验学科的日常教学使用的基本条件。图书馆和标本室也已经开始建设。

调查日期：1909 年 11 月。

小　结

南达科他、北达科他州当机立断，抢在既得利益集团介入之前，将该州医学院的招生标准确定为完成 2 年大学教育，从而确保州立大学医学院的教学水平。该州虽然人口稀少但经济发达，无须顾虑此举会使该州出现医生匮乏的情况。相反，所采取的这一措施可以保障医生人数已两倍于实际需求的当地居民的利益。

虽然该州的医学院人数不多，但该州目前的教师队伍规模过小。和西部各州一样，南达科他州的财政支持已被多所相互竞争的州立学院所瓜分。在该州 7 所公费资助的高校中，有 3 所授予文科学士学位，其他几所争相仿效。如果这些学院在初创阶段缺乏统一协调，自顾自家相互争夺资源，局面将难以收拾。作为一个拥有 50 万人口的新区，只有集中统筹支出，方可办好一所拥有法律、医学等院系的大型州立大学。

田纳西州（Tennessee）

人口：2 248 404 人。

医生人数：3303。

比例：1：681。

医学院数量：9 所。

查塔努加（Chattanooga）

人口：34 773 人。

■ 查塔努加医学院（Chattanooga Medical College）

成立于 1889 年。是查塔努加大学的医学部。

招生标准：形同虚设。

在校人数：112 人。

师资：教师共 25 人，其中教授 11 人，其他职称 14 人。

运营经费来源：学费，总计 4290 美元。

实验室条件：医学院实验室设在一栋外观甚好的小楼中，但楼内却又脏又乱，除了一个较好的化学实验室外几乎空空如也。解剖室内仅两张台子；组织、病理、细菌学教学共用的一个房间内，只有寥寥几个未经标记的老旧标本，以及一台油浸式显微镜。

一位讲师解释说，学生们"只学习非致病微生物，不学习病原微生物"。在实验室设备方面再无其他：标本室、书籍、图谱、模型等什么都没有。

临床设施：厄兰格医院（Erlanger Hospital）在环形剧场开展教学门诊，平均每天免费接诊 50 个患者。学生不能进入病房。每年会"召集"学生见习 10 例左右的产科患者，但具体情况不清。学生不参加尸检和接诊传染病，也不会进行采血、验血、验尿等工作。学生们甚至经常因缺乏教科书，而是使用问答题代替。

目前尚未组织开展教学门诊。

这是一所典型的为穷人和偏远乡村地区而建的医学院。

调查日期：1909 年 1 月。

诺克斯维尔（Knoxville）

人口：38 328 人。

■ 田纳西医学院（Tennessee Medical College）

成立于 1889 年。是一所股份制企业；挂名林肯纪念大学（Lincoln Memorial University）医学部。

招生标准：形同虚设。

在校人数：82 人，其中 70% 来自田纳西州。

师资：教师共 31 人，其中教授 26 人，其他职称 5 人。

运营经费来源：学费，总计 4994 美元。

实验室条件：外观很漂亮，但内部很肮脏。地下室里有一间很小的无机化学实验室。病理学、细菌学和组织学实验室里只有几台显微镜、一台切片机和一些灭菌设备，没有见到培养物或病理标本。解剖室很普通，没有书籍、标本陈列室、图谱等。

临床设施：医学院紧邻一家整洁的新建医院，该院其实是教师们自己开办的私立医院，其费用来自学生们的学费。平均收治 40 名患者，没有免费病房。每周安排 5 次门诊机会，但据说门诊机会"并不经常有"。一般在出现方便安排见习的病例时，医生会把学生"叫过来"。产科方面的教学仅限于"全班观摩几次分娩"。

目前尚未组织开展教学门诊。

调查日期：1909 年 1 月。

■ 诺克斯维尔医学院（Knoxville Medical College）

招收黑人。建于 1900 年。是一所独立院校。

招生标准：形同虚设。

在校人数：23 人。

师资：教师共 11 人，其中教授 9 人。

运营经费来源：学费，总计 1020 美元（估计）。

实验室条件：无。设在一间殡仪馆的楼上。

临床设施：无。学生称 10 月 1 日到次年 1 月 28 日之间"一些学生会被带去诺克斯维尔学院医院见习"2 次。

目前尚未组织开展教学门诊。

医学院的宣传册充斥谎言。

调查日期：1909 年 1 月。

孟菲斯（Memphis）

人口：140 145 人。

■ 内外科医学院（College of Physicians and Surgeons）

建于 1906 年的一家股份制公司，现在虽然自称为孟菲斯大学医学部，但并不属实。

招生标准：无。"来者不拒，随时淘汰。"

在校人数：77 人。

师资：教师共 47 人，其中教授 22 人，其他职称 25 人。

运营经费来源：学费，总计 7400 美元（估计）。

实验室条件：医学院新建的实验楼条件甚好，为此耗费了大量学费。解剖室的设计非常现代化，由许多小房间构成，有冷热水供应。但实际解剖教学仍按传统模式进行，大体的状态腐烂不堪。良好的化学实验室足以进行化学的基础教学。病理和细菌学的设施不足，生理学方面基本没有任何教学设施。医学院里有一些藏书，但没有标本室、图谱等。

临床设施：教学课程表上显示，这半学年每周在市医院有 7 次为时一小时的门诊机会（5 次外科门诊，2 次内科门诊）。调查当天估计约有 40 张可用床位。学生们可以"观摩"产科病例。

医学院楼中安排一套房间作为门诊部。

调查日期：1909 年 11 月。

■ 孟菲斯医院医学院（Memphis Hospital Medical College）

建于 1880 年。一所股份制企业。

招生标准：形同虚设。

在校人数：442 人。

师资：教师共 85 人，其中教授 12 人，其他职称 23 人。

运营经费来源：学费，总计 34 600 美元（估计）。

实验室条件：实验室楼状态甚好，欠下大笔抵押贷款。新楼维护得很不错。化学实验室状况很好，足以进行化学的基础教学。虽然安排了一间条件很好的房间作为解剖室，但大体已腐烂。所有需要用到显微镜的实验或教学活动都在一间小实验室中进行，其中有用的器材甚少。医学院因为生源众多而获得大笔学费收入，但显然大多挪用于基建，而在教学设施方面投入甚少。教学过程未予评估。

临床设施：时间安排表上显示在市立医院每周安排 9 次每次为时 1 小时的门诊教学，临床教学资源由两所医学院共享。调查当天估计每所医学院可以使用约 40 张床位。学生们可以"观摩"产科病例。教学过程未予评估。班里学生过多，教育资源严重短缺。

学院楼内设有一个门诊部，设施匮乏，也没有系统的病历记录。门诊无法为众多的学生提供充分的临床资源，而且无法证明门诊部得到有效利用。

调查日期：1909 年 11 月。

■ **西田纳西大学医学部（University of West Tennessee，Medical Department）**

招收黑人。建于 1900 年。

招生标准：形同虚设。

在校人数：40 人。

师资：教师共 14 人，均为教授。

运营经费来源：学费，总计 2000 美元（估计）。

实验室条件：用于化学、药学和显微观察的设备极为匮乏。除此之外，房间里四壁徒然。

临床设施：学生每周两次可以到附近的一个小医院见习，有 8~10 张床位可供教学。

内设一个门诊部，但没有病历记录。

调查日期：1909 年 11 月。

纳什维尔（Nashville）

人口：107 076 人。

■ **范德堡大学医学部（Vanderbilt University Medical Department）**

建于 1847 年。是这所大学的直属学院。

招生标准：低于高中毕业水平，但也有相当一部分学生接受过高等教育。

在校人数：200 人。

师资：教师共 40 人，其中教授 17 人，其他职称 23 人。院长同时担任学系的化学教授。在这个医学教育快速变革的时代，如此人事安排对医学院的发展很不利。医学院没有全职教师。

运营经费来源：学费收入总计 26 250 美元。这一数额足以建设很好的实验室用作教学，但资金并未全部投入教学用途。医学部虽然是大学的一部分，但根据合同，需用学费收入来支付校舍使用费，而且需要按未付余额的 6% 支付利息。

实验室条件：医学院的病理学、细菌学和组织学实验室教学条件完全合格，教师认真负责。实验生理学教学开端良好。化学教学得到大学全力支持。解剖教学很糟糕，解剖学教学条件不合格，模式陈旧老套，解剖室内弥漫着恶臭。设有一间不错的标本陈列室和一个图书馆。

临床设施：医学院将其教学楼地下室改造成了一个拥有 35 张床位的病区；毗邻医学院的市立医院提供 65 张床位可供教学，但是临床教学资源匮乏。

门诊部的门诊量较大。

调查日期：1909 年 1 月。

■ 纳什维尔和田纳西大学医学部（Universities of Nashville and Tennessee Medical Department）

1909 年根据定期合同由两所大学的医学院合并而成，合同终止日期为 1912 年。两所大学分别是田纳西州立大学诺克斯维尔分校，另一所是纳什维尔大学（挂名而已）。

招生标准：低于高中毕业水平。

在校人数：207 人。

师资：共 55 人，其中教授 26 人，其他职称 29 人。教职的分布情况很能说明问题：分别是 4 名内科教授，4 名外科教授（不包括妇科）和 1 名全职教师。

运营经费来源：学费收入总计 26 000 美元（估计）以及来自两所大学各 8100 美元的资助。两所大学中，田纳西州立大学由立法拨款维持运营；纳什维尔大学则有一笔 60 000 美元的基金，每年可资助 3600 美元。

实验室条件：医学院设有一间破旧的基础化学实验室，而细菌学、病理学、组织学和生理学使用的则是半新不旧的实验设备，还有一间状况很差的解剖室。设有一个小型标本室。

临床设施：田纳西大学医学部的老楼被改建为一家有 70 张床位的医院，完全由医学院掌控。这堪称是合校以来短期内在临床资源方面最值得肯定的进步。此外，学生们也可以到市立医院学习。

医学院教学医院的一层是门诊部。虽然设备不多，但教学门诊的条件已有了较大改进。

调查日期：1909 年 1 月。

■ 梅哈里医学院（Meharry Medical College）

招收黑人。建于 1876 年。是瓦尔登大学（Walden University）医学部。

招生标准：低于四年高中毕业水平。

在校人数：275 人。

师资：教师共 26 人，其中教授 12 人，其他职称 14 人。

运营经费来源：23 946 美元，包括 35 000 美元捐助基金的收入、自由民援助协会的资助以及学费，其中学费为 20 310 美元。

实验室条件：医学院拥有条件很好的化学和生理学实验室，还有条件甚好的细菌学、组织学与病理学实验室，其中安排的动物、显微镜、切片机和病理材料都井井有条。专门安排了一栋维护甚好的建筑用于解剖教学。实验室的设备和总体情况体现出医学院和各学系负责人的热情和智慧。

临床设施：资源匮乏。学生们可以在拥有 32 张床位的慈济医院学习。

调查日期：1909 年 1 月。

小　结

虽然目前田纳西州所庇护的劣质医学院数量多于南方各州，

但未经充分了解当地条件就批评该州的做法不仅有失公允，也对改善情况毫无建树。某些要求对于辛辛那提、芝加哥或圣路易斯等州来说公平合理，却完全不适用于田纳西州。虽然应该坚持的教学理念并无二致，但对于田纳西州而言，实现这些理念道阻且长。因为医学教育支持资金匮乏，所以起点必须放低。"在现有条件下做到最好"才是目前应该对田纳西州提出的要求。

但这一要求也并未得到满足。六所白人医学院将维持各自的生存视为重中之重。一所医学院培养出的医生就能够满足整个州、甚至包括邻近各州的需求。可供医学院遴选招收的生源本来也仅可满足一所医学院，但现在却需要满足六所医学院的生源需求。所以尽管时下的招生标准已十分低下，但还得继续降低以扩大学生来源。这就导致了医学院招收的学生在其家乡并未接受过良好的教育。如此培养出来的医生，不仅有损于民众健康，还会对整个医学教育行业造成恶劣影响。

同样道理也适用于实验室和门诊教学。可用于校舍和实验室设备的资金本已少得可怜，再将其分摊到六所医学院只会雪上加霜。在孟菲斯和纳什维尔，学费本应用来为学生提供更好的教学，实际上却被用于大兴土木。两地市立医院本已规模不大，临床教学资源专供一所医学院已勉强，却还要由两所医学院瓜分。

因此，田纳西州医学教育的掌门人们在利用其有限资源方面做出了最错而非最佳选择。鉴于其各家医学院的特点，需要迅速减为一家：位于查塔努加和诺克斯维尔的医学院条件极差，应当立即关闭；孟菲斯的医学院徒有其表且唯利是图，也应停办。田纳西大学的年收入尚不足以维持其诺克斯维尔校本部的运营，所以应当放弃在纳什维尔建设一所既无法掌控也无力支持运营的医学院的计划。而建设自己的医学部的时机远未成熟。其目前四面出击而非集中兵力的做法，不利于充分运用纳什维尔现有的资源。整个业界混乱得令人费解：位于昆布兰峡谷（Cumberland Gap）的林肯纪念大学（实为一所技校而非大学）让位于诺克斯维尔的一所医学院冠名，而位于诺克斯维尔的田纳西大学在纳什维尔挂名了一所毫无用处的医学院。

如果我们的分析是正确的，那么田纳西州当今医学教育的重担应当由范德堡大学承担，原因在于仅有该校具有办好医学教育的实力。当然，这一建议并不表示范德堡大学现在就拥有大笔资金可用，也不意味着它应该不切实际地提高招生标准。总体而言，目前该校并未达到这两个标准。我们的建议仅仅表明，一所医学院即可胜任（本州的）医学教育工作；范德堡大学在纳什维尔的条件最为有利；为了公众的利益，这一任务应该由条件最合适的医学院来承担。

另外，此类安排会赋予范德堡大学以一项非常明确的责任：对在校生善尽培养职责。即在根据当地需求确定招生规模后，必须确定和实施符合当地情况的最严格的招生标准，而目前此标准为低于四年高中毕业水平。但无论设定标准如何，一旦确定其真实性和具体内容，该校就必须全力以赴提高教学水平和教学条件。这有助于弥补生源水平的欠缺。为此目的，必须大力争取获得专用于医学部的社会捐助，而且学费收入不得用于偿还各类旧债而应用于加强医学院的教学条件。范德堡大学与其医学部签订的合同应被取消。医生教师们应该对医学院教职所带来的间接利益感到满意，并且在医学教育方面全力以赴。如能将学费收入全部用于装备实验室、为基础学科聘用专职教师，以及为建设高水平门诊部提供设施和组织架构，即便依然会存在缺陷和因陋就简的情况，该医学院也将焕然一新，远胜于州内其他医学院。

以上均为我们发自肺腑的诚恳建议。州立大学和范德堡大学已无暇他顾。虽然他们所面对的局面足以让意志极其坚强的人们都望而却步，但他们依然努力工作、一往无前。只要他们能够勇敢地携手合作告别过去，就不应因过往存在的弊端而遭受苛责。过去几年来，美国的医学教育首次找到了正确的发展道路。十年后，人们应该有条件回顾总结一下，看看美国的大学是否走在了正确的方向上。

该州的三所黑人医学院中有两所毫无存在价值，而此处的梅哈里医学院是唯一值得信赖的。读者应该参阅第十四章"黑人医学教育",其中深入探讨了相关需求和不足之处。

得克萨斯州(Texas)

人口:3 780 547。
医生人数:5789。
比例:1∶653。
医学院数量:4 所。

达拉斯(Dallas)

人口:56 119。

■ 贝勒大学医学院(Baylor University College of Medicine)

成立于 1900 年。自 1903 年起成为贝勒大学医学部。

招生标准:名义上为完成三年制高中课程或具备同等学力。

在校人数:53 人。

师资:教师共 29 人,其中教授 16 人,其他职称 13 人。所有教师均为医师。

运营经费来源:学费,总计 7735 美元(估计)。医学院尚未获得来自贝勒大学的资金支持。

实验室条件:医学院拥有的新实验楼与下述医院相邻,但在调查当日其中依然家徒四壁。解剖室状况较好,化学实验室条件不错,但病理学与细菌学实验室的设施极其简陋。其他条件可谓一无所有,新建其他实验室或是维护已有的实验室条件均缺乏资金保障。

临床设施:毗邻实验楼有一个拥有约 200 张床位的新医院。其中两个免费病区中的 32 张床位可供医学院教学使用。此外附近还有一栋小楼里的黑人病区中共 22 张床位可用于教学。医院中没有临床实验室。虽然医学生可在两家医院获得临床教学机会，但是无条件接触传染病诊疗，也鲜有产科教学机会。因此，临床资源可谓非常匮乏。

门诊部新近开张。

调查日期：1909 年 11 月。

■ 西南大学医学院（Southwestern University Medical College）

成立于 1903 年。挂名西南大学医学部，其债务责任受到合同保护。

招生标准：名义上为完成三年制高中课程或具备同等学力。

在校人数：68 人。

师资：教师共 32 人，其中教授 17 人，其他职称 15 人。所有的教师均为医师。

运营经费来源：仅有学费，总计 7150 美元（估计）。

实验室条件：医学院的新楼外表美观、内部脏乱。化学实验室杂乱无章且设备匮乏，有少量新置的生理学装置，病理学和细菌学共用的实验室设施比较齐全，还有一个普通的解剖室。"阅览室"中无书可读。教室里除了几张椅子外空空如也；其中一间教室的角落里扔着一个破旧的人体模型。

临床设施：外科教学门诊每周一次，设在马路对面医院的环形剧场中。医院里有大概 50 张床位，大部分是外科患者，可为医学院提供教学。1.5 英里外的市立医院，每周也有一个下午开展教学门诊。学生们不能进行传染病相关医疗工作。两家医院里都没有临床实验室。因此临床资源严重匮乏。

门诊部新近开张。

调查日期：1909 年 11 月。

沃思堡（Fort Worth）

人口：27 096[1]。

1　未由美国人口普查局估计。

■ **沃思堡大学医学部（Fort Worth University Medical Department）**

成立于 1894 年。在一所本地"大学"挂名医学部。

招生标准：名义上为完成三年制高中课程或具备同等学力。

在校人数：100 人。

师资：教师共 47 人，其中教授 14 人，其他职称 33 人。所有的教师均为医师。

运营经费来源：仅有学费，总计 10 500 美元（估计）。

实验室条件：包括一间解剖室，一间化学和细菌学共用的普通实验室，和一间病理学和组织学共用实验室。后者中拥有少量常规设施和新置的少量生理学设施。教室里除了一个投影仪和一套破损的骨骼标本外一无所有。一间小型标本室里有些无标记的标本，此外还有一间小图书馆。

临床设施：教学楼的地下室里设有一间破旧不堪的医院，50 张床位中有 20 张免费床位。没有临床实验室。可在 2 英里外的一家私立医院每周进行一次外科门诊教学。

门诊部就诊量较大，但欠缺完整的病例索引。

调查日期：1909 年 11 月。

加尔维斯顿（Galveston）

人口：37 834。

■ **得克萨斯大学医学部（University of Texas，Department of Medicine）**

成立于 1891 年。是州立大学直属机构。

招生标准：完成后 4 年高中教育，文凭由州立大学审核。

在校人数：206 人。

师资：教师共 26 人，其中教授 9 人，其他职称 17 人。3 名教授和 7 名讲师在学系全职任教。所有讲师均为付薪员工。

运营经费来源：医学部由大学的通用基金资助。预算共 63 342

美元，其中学费共 6500 美元；此外医院的预算为 39 611 美元。

实验室条件：医学院拥有全套的高水平教学实验室，其中包括解剖学、物理学、化学、物理化学、病理学、细菌学、组织学和胚胎学实验室。一间大型病理标本陈列室，陈设美观，所有标本均有明确的分类和标签，并有索引记录。解剖标本陈列室中为方便教学，在显著位置陈列了一些特制标本。图书馆管理得当，定期收到国内外期刊。实验动物供给充裕。每层均配备得力的实验室助手。但医学院在科研方面投入不足。

临床设施：大学医院毗邻实验室，共有 155 张床位。医院管理得当，长期由一位院长管理。但医学生们并未积极参与临床工作。随着提高招生标准带来的生源质量提升，这一创新形式将得以落地。

由于缺少人手，门诊部管理混乱，就诊量不少。

调查日期：1909 年 11 月。

小　结

得克萨斯州毫无疑问拥有巨大的发展空间，因此其教育机构必须与时俱进以满足发展需求。但此刻一蹴而就地发展到足以满足一代人以后需求的水平，既不明智也不实际。当务之急是以最有效的方式满足得克萨斯州人民时下的需求。

目前该州只有一所大学有条件办好医学院，培养为得州人服务的合格医生；而州内也仅有一所医学院，有资质继续从事将医学生培训为医生的工作。这所大学就是州立大学，而这所医学院就是该校设在加尔维斯顿市的医学部。其他三所医学院无资源，无正确的办学理念，更缺乏各种实验室和临床设施。尽管设在贝勒的实验室与医院合作紧密，如能投入巨额资金资助医学教育即可充分发挥其潜力，但实际情况大相径庭。

这三所较差的医学院并无任何迹象显示，有条件熬过寒冬坚持到充满机遇的未来。三校不仅生源不足，且州内充斥其所培养的庸医。如果该州堵塞了现行标准中的漏洞，它们不久就会关张大吉。

州立大学还应该对其发展方向仔细斟酌，而且其招生标准是否明智也值得推敲。这所大学尚未完全发挥其高中毕业招生标准的潜力；其完全满足本科教学的实验室，需要在科学研究与创新方面更上层楼；其医院必须扩大规模；需要引入更有效的教学方法；教学门诊的效率低下。在计划提高招生标准之前，应该提出的问题包括，州立大学按照完成四年高中教育为招生标准的条件下就急于完全掌控局面是否明智之举，与此同时还要淘汰掉低水平医学院，让得州居民将其视为当地培养医生和承担重要的公共健康掌门人的角色。这些条件对于一个新建州而言可能过高。

同时，外界观点普遍认为，把大学医学部建在异地校区铸成大错。如果将其改建在奥斯汀（Austin），明显的利大于弊。一来城市规模较大，当地的众多州立医院均可提供更多的临床资源；二来更有利于从外地吸引和挽留教师；三来大学的氛围有利于医学院的科研环境。而继续留在加尔维斯顿，医学院是否会有创新力十分存疑。而且即便了创新环境，长期远离大学的其他学系也会使其重新滑落停滞困境。此刻就着手将州立高校集中在一处，也许还为时不晚。

犹他州（Utah）

人口：336 122。

医生人数：359。

比例：1∶936。

医学院数量：1 所。

盐湖城（Salt Lake City）

人口：65 464。

■ **犹他大学医学院**（University of Utah，Department of Medicine）

成立于 1906 年，不完全学制，是州立大学直属学院。

招生标准：完成 1 年大学教育。

在校人数：18 人。

师资：教授 6 人，其他职称 10 人，承担教学工作。所有教授均为大学教师，其中 3 名全职教授医学课程。

运营经费来源：医学院得到大学一般基金资助，其费用约为 10 000 美元，而学费收入为 1405 美元。

实验室条件：实验室设备齐全，可以进行解剖学、生理学、生化学、化学、组织学、病理学和细菌学等课程的小班常规教学。学术氛围很好。医学院拥有一些书籍、科学期刊和图谱等；标本陈列室已启用。不过，如果医学院的教学水平要匹配其较高的招生标准，则还需要获得大笔资助。

希望盐湖城能够开设临床教学，专门用于完善犹他大学在此方面的短板，从此犹他州就不会存在任何私立医学院了。

调查日期：1909 年 4 月。

佛蒙特州（Vermont）

人口：353 789。
医生人数：663。
比例：1∶534。
医学院数量：1 所。

柏林顿市（Burlington）

人口：22 690。

■ **佛蒙特大学医学院（University of Vermont College of Medicine）**

成立于 1822 年。现在是该大学的直属学院。

招生标准：低于四年高中毕业水平。

在校人数：156 人，其中 42% 来自佛蒙特州。

师资：教师共 33 人，其中教授 18 人，其他职称 15 人。13 名非常驻教师包括内科学、产科学、儿科学、生理学和病理学教授。一些非常驻教师每周会去柏林顿讲课，其他教师则将课程集中在某几周内。从未召开过全体教师大会。解剖学系有一名全职教师。

运营经费来源：学费，总计 21 388 美元。近期获得佛蒙特州拨款 10 000 美元。

实验室条件：医学院拥有一座造型美观的新实验室大楼，足以进行解剖学、病理学、组织学、细菌学、生理学和化学的常规教学。没有正在进行的科研项目。校内没有图书馆或标本室，仅有少量的教学用具，也没有实验动物。

临床设施：两家医院共 200 张床位，能一定程度上用于临床教学，但病例主要是外科的，内科和产科病例相对较少。传染病是主要的教学内容。学生们鲜有临床实践机会，患者由指定学生在一个小房间内进行问诊和查体，随后由学生在环形剧场进行汇报。大多数内科和普通外科诊室都有四年级和三年级的学生参加。

门诊部就诊人数较少。

调查日期：1909 年 5 月。

（小结请参见"新英格兰"部分）。

弗吉尼亚州（Virginia）

人口：2 032 567 人。

医生人数：2215。

比例：1∶918。

医学院数量：3 所。

夏洛茨维尔（Charlottesville）

人口：7307 人。

■ **弗吉尼亚大学医学院（University of Virginia，Department of Medicine）**

成立于 1827 年。是该大学的直属学院。

招生标准：完成一年大学理科教育。

在校人数：89 人，其中 53% 来自弗吉尼亚州。

师资：教师共 31 人，其中教授 12 人，其他职称 19 人。实验学科由 8 名全职讲师负责授课。

运营经费来源：医学院的经费需求（含医院亏损）是 52 195 美元；补足部分由大学资金补充。学费收入总计 10 060 美元。

实验室条件：三年前，这所医学院的教学方式还限于口头授课。但从那以后发生了彻底改变：所有基础学科都配备了良好的教学实验室，增加了科研经费，配备了实验设备，并由接受过现代教育和理念、积极负责的教师指导。目前主要缺乏一栋合适的实验楼和一个藏书充足的医学图书馆。

临床设施：拥有 100 张床位（其中 80 张住院床位）的大学医院是临床教师的实验室[1]。大学医院与医学院的关系以及临床教学的组织形式都无可挑剔。尽管教学资源还尚不充足，但目前正在持续增加，而且能够被有效得当地用于医学生们的医学科学技术和方法的培养中。外科在教学方面的组织性比内科更强。

有一个小型教学门诊。

调查日期：1909 年 2 月。

里士满（Richmond）

人口：111 078 人。

1　近期获得一笔 50 000 美元的捐款用于医院扩建。

■ **弗吉尼亚医学院**（Medical College of Virginia）

成立于 1838 年。

招生标准：低于四年高中教育水平。注册处的工作井然有序。

在校人数：206 人。

师资：教师共 61 人，其中教授 16 人，其他职称 45 人。没有全职医学课程教师。

运营经费来源：学费，总计 22 490 美元；此外还有来自弗吉尼亚州政府每年 5000 美元的拨款。

实验室条件：医学院实验楼规模颇大，但内设的病理学、组织学、细菌学、生理学和化学实验室比较普通。标本室符合要求。陈设美观的图书馆由一位图书管理员负责，其中有一些近期出版的书籍。

临床设施：临床教育资源不足。纪念医院（Memorial Hospital）与医学院相距不远，有 40 张床位可供教学使用。此外还有市立医院和一些其他医院作为临床资源的补充。

门诊部拥有多个条件甚好的房间，就诊人数较多。

调查日期：1909 年 2 月。

■ **大学医学院**（University College of Medicine）

成立于 1893 年。是一所独立院校。

招生标准：低于四年高中教育水平。

在校人数：121 人，其中 63% 来自弗吉尼亚州。

师资：教师共 74 人，其中教授 22 人，其他职称 52 人。

运营经费来源：学费，总计 14 975 美元。

实验室条件：医学院最近毁于火灾，暂时借用临时性实验区授课。

临床设施：临床教育资源不足。医学院与附属医院相邻，可供医学院教学使用的床位不足 50 张。临床资源还在其他地方获得补充。产科门诊服务井井有条。

门诊部就诊人数较多。

调查日期：1909 年 2 月。

小 结

大学医学院被大火焚毁一事，应能促使两所独立医学院加速合并进程。两所院校的实验室和实验教学的相当薄弱，临床教学资源也极其匮乏。除非合并，否则无望独力改善现有条件。如果现有各家医院能够统一供临床教学使用，尽管依然差强人意，但总比仅有一家医院充足。而且合并后的学费收入也可资助更好水平的实验室教学。一所条件更好的独立医学院也许短期内还可以在弗吉尼亚州拥有不少生源，因为弗吉尼亚大学医学院实行高得多的招生标准。

弗吉尼亚大学医学院近三年来的快速发展，是近期医学院发展史上极其重大的现象。因其地处夏洛茨维尔，局限了发展空间；而大学试图开设的课程超越其自身现有水准。为了扩大内科和产科的临床资源，开支必然远超当下收入。若选择将医学院建在偏远的异地，又会带来其他问题。虽然在诺福克（Norfolk）或里士满等偏远校区的医学院会拥有丰富的临床资源，但如何保证大学的教育理念得到贯彻？更何况大学现有资金还不足以在偏远校区建设一所真正的高水平医学院。最近几年的经验证明，一旦弗吉尼亚大学获得足够资源，就能够在夏洛茨维尔建设起一个拥有众多科室的医院，为200名在校生提供临床教学资源。医学院每年50名毕业生也能满足弗吉尼亚州的需求。不言自明的事实是，弗吉尼亚州和其他州一样，只有弗吉尼亚大学能够承担起医学教育的重任；至少在调查期间，弗吉尼亚大学是当地唯一可以提供医学教育的大学。

西弗吉尼亚州（West Virginia）

人口：1 135 206。

医生人数：1608。

比例：1∶706。

医学院数量：1所。

摩根敦（Morgantown）

人口：2779。

■ **西弗吉尼亚大学医学院（University of Wisconsin College of Medicine）**

成立于1902年，不完全学制，是该大学的直属学院。

招生标准：四年高中教育水平，但未达到该标准的申请者也可被破格录取。

在校人数：18人。

师资：7名教授参与授课，其中2名为全职教师。

运营经费来源：该医学院由大学承办。学费收入总计1000美元（估计）。

实验室条件：医学院的设备条件足以支撑解剖学、化学、组织学、病理学和细菌学领域的基础教学，但欠缺生理学教学的实验条件。缺乏图书馆、标本室、图谱、模型或其他教具。医学院教学工作限于常规内容。

虽然该医学院与马里兰州内外科医学院存在"附属关系"，但西弗吉尼亚大学对这所独立医学院既无控制权也无影响力。[见"马里兰州（2）"]

调查日期：1909年3月。

威斯康星州（Wisconsin）

人口：2 356 874。

医生人数：2518。

比例：1：936。

医学院数量：3 所。

麦迪逊（Madison）

人口：28 438。

■ 威斯康星大学医学院（University of Wisconsin College of Medicine）

成立于 1907 年。一所不完全学制医学院，是该大学的直属学院。

招生标准：完成包括理科课程的两年大学教育，招生标准得到严格执行。

在校人数：49 人。

师资：讲师共 23 人，参与学院的日常工作，其中 17 名为全职教师。

运营经费来源：医学院运营得到大学的通用基金资助。其经费需求为 40 625 美元。

实验室条件：虽然实验室设在借用的楼宇中，但设备完整，配备设施足以支撑教学和科研工作。这些设施能够满足有两年大学基础的学生们的需求，也能教师们提供了开展开拓性研究工作的机会。现在医学部唯一欠缺的是一栋可统一安置各学系的校舍。

调查日期：1909 年 5 月。

密尔沃基（Milwaukee）

人口：337 117 人。

■ 密尔沃基医学院（Milwaukee Medical College）

一家股份制公司，成立于 1894 年，现在挂名为马奎特大学（Marquette University）医学部。

招生标准：完成四年高中教育，或同等学力。

在校人数：168 人，其中 49% 来自威斯康星州。

师资：教师共 67 人，其中教授 30 人，其他职称 37 人。

运营经费来源：学费，总计 22 680 美元。

实验室条件：病理学和细菌学的教学设施比较少，有常规的化学实验室，解剖学课程优于平均水平。实验生理学和毒理学教学在附近的马奎特学院进行。相应的试验设备很少。

临床设施：这方面极其薄弱。医学院与三一医院（Trinity Hospital）毗邻，两者实际上同属一家公司。医院共有 75 个床位，大部分是自费患者，几乎全部是外科患者。临床教学仅限于在环形剧场进行的教学门诊，学生们也可以每周去 5 英里外的县立医院门诊实习一次。

医学院楼内设有一个设备简陋的门诊部，每日就诊人数 10 人到 20 人不等。设有病历卡片索引。

调查日期：1910 年 2 月。

■ **威斯康星内外科医学院（Wisconsin College of Physicians and Surgeons）**

成立于 1893 年。虽然是一所独立院校，但挂名卡罗尔学院（Carroll College）医学部。

招生标准：完成四年高中教育或具备同等学力。

在校人数：60 人，其中 85% 来自威斯康星州。

师资：教师共 66 人，其中教授 26 人，其他职称 40 人。没有全职教师。

运营经费来源：学费，总计 8675 美元（估计）。

实验室条件：医学院的实验楼外观出众，内设一间普通的基础化学实验室，一间细菌学实验室又差又乱，也没有实验动物；组织学与病理学实验室干净整洁，拥有少量保存完好的实验材料，足以进行日常的基础实验工作。解剖学的教学条件差到连一具完整的骨骼标本都没有，也没有其他教学辅助设施。实验生理学欠缺基本的示教教学。

临床设施：条件极其恶劣。医学院仅在街对面的一家天主教会医院的环形剧场开展教学门诊，接诊的几乎全部都是外科患者。学生可以每周两次到五英里外的县立医院（County Hospital）见习急诊病例，但并非每次都可以遇到。与教学楼毗邻的门诊部十分整洁，但病案管理混乱，也没有实验室或其他设备。

调查日期：1910 年 2 月。

小　结

威斯康星州存在的问题一目了然：密尔沃基市的两所医学院前路渺茫。据称虽然代表州卫生局的考官宣布实施完成四年高中教育的招生标准，但多次联系均无法从该官员处获得确认。这两所医学院没有一家符合即便最低标准的实验室设备和教学条件，而临床设施更是有名无实。

威斯康星大学这家西部州立大学，不仅提供出色的大学教学机会，而且免收学费，使得医学教育质量可与明尼苏达州和印第安纳州并驾齐驱。医学院将完成一年到两年的大学教育作为招生标准的决定，有望在不久后树立自己在该州的权威地位。

威斯康星大学医学院现在尚无临床教育。曾有提议在密尔沃基市建立异地校区以提供临床教学，但遭到医学院睿智的拒绝。若非如此，其临床设施可能由现在密尔沃基市的两所医学院拼凑而成——一个极其糟糕的选项。在时机成熟时，其医学部只能在麦迪逊完成整合。麦迪逊的城市规模和居民特点等缺陷，并非无法克服。只要管理得当，威斯康星大学必将能够建起一所足以为整个州培养医生的医学院。但鉴于其巨大的潜力，该医学院的发展前景势必超越州界。威斯康星州因其高校高度集中的优势，因此无疑不会犯下将全部或部分医学院从威斯康星大学设在异地的错误。同处一地的医学院将可分享威斯康星大学的办学理念，并与大学共铸辉煌。

加拿大

人口：6 945 228。

医生人数：6736。

比例：1：1030。

医学院数量：8 所。

曼尼托巴省（Manitoba）

温尼伯（Winnipeg）

人口：150 000。

■ **曼尼托巴医学院（Manitoba Medical College）**

成立于 1883 年。是曼尼托巴大学的医学部，相关合并手续正在办理中。

招生标准：需要通过大学入学考试（University Matriculation Examination）或有同等学力证明。医学课程为期五年。

在校人数：115 人。

师资：教师共 41 人，其中教授 22 人，其他职称 19 人。

运营经费来源：学费收入，总计 14 000 美元。

实验室条件：曼尼托巴大学提供化学、细菌学、组织学和病理学方面的教学。其他学科由医学院进行教学。实验室拥有全新设备，足以完成常规教学，而且设备量还在稳步增加。标本室陈列有几百个保存完好的新鲜标本。医学院谨慎明智地利用了其拥有的资源。

临床设施：温尼伯总医院（Winnipeg General Hospital）条件优秀，拥有 400 张病床，毗邻医学院。医学院教师实际上是免费病房的工作人员。医学院与医院的关系令人艳羡。学生们可以自由在病房、临床实验室、手术室、产科病房等地工作。

教学门诊条件不错。

调查日期：1909 年 5 月。

新斯科舍省（Nova Scotia）

哈利法克斯（Halifax）

人口：45 000（估计）。

■ 哈利法克斯医学院（Halifax Medical College）

成立于 1867 年。是一所与达尔豪斯大学（Dalhousie University）保持特殊关系的独立院校。达尔斯西大学为其五年制医学课程的一二年级提供高水平的化学、物理和生物学课程。虽然实际上所有学生都要通过达尔豪斯大学的学位考试，但除此之外，该医学院自主运营。因此，达尔豪斯大学负责前两年的部分教学以及最后的学位考试，但在中间的几年里不干预医学院的教学工作。

招生标准：与达尔豪斯大学相同。

在校人数：63 人，其中 90% 来自新斯科舍省。

师资：教师共 33 人，其中教授 16 人。无全职讲师。（此人数未包含为医学院教授理科课程的达尔豪斯大学讲师）。

运营经费来源：省政府每年拨款 1200 美元，学费收入约 5000

美元。四分之三的学费分配给教授，余下四分之一的费用再加上政府拨款则用于其他所有开支。一笔遗赠款产生每年 200 美元的收益，用于学院图书馆的建设。

实验室条件：资金分配模式影响了医学院的状况：其解剖室条件简陋、恶臭扑鼻，一间病理、细菌学和组织学实验室破败不堪。每个学生都有一台显微镜。尽管这个"实验室"同时也为省卫生局服务，但既无实验动物，也无名副其实的标本室，而且也没有生理学或药理学的实验室工作。实验学科如此匮乏资源的原因，在于要省钱给本已富裕的医生们发放红利。

临床设施：临床教学在政府公营的维多利亚总医院（Victoria General Hospital）进行，该院拥有的约 200 张床位向医学院开放。约 70% 的病例是外科病例。医务人员的任命由政府自行决定，医学院则被迫给这些人授予教授职位。医院为学生开设床旁课程，布置个案学习，相关的学生笔记将成为病历的一部分。鲜有临床显微镜学教学机会。

产科的学习机会严重不足。学生们会观摩尸检，并对尸检情况进行报告。医学院没有教学门诊，学生们必须去市立教学门诊实习，但医学院在该院并无权限。就诊人数不少。

如前文所述，除前两年的部分教学外，达尔豪斯大学对哈利法克斯医学院不承担任何教学责任，也与其无任何联系。另外，达尔豪斯大学的医学教师负责对哈利法克斯医学院的学生进行毕业考试，并授予达尔豪斯大学的医学学位。值得商榷的问题在于，既然学生们的教学由哈利法克斯医学院负责，那么达尔豪斯大学授予的医学学位价值何在？因此从达尔豪斯大学的角度来讲，与哈利法克斯医学院保持此类关系甚为不妥。

调查日期：1909 年 10 月。

安大略省（ONTARIO）

金斯顿市（Kingston）

人口：20 000。

■ 女王大学医学部（Medical Department of Queen's University）

成立于 1854 年。医学部与大学之间关系异常，处在过渡期中，有望不久后完全融入大学。

招生标准：到目前为止，虽然学生必须达到他们未来行医的省份的要求，但仍比大学文学系的要求稍低一些。医学教育为五年制。

在校人数：208 人，其中 71% 来自安大略省。

师资：教师共 38 人，其中教授 16 人。

运营经费来源：学费收入 19 978 美元。每年固定百分比的学费用于建筑装修、设备及其维护。其余学费收入交由师资队伍支配。

实验室条件：实验楼是新的，设备可以满足日常学习工作。目前，物理、化学和生理学都在大学里授课，因此在校生的部分学费会支付给大学作为课程费用。医学院有解剖学和病理学的全职教授。有一个在建的标本陈列室。在教研室有少量的书刊，可供学生们阅读。

临床设施：临床设施有限，主要是依靠毗邻的金斯顿总医院（Kingston General Hospital），该医院员工几乎都是由该校的师资构成。平均仅有 80 张床位可供教学，但床位利用率很好。除病房工作外，学生还要按规范诊疗个别病例，包括临床检验工作。设有传染病病区。产科病例太少。尸检主要在洛克伍德精神病院（Rockwood Insane Asylum）进行。另外还有两家医院提供了一些辅助的临床教学机会。门诊工作的机会很少。

调查日期：1909 年 10 月。

伦敦（London）

人口：41 500。

■ **西部大学医学部（Western University Medical Department）**

成立于 1881 年。实际上是一所独立院校。

招生标准：流于形式。但学生为自己的发展考虑则必须满足其期望行医地方的要求。医学课程为四年制。

在校人数：104 人。

师资：教师共 20 人，其中教授 8 人，其他职称 12 人。

运营经费来源：学费，总计 11 590 美元（估计）。

实验室条件：医学院仅有一个房间用作病理学、细菌学和组织学实验室，其设备包括显微镜和一些未标记的标本，没有见到切片机、培养箱或灭菌装置。有一间状况不佳的化学实验室和一间普通的解剖室。没有生理学、药理学或临床显微设备，而标本陈列室名实不符。虽然医学院有几百本藏书，但都锁在箱子里，钥匙由清洁工保管。

临床设施：临床设施严重不足。几乎仅有市立医院的少数病床可供该医学院临床教学使用。

医学院无门诊部。

调查日期：1909 年 10 月。

多伦多（Toronto）

人口：328 911 人。

■ **多伦多大学医学院（University of Toronto Faculty of Medicine）**

成立于 1887 年。是该大学的直属学院。

招生标准：严格实施须通过大学一年级入学考试（Junior Matriculation Examination）的规定。医学教育为五年制。

在校人数：592 人。

师资：教师共 68 人，其中教授 27 人，其他职称 41 人。10 名教授和 15 名助理全职任教并开展科研工作。

运营经费来源：医学部由大学的通用基金资助，开销远超过 64 500 美元的学费收入。

实验室条件：医学院实验室的建筑和设备条件堪称北美翘楚。医学院对科研能力的培养益发重视，设有综合图书馆和专业图书馆、一个出色的标本室，以及所有必要的教学用具。

临床设施：医学院最近与新建的多伦多总医院（Toronto General Hospital）进一步加强了联系，在临床教学方面条件优越。医院约 500 张病床都完全可供教师教学使用，学生可以自由地进入所有病房、临床实验室、教学门诊等等进行学习。当地其他的大型综合医院和专科医院也可以提供教学资源。

调查日期：1909 年 3 月。

魁北克省（Quebec）

蒙特利尔（Montreal）

人口：267 730。

■ 麦吉尔大学医学院（Mcgill University Medical Faculty）

成立于 1824 年。是麦吉尔大学的直属学院。

招生标准：严格执行大学毕业考试（University School Leaving Examination）的规定。医学教育为五年制。

在校人数：328 人。

师资：教师共 99 人，其中教授 19 人，其他职称 80 人。有 10 名全职讲师。

运营经费来源：医学院每年有一笔总额 350 000 美元的专门捐款，也得到麦吉尔大学通用基金的资助。学费收入总计 43 750 美元；经费需求为 77 000 美元。

实验室条件：虽然实验室最近因火灾而受损，但医学院为新校舍的建设募集了充足的资金，因此多栋新楼有望近期落成。同时，医学院的临时校区配备齐全，可供各学系教学和研究之用，展示了（医学院）应对灾难时的勇气和智慧。解剖和病理标本陈列室是北美翘楚。医学院还拥有一个顶级的图书馆和其他所有必要的辅助教学设施。

临床设施：条件极好。医学院与两所大医院有着良好的关系，共有约 500 张床位，还有其他几所医院也可以提供临床教学资源。学生们可以在所有的病房和临床实验室中自由地学习和工作。

门诊部规模很大，管理规范。

调查日期：1909 年 3 月。

■ 拉瓦尔大学医学部（Laval University Medical Department）

成立于 1878 年。与拉瓦尔大学关系松散。

招生标准：不确定，取决于学生日后的工作地点。医学教育为五年制。

在校人数：217 人。

师资：教师共 8 人。

运营经费来源：学费，其中大部分由教师们瓜分。

实验室条件：化学在拉瓦尔大学进行授课。解剖学教学仅限于大体解剖。病理学、细菌学和组织学共用着一间器材十分匮乏的实验室。拥有一个图书馆和一些无标记的标本。

临床设施：有两家医院可以提供临床教学资源，共有 250 张床位。教学门诊的就诊人数不少。

调查日期：1909 年 3 月。

魁北克市（Quebec）

人口：70 000。

■ **拉瓦尔大学医学部（Laval University Medical Department）**

成立于 1848 年。是拉瓦尔大学的直属学院。

招生标准：不确定，取决于学生日后的工作地点。由于大多数学生毕业后留在魁北克省内工作，而魁北克省是法语区，因此他们需要符合魁北克省的要求。医学课程为期五年。

在校人数：92 人。

师资：教师共 22 人。

运营经费来源：学费及大学拨款。

实验室条件：拉瓦尔大学负责化学和物理学课程。在医疗大楼里，近期已为解剖学、组织学、细菌学和病理学实验室提供了部分资源。没有实验生理学或药理学。面向学生的图书馆和标本陈列室已开放。多栋楼宇维护良好。

临床设施：在慈善医院（Hôtel Dieu）提供内科、外科和儿科临床教学，免费病房的工作人员由医学院教职员工担任。医疗器材的数量有限，工作人员每月轮换一次。医院设有一个临床实验室，联系临床进行教学。现在正计划对师资队伍和教学计划重新进行安排，以满足改善五年级学生教学质量的需求。产科的临床资源丰富。

教学门诊就诊人数众多。

调查日期：1909 年 10 月。

小　结

就医学院校而言，加拿大与美国情况相仿，只是规模小了很多。位于伦敦市的西部大学（Western University）堪比美国最差的医学院；拉瓦尔医学院和哈利法克斯医学院实力薄弱；温尼伯

387

市的曼尼托巴医学院和金斯顿市的女王大学医学部正在奋起直追；麦吉尔大学医学院和多伦多大学医学院则表现优异。因此加拿大的 8 所医学院可以归为三种不同的类型，将医学教育从四年制增至五年制，则进一步提升了最好的医学院在设施和教学上的优势。

英语区的 4 所较好的医学院和魁北克省的拉瓦尔大学医学系，可以满足加拿大的医学教育需求。就办学规模而言，多伦多大学医学院实际上已经达到了其效率的极限；麦吉尔大学医学院和曼尼托巴医学院则还有潜力大幅扩张办学规模。金斯顿市女王大学医学部的未来发展方向尚不明确。它前两年的基础医学教育当然可以继续维持，因为金斯顿综合医院可以为其提供充足的病理和临床教学资源。但学生在临床教育阶段的需求远超金斯顿目前所能提供的教学资源。金斯顿位于蒙特利尔市和多伦多市之间，地处一条交通不便的支线上，因社区规模很小而遇到重重困难。加拿大西北地区的快速发展，无疑将带动温尼伯市哈利法克斯医学院的发展；而随着加拿大人口的增长，太平洋沿岸也将不断涌现其他新的医学院校。

加拿大目前对医学生的法定招生标准并不高，但将医学课程从四年延长至五年制的大趋势实际上使这一标准提高了一年。麦吉尔大学医学院和多伦多大学医学院能够为那些低于四年制高中毕业水平的医学生提供高质量教学，证明了美国的问题归根结底是并非招生标准过低，而是教学理念高度不够。换言之，理念低下势必拉低标准。相反，如果教学理念起点很高，即便招生标准不高，但依然会促使人们由此出发，为实现明确的既定目标而努力奋进。美国的那些低标准医学院既没有这样的起点，更缺乏如此明确的目标和追求。

跋　语

新松恨不高千尺，恶竹应须斩万竿

1910 年，美国卡内基基金会应美国医学会之请，襄助出版了一份关于北美医学教育的"政策白皮书"——《弗莱克斯纳报告》，成为百年来医学教育的定鼎之作。担纲调研重任的美国教育家亚伯拉罕·弗莱克斯纳，以振聋发聩的激情控诉、匕首投枪般的犀利文笔，以及水银泻地般的实地调查数据和结论，对陈旧落后的医学教育模式给予了致命一击。标准化精英医学教育模式（霍普金斯模式）的普及，让美国的医学教育及医疗水平从远逊于英德等国的"病夫"，崛起为引领全球方向的巨人。其影响力所及之处不仅扭转了千万莘莘学子的命运，更是惠及了亿万患者。

弗氏足迹遍及美、加。当时，共存在 155 所医学院，他对每所医学院的入学标准、师资阵容、学校财务状况（募捐额、学费和财务预算）、实验室规模质量及实验室教师资质和受训情况、教学医院规模及与医学院间关系——调查记录。最终于 1910 年 4 月完成调查报告并发表题为《致卡内基教学促进基金会：美国和加拿大医学教育调查报告》，后世常称之为《弗莱克斯纳报告》（以下简称"报告"）。报告的作用立竿见影，发表后 12 家差校即刻关张，还有三分之一的学校不久后即被合并或关闭。

尽管这份文献在中国医学教育界人尽皆知，也有多篇研究文章推介，但因故鲜有通读过原著全文者，遑论翻译出版了。感谢中国协和医科大学出版社在报告问世 110 年之际，将其中文版（及其 2010 年英文版的后续篇《医生的培养》，两本书同步翻译出版）呈现给业内同侪。译者谨值译文付梓之际，致敬先贤、致谢同侪和致意未来。

先贤们（美国医学会、卡内基基金会，尤其是弗莱克斯纳先生）的工作，为美国和全球的医学教育走出蛮荒蒙昧、步入现代文明做出了非凡贡献，值得后人铭记在心。

以北京协和医学院八年制同学们为主的翻译团队，面对陌生的异国历史背景和翻译难度极高的古英文，内外求索、字斟句酌地将这本近400页的皇皇原著译为初具可读性的中文。虽然因力有不逮而诸多瑕疵，但他们的辛勤付出和成绩瑕不掩瑜。

他山之石，可以攻玉。医疗的主体是医生，而能否培养出好医生取决于体制。虽然中国目前的医学院校规模、教学内容和教学设施与当年的美国不可同日而语，但依然不乏诸多类似弊端和改革空间。例如，我国医学院校数量和医学生招生数量过多，学制五花八门，兼有三、五、七、八年制。有的综合大学为攀比而勉强开设医学院，有的医学院为了获得更多的学费收入和国家财政支持，盲目扩大招生规模。以上种种弊端不利于提高整体医学教育质量。

庞大的毕业生数量并未加强临床一线医生队伍的数量和质量。医学院招生分数线逐年下降，即便协和医学院亦难免池鱼之殃。每年毕业十余万医学生，但从医者队伍很不稳定。儿科医生流失严重，协和医学院某年级竟然无一人愿意从事儿科。医疗告急、医学教育告急、未来告急！面对困境，路在何方？希望这块百年之前的"他山之石"，能够激励人们以刮骨疗毒、壮士断臂般的勇气，推动医学教育改革走出新路，助力新医改，造福国人健康！

同时谨以此译作纪念我的母亲、中国肿瘤防治事业的奠基人李冰教授于2020年的百年诞辰。

孙集宽

2021年1月11日于北京